Maternidade e Paternidade

A parentalidade em diferentes contextos

Maternidade e Paternidade

A parentalidade em diferentes contextos

• • •

ORGANIZADORES:
Cesar Augusto Piccinini
Patrícia Alvarenga

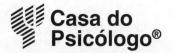

© 2012 Casapsi Livraria e Editora Ltda.
É proibida a reprodução total ou parcial desta publicação, para qualquer finalidade,
sem autorização por escrito dos editores.

1ª Edição: *2012*

Diretor-Geral: *Ingo Bernd Güntert*
Editora-chefe: *Juliana de Villemor A. Güntert*
Gerente Editorial: *Marcio Coelho*
Coordenação Editorial: *Luciana Vaz Cameira e Lucas Torrisi Gomediano*
Assistência Editorial: *Maria Fernanda Moraes*
Produção Editorial: *Casa de Ideias*
Revisão: *Viviane Oshima*
Capa: *Casa de Ideias*

Dados Internacionais de Catalogação na Publicação (CIP)
Angélica Ilacqua CRB-8/7057

Maternidade e paternidade: a parentalidade em diferentes contextos / Cesar Augusto Piccinini, Patrícia Alvarenga (organizadores). – São Paulo: Casa do Psicólogo, 2012.

ISBN 978-85-8040-086-1

1. Parentalidade 2. Desenvolvimento 3. Maternidade 4. Paternidade I. Piccinini, Cesar Augusto II. Alvarenga, Patrícia

12-0049   CDD 158.24

Índices para catálogo sistemático:
1. Parentalidade 158.24
2. Psicologia – pais e filhos 158.24

Impresso no Brasil
Printed in Brazil

As opiniões expressas neste livro, bem como seu conteúdo, são de responsabilidade de seus autores, não necessariamente correspondendo ao ponto de vista da editora.

Reservados todos os direitos de publicação em língua portuguesa à

Casapsi Livraria e Editora Ltda.
Rua Simão Álvares, 1020
Pinheiros • CEP 05417-020
São Paulo/SP – Brasil
Tel. Fax: (11) 3034-3600
www.casadopsicologo.com.br

SUMÁRIO

Apresentação 7

Parte I – Parentalidade e desenvolvimento inicial 15

1. Construção da parentalidade: Da infância dos pais ao nascimento do filho 17
   Silvia Abu-Jamra Zornig

2. Parentalidade no contexto do nascimento pré-termo: A importância das intervenções pais-bebê 35
   Lígia Braun Schermann e Evanisa Helena Maio de Brum

3. Redes de suporte à parentalidade em UTI Neonatal: Um relato de experiência 59
   Denise Streit Morsch, Nina de Almeida Braga, Juliana Sento-Sé Borges, Sara Kislanov e Sílvia Cupolillo

4. Parentalidade no contexto da depressão pós-parto 83
   Cesar Augusto Piccinini, Aline Grill Gomes, Cristiane Ajnamei dos Santos Alfaya, Daniela Delias de Sousa, Evanisa Helena Maio de Brum, Giana Bitencourt Frizzo, Milena da Rosa Silva e Rita de Cássia Sobreira Lopes

5. A investigação das relações de apego: Diferentes paradigmas
e metodologias atuais 117
Pompéia Villachan-Lyra e Maria da Conceição Diniz Pereira de Lyra

6. A fala dirigida à criança e o desenvolvimento da linguagem infantil 151
Nádia Maria Ribeiro Salomão

Parte II – Parentalidade em diferentes contextos de desenvolvimento 169

7. Parentalidade: Uma abordagem ecológico-cultural 171
Jonathan Richard Henry Tudge e Lia Beatriz de Lucca Freitas

8. Parentalidade, cultura e trauma: Influências na saúde mental da criança 197
Elizabeth Batista Wiese

9. Parentalidade e comportamento antissocial infantil 227
Patrícia Alvarenga e Emanuel Missias Silva Palma

10. Parentalidade no contexto da doença crônica infantil 253
Elisa Kern de Castro e Caroline Venzon Thomas

11. Coparentalidade e autismo: Contribuições teóricas e metodológicas 269
Cleonice Alves Bosa, Maúcha Sifuentes e Márcia Rejane Semensato

12. Desafios para a maternidade decorrentes da gestação e do
nascimento do segundo filho 295
*Rita de Cássia Sobreira Lopes, Aline Groff Vivian, Débora Silva de Oliveira,
Caroline Rubin Rossato Pereira e Cesar Augusto Piccinini*

13. Cuidado entre irmãos: A parentalidade além da mãe e do pai 319
Letícia Lovato Dellazzana e Lia Beatriz de Lucca Freitas

14. O lugar da creche nos debates sobre parentalidade e coparentalidade 341
*Vera Maria Ramos de Vasconcellos, Karla da Costa Seabra, Zena Winona
Eisenberg e Ana Rosa Costa Picanço Moreira*

15. O exercício da maternidade na adolescência 367
Daniela Centenaro Levandowski e Doris Helena Varnieri Haar Flores

16. Empatia parental 391
Ebenézer A. de Oliveira, Jenna N. Ables e Marissa L. Dingler

Sobre os autores 409

APRESENTAÇÃO

A temática da parentalidade tem sido amplamente explorada pelos psicólogos do desenvolvimento com a utilização de diversas abordagens teóricas e metodológicas, cada qual com múltiplos conceitos que têm contribuído para avançar nossa compreensão sobre diversos processos de desenvolvimento. A abrangência e relevância dessa área do conhecimento também podem ser dimensionadas pelos estudos que revelam o impacto de aspectos subjetivos e comportamentais dos pais, assim como de suas crenças, valores e expectativas em muitas das esferas do desenvolvimento na infância, adolescência, e até mesmo na vida adulta. Por fim, a temática da parentalidade tem contribuído para a prática profissional, ao nos intrumentalizar na avaliação, prevenção e intervenção em situações de desenvolvimento típico e atípico.

Entre as tarefas fundamentais dos pais está a de cuidar da criança, atendendo a suas necessidades físicas e emocionais, assim como a de prepará-la para se inserir nos vários contextos sociais nos quais demandas complexas podem surgir. Nesse sentido, a psicologia do desenvolvimento, junto com áreas afins, apresenta uma extensa produção de conhecimentos que indica consequências positivas e negativas de diferentes características da parentalidade – especialmente da maternidade e, mais recentemente, da paternidade – sobre resultados desenvolvimentais específicos nos domínios emocional, cognitivo e social dos filhos.

Também são numerosas as investigações que demonstram que se tornar mãe ou pai traz mudanças impactantes na identidade e no desenvolvimento na vida adulta. Esta etapa do ciclo vital pode se constituir em uma oportunidade significativa de crescimento e realização pessoal, na medida em que estabelece uma série de desafios que poderão culminar na aquisição de novas e importantes competências para as mães e pais. Por outro lado, os conflitos e as demandas, que podem ser desencadeados pela chegada de um bebê, também podem provocar dificuldades, particularmente para as mães, como nas situações de depressão pós-parto, e se constituir em obstáculos para o desenvolvimento pessoal da mãe nesta fase da vida, com sérias consequências para o bebê.

Igualmente relevantes são os estudos sobre a parentalidade em contextos atípicos, que tornam essa tarefa ainda mais complexa devido a especificidades da criança ou dos próprios pais. Exemplos desse tipo de investigação são os estudos que abordam aspectos da parentalidade em famílias com crianças portadoras de doenças crônicas e transtornos do desenvolvimento, ou em famílias em que um ou ambos os pais sofrem de transtornos mentais ou estão expostos a outras condições que podem desfavorecer ou impor desafios adicionais à difícil tarefa de criar um filho, como na situação de divórcio ou de violência doméstica.

Outra área de investigação expressiva dentro da temática da parentalidade é constituída por estudos que abordam os cuidados alternativos, como a creche, o cuidado dispensado por irmãos ou outros parentes, e aqueles que consideram configurações familiares distintas, como de famílias de mães solteiras ou famílias de pais homossexuais. Essas investigações revelam o caráter dinâmico da instituição familiar, historicamente caracterizada por profundas mudanças e redefinições, que consequentemente repercutem na parentalidade, de diferentes maneiras, e nos apontam para a interminável tarefa de, a cada momento histórico, repensar nossas teorias e conhecimentos, para que possam servir adequadamente de instrumentos para compreender as constantes mudanças que afetam os processos desenvolvimentais.

Essa breve descrição de algumas das diferentes implicações da parentalidade para o desenvolvimento humano e dos múltiplos fatores envolvidos no próprio conceito e no estudo da parentalidade indica a amplitude e a relevância dessa área do conhecimento. Essa multiplicidade de abordagens teóricas e metodológicas está levando a um conhecimento cada vez mais especializado. No Brasil, do ponto de vista da produção científica, essa tendência à especialização na área se traduz pela existência de vários grupos de pesquisa espalhados pelas diferentes regiões do país, com identidades e interesses específicos, e que se dedicam a estudar diversas questões relacionadas à parentalidade e, por vezes, estudando as mesmas questões, mas sob óticas diferentes, o que com certeza enriquece muito essa área. Exemplo disso pode ser encontrado nos capítulos deste livro, que abordam tanto temas prioritariamente identificados com as várias teorias de psicologia do desenvolvimento como com a psicanálise.

Este livro reúne as contribuições de importantes grupos de pesquisadores brasileiros que têm se dedicado ao estudo de diferentes aspectos da parentalidade na infância. Cada um dos dezesseis capítulos é encabeçado por um autor que integra o Grupo de Trabalho (GT) *Interação Pais-Bebê/Criança* da Associação Nacional de Pesquisa e Pós-Graduação em Psicologia (ANPEPP)[1] e que junto com seus colegas compartilham o interesse pela parentalidade nos mais diversos contextos. Esse grupo tem por objetivo reunir periodicamente pesquisadores de diferentes abordagens teóricas e metodológicas, que investigam os fatores associados ao desenvolvimento infantil, da gestação aos anos escolares, com destaque para as interações pais/criança, no contexto do desenvolvimento típico e atípico.

Cada capítulo deste livro apresenta um tema específico envolvendo a parentalidade, baseado tanto na teorização e nas revisões recentes da literatura, como na prática clínica dos autores. Embora o livro seja o resultado do esforço e dedicação conjunta de todos os membros do GT, cada capítulo é independente e respeita a abordagem teórica e experiência pro-

---

[1] Disponível no site: <www.anpepp.org.br>.

fissional dos autores. Isso qualifica, enriquece o livro e revela a diversidade desse grupo de pesquisadores com a possibilidade de múltiplos olhares sobre o fenômeno da parentalidade.

Considerando a relevância do tema tratado e a multiplicidade de abordagens e questões contempladas, este livro é destinado tanto a alunos de graduação e de pós-graduação em psicologia e áreas afins, como a estudiosos e profissionais que lidam de forma direta ou indireta com a parentalidade. Além desses, mães e pais também podem se beneficiar da leitura deste livro, ao conhecerem a complexidade das situações pelas quais muitas vezes estão passando no cotidiano com seus filhos. Em cada capítulo, o leitor terá contato com conceitos relevantes e atuais envolvendo a parentalidade, os principais achados empíricos, suas implicações, as lacunas existentes, bem como análises que sugerem caminhos e alternativas teóricas e práticas em cada área.

O livro é dividido em duas partes. A primeira, intitulada *Parentalidade e desenvolvimento inicial*, é composta por seis capítulos, que abordam temas relacionados à transição para a parentalidade e questões pertinentes ao primeiro ano de vida da criança. O Capítulo 1, escrito por Silvia Abu-Jamra Zornig, intitulado a *Construção da parentalidade: Da infância dos pais ao nascimento do filho*, retrata que esse percurso tem origens remotas, e se inicia na infância dos pais. A autora destaca que se tornar pai ou mãe faz com que vivências infantis sejam resgatadas e ressignificadas, ao mesmo tempo em que enfatiza o papel ativo do bebê nesse processo.

O segundo e o terceiro capítulo tratam da parentalidade no contexto de prematuridade e internamento em UTI neonatal. No Capítulo 2, intitulado *Parentalidade no contexto do nascimento pré-termo: A importância das intervenções pais-bebê*, Lígia Braun Schermann e Evanisa Helena Maio de Brum discutem diferentes tipos de intervenções dirigidas aos bebês, seus pais e à equipe de saúde. As autoras mostram convergência nos resultados dos estudos, ao apontar a eficácia desses procedimentos na promoção da relação pais-bebê, na redução do estresse parental e no desenvolvimento da criança. No Capítulo 3, Denise Streit Morsch, Nina de Almeida Braga, Juliana Sento-Sé Borges, Sara Kislanov e Sílvia Cupolillo retratam as

Redes de suporte à parentalidade em UTI Neonatal: Um relato de experiência, partindo de relatos de experiência profissional nesse contexto e de argumentos de importantes teóricos da psicologia do desenvolvimento.

No Capítulo 4, *Parentalidade no contexto da depressão pós-parto*, Cesar Augusto Piccinini, Aline Grill Gomes, Cristiane Ajnamei dos Santos Alfaya, Daniela Delias de Sousa, Evanisa Helena Maio de Brum, Giana Bitencourt Frizzo, Milena da Rosa Silva e Rita de Cássia Sobreira Lopes retratam a complexa situação da depressão pós-parto, o papel do pai e de outras pessoas que cercam a mãe nesse momento e a importância de intervenções, como a psicoterapia pais-bebê, que tem se mostrado muito efetiva para ajudar a relação mãe-bebê e o desenvolvimento do próprio bebê. No Capítulo 5, Pompéia Villachan-Lyra e Maria da Conceição Diniz Pereira de Lyra apresentam *A investigação das relações de apego: Diferentes paradigmas e metodologias atuais*, no qual discutem a aplicação da perspectiva dos sistemas dinâmicos ao estudo do apego, considerando vantagens e desvantagens de outras abordagens, assim com a importância do estudo do sistema de apego em contextos naturalísticos.

A primeira parte é encerrada pelo Capítulo 6, de Nádia Maria Ribeiro Salomão, que trata sobre *A fala dirigida à criança e o desenvolvimento da linguagem infantil*, abordando os aspectos facilitadores desse processo, no que se refere ao desenvolvimento da linguagem nessa etapa do desenvolvimento.

A segunda parte do livro, intitulada *Parentalidade em diferentes contextos de desenvolvimento*, é constituída por dez capítulos. Os dois primeiros focalizam relações entre parentalidade e cultura. No Capítulo 7, *Parentalidade: Uma abordagem ecológico-cultural*, Jonathan Richard Henry Tudge e Lia Beatriz de Lucca Freitas apresentam achados de estudos transculturais sobre os cuidados e práticas parentais, e discutem a importância das diferenças culturais no impacto da parentalidade sobre o desenvolvimento dos filhos. Já no Capítulo 8, Elizabeth Batista Wiese aborda o tema *Parentalidade, cultura e trauma: Influências na saúde mental da criança*, em que a autora evidencia o papel central desempenhado pelos pais no tratamento do transtorno de estresse pós-traumático em crianças e o impacto da cultura familiar nesse processo.

No Capítulo 9, Patrícia Alvarenga e Emanuel Missias Silva Palma tratam da relação entre *Parentalidade e comportamento antissocial infantil* e apresentam uma perspectiva desenvolvimental para a compreensão desse tipo de transtorno, na qual a parentalidade desempenha um papel preponderante. No Capítulo 10, Elisa Kern de Castro e Caroline Venzon Thomas discutem as principais dificuldades enfrentadas por pais e mães de crianças portadoras de diferentes tipos de doenças crônicas e as implicações dessas dificuldades para diferentes aspectos da parentalidade. No Capítulo 11, *Coparentalidade e autismo: Contribuições teóricas e metodológicas*, Cleonice Alves Bosa, Maúcha Sifuentes e Márcia Rejane Semensato apresentam o conceito de coparentalidade e suas dimensões, e discutem sua relevância na área do desenvolvimento atípico, reportando achados de estudos do seu grupo de pesquisa sobre a coparentalidade em famílias com filhos autistas. No Capítulo 12, Rita de Cássia Sobreira Lopes, Aline Groff Vivian, Débora Silva de Oliveira, Caroline Rubin Rossato Pereira e Cesar Augusto Piccinini abordam os *Desafios para a maternidade decorrentes da gestação e do nascimento do segundo filho*, revelando as oportunidades de crescimento e os desafios que surgem para a mulher nesse contexto.

Os Capítulos 13 e 14 mostram a necessidade de se refletir sobre o papel de outros agentes que desempenham funções parentais. No primeiro deles, *Cuidado entre irmãos: A parentalidade além da mãe e do pai*, as autoras, Letícia Lovato Dellazzana e Lia Beatriz de Lucca Freitas, discutem os cuidados parentais exercidos pelos irmãos, apresentando as características desse tipo de cuidado, razões para o surgimento do fenômeno e seus efeitos positivos e negativos. O capítulo seguinte, escrito por Vera Maria Ramos de Vasconcellos, Zena Winona Eisenberg, Ana Rosa Costa Picanço Moreira e Karla da Costa Seabra, aborda *O lugar da creche nos debates sobre parentalidade e coparentalidade*, considerando os diferentes aspectos da parceria firmada entre família e creche para os cuidados da criança.

O Capítulo 15, de Daniela Centenaro Levandowski e Doris Helena Varnieri Haar Flores, focaliza *O exercício da maternidade na adolescência*, destacando achados sobre o significado e a vivência da maternidade, a saúde mental da mãe adolescente, a relação mãe-bebê e as repercussões da maternidade nessa etapa da vida. Por fim, no Capítulo 16, Ebenézer A. de Oliveira, Jenna N. Ables e Marissa L. Dingler apresentam o conceito de *Empatia parental*, destacando-o como uma dimensão fundamental da parentalidade, por constituir-se em fator protetor contra o abuso.

Pela descrição dos temas desses capítulos, pode-se facilmente perceber a diversidade e riqueza dos temas abordados neste livro e a sua relevância teórica e prática. Acreditamos que conhecer esses vários aspectos da parentalidade permite que se examinem suas aproximações e diferenças, e revelam que não se pode ter uma abordagem única sobre o tema. Isso também contribui para favorecer a comunicação entre os estudiosos e para se conhecer e compartilhar conceitos, permitindo trocas mais frutíferas. Obviamente, esse é um objetivo ambicioso, mas espera-se que a continuidade das discussões aqui iniciadas permita articulações teóricas e o aprofundamento de nossa compreensão sobre as várias facetas da parentalidade.

Cesar Augusto Piccinini e Patrícia Alvarenga
Organizadores

Parte um

Parentalidade e desenvolvimento inicial

CAPÍTULO UM ■

Construção da parentalidade: Da infância dos pais ao nascimento do filho

Silvia Abu-Jamra Zornig

Parentalidade é um termo relativamente recente, que começou a ser utilizado na literatura psicanalítica francesa a partir dos anos 60, para marcar a dimensão de processo e de construção no exercício da parentalidade. Apesar das dimensões inerentes ao parentesco terem sido estudadas por outras áreas do saber, como a antropologia, a filosofia e a sociologia, é no campo da psicologia e da psicanálise que podemos encontrar uma vasta pesquisa referente aos processos psíquicos e mudanças subjetivas produzidas nos pais a partir do desejo de ter um filho.

Se fizermos uma breve retrospectiva histórica, podemos observar que nas sociedades tradicionais as relações de aliança eram estabelecidas em função do patrimônio familiar, mas a partir do século XVIII, com o discurso iluminista e com a importância do romantismo, o amor entre casais e entre pais e filhos é priorizado e as alianças conjugais passam a ser estabelecidas com base no afeto, e não mais como arranjos externos que não levavam em consideração as escolhas individuais. O amor entre pais e filhos é fortemente marcado pela noção de educação e a formação das crianças torna-se um fator importante para o desenvolvimento de um país e garantia de uma sociedade saudável.

Como assinala Julien (2000), a modernidade introduz uma disjunção entre o público e o privado e entre a conjugalidade e a parentalidade. Os arranjos familiares não dependem somente da parentalidade, mas sim do desejo entre casais de estabelecerem relações íntimas. Nesse contexto, as relações conjugais são mantidas no espaço privado e dependem somente do desejo de cada um dos cônjuges. No entanto, quando esse casal ou indivíduo decide ter filhos, o espaço público invade o espaço privado da conjugalidade, organizando as relações de parentesco e definindo as responsabilidades dos pais e do Estado em relação às crianças. Como exemplo, podemos citar o caso da adoção, que coloca a parentalidade submetida às regras de seleção impostas pelo poder público como uma maneira de assegurar às crianças pais adotivos "suficientemente" adequados à função. A argumentação do autor é que essa disjunção, aliada ao declínio da função paterna e a uma pluralização das referências simbólicas, coloca sobre o casal parental ou família de origem a responsabilidade de transmitir às gerações futuras os elementos fundadores de sua constituição psíquica.

Roudinesco (2003) avança nessa discussão, ao discutir as diversas mudanças ocorridas na família ao longo da história ocidental. A autora distingue três grandes períodos na evolução da família. A família dita tradicional é totalmente submetida a uma autoridade patriarcal e tem como objetivo a transmissão de um patrimônio. Entre os séculos XVIII e XX, a autora localiza a família moderna, fundada no amor romântico e na reciprocidade afetiva, em que o filho aparece como responsabilidade dos pais e do Estado. A autora qualifica de "pós-moderna" a família que aparece a partir da década de 1960, definindo-a como uma relação entre dois indivíduos que buscam relações íntimas ou realização sexual.

A autora enfatiza que, apesar de observarmos mudanças importantes na estruturação familiar, a família contemporânea, em sua dimensão horizontal e em redes, não só se mantém como estrutura organizadora e segura para seus membros, como se constitui em um espaço fundamental para a troca afetiva e a transmissão simbólica. Segundo a autora, "a família é o único valor seguro ao qual ninguém quer renunciar" (p. 198).

A importância dos argumentos de Julien (2000) e Roudinesco (2003) reside na indicação de que a relação de consanguinidade ou de aliança não é suficiente para assegurar o exercício da parentalidade e que a modernidade, ao produzir uma ruptura entre conjugalidade e parentalidade, demonstra que a parentalidade deixa de ser o principal objetivo da estrutura familiar, mas ao mesmo tempo coloca uma questão fundamental para a nossa discussão: afinal, o que sustenta o desejo de um homem e de uma mulher no processo de transição à parentalidade?

Se a atualidade se define principalmente pela derrocada de referenciais simbólicos estáveis e por uma pluralização das leis e de possibilidades de subjetivação, "tornar-se pai" ou "tornar-se mãe" passa a depender muito mais da história individual de cada um dos pais e de uma lógica do desejo, do que de um modelo de família nuclear tradicional, como no passado.

O objetivo deste capítulo é justamente refletir sobre os elementos fundamentais da construção da parentalidade a partir do conceitual psicanalítico que questiona a ideia de um modelo familiar ideal e busca indicar como o processo de tornar-se pai e tornar-se mãe é um longo percurso que se inicia muito antes do nascimento de um filho. No entanto, pretendemos argumentar que se esse percurso se inicia na infância de cada um dos pais, o nascimento de um filho produz uma mudança irreversível no psiquismo parental, podendo inclusive auxiliar na retificação de sua história infantil.

Tornar-se pai, tornar-se mãe

A pré-história da criança se inicia na história individual de cada um dos pais, onde o desejo de ter um filho reatualiza as fantasias de sua própria infância e do tipo de cuidado parental que puderam ter (Szejer, 2002). Como indica Stern (1997), as representações parentais sobre o bebê se iniciam muito antes de seu nascimento e se pensarmos nas brincadeiras de boneca ou nas fantasias das adolescentes, as representações maternas podem anteceder longamente a concepção. Assim, não podemos restringir a parentalidade à gestação e ao nascimento de um filho, já que as identificações feitas na infância influenciam e determinam a forma como cada um de nós poderá exercitar a parentalidade.

A obra freudiana é extremamente fecunda e sua teorização sobre o Complexo de Édipo e sobre o Narcisismo pode nos fornecer indicações preciosas sobre o processo de constituição da subjetividade, principalmente ao destacar como o fator infantil permanece no psiquismo do adulto. Em 1914, no texto sobre o narcisismo, Freud sugere que o amor parental nada mais é do que um retorno e reprodução do narcisismo dos pais que colocam o filho no lugar de "Sua, Majestade, o Bebê", procurando, através da valorização afetiva da criança, resgatar seu próprio narcisismo infantil perdido. O autor valoriza o lugar que a criança ocupa no psiquismo parental, principalmente sua função "reparadora", ou seja, de suturar as feridas narcísicas de seus próprios pais. Assim, pensar na concepção de um filho coloca em movimento aspectos do narcisismo de cada um dos pais, assim como suas lembranças e fantasias sobre suas relações objetais primárias.

A clínica dos primórdios é um testemunho inequívoco da relação entre os fantasmas parentais e os sintomas apresentados pelo bebê. Como indica Lebovici (1987), os conflitos infantis dos pais determinam a natureza das identificações da criança e os sintomas apresentados pelo bebê têm a marca da problemática parental. Assim, o processo de filiação se inicia antes do nascimento do bebê, a partir da transmissão consciente e inconsciente da história infantil dos pais, de seus conflitos inconscientes, da relação com seus próprios pais que colorem sua própria representação sobre a parentalidade.

Bernard Golse (2002) propõe quatro tipos de representações parentais sobre o bebê: a criança fantasmática, relacionada à criança que os pais separadamente têm em mente a partir de sua própria história; a criança imaginária como uma representação menos inconsciente que pertence ao casal, como traços imaginados, sexo etc.; a criança narcísica ligada à representação de seus ideais, de como o filho irá sucedê-los; e a criança mítica ou cultural, que se refere a um grupo de representações coletivas de uma determinada sociedade em um determinado momento.

Essas representações influenciam os diferentes tipos de interação que ocorrem entre o bebê e seus cuidadores, podendo facilitar a instauração de vínculos afetivos seguros ou dificultar seu processo. Não podemos esquecer que os afetos ambivalentes marcam a relação entre os pais e o bebê, pois ao mesmo tempo em que o nascimento de um filho traz consigo expectativas de que o bebê possa reparar falhas da história parental, provoca também uma ruptura no equilíbrio do casal, fazendo com que os fantasmas edípicos sejam reativados. Assim, é comum que o pai se sinta excluído da díade mãe-bebê e vivencie o bebê como um rival, reativando sua própria vivência infantil de se sentir excluído da relação dos pais; ou que a mãe se sinta inadequada na função materna por não conseguir abrir mão de um modelo idealizado.

Os trabalhos de Stern (1992, 1997, 2005) sobre a constelação da maternidade e sobre as relações interpessoais na primeira infância indicam como as representações dos pais sobre o bebê e sobre eles mesmos como pais desempenham um papel importante na natureza dos vínculos estabelecidos entre pais e filhos e se iniciam antes das interações atuais com o bebê, englobando as fantasias parentais, medos, sonhos, lembranças da própria infância e profecias sobre o futuro do bebê. A partir de dados oriundos de pesquisas empíricas sobre o apego, principalmente os trabalhos de M. Main (Main et al.,1989, citado por Stern, 1989), P. Fonagy (Fonagy et al., 1991, citado por Stern, 1989), o autor ressalta que os resultados indicam que as representações da mãe sobre sua própria mãe são um importante fator de predição do padrão de apego que o bebê estabelecerá com sua mãe. No entanto, o aspecto mais preditivo do futuro comportamento materno não é o que ocorreu no passado, mas sim a forma como a história passada é organizada em uma narrativa. Ou seja, a narrativa da história passada pode ser tão relevante quanto a história passada em si.

Freud (1924/1976), ao analisar o percurso subjetivo da mulher, sugere que o lugar designado a um filho é o resultado de um complicado processo de resolução edípica, diferente da trajetória masculina. Apesar de não ser nossa intenção retomar toda a argumentação freudiana relativa à constituição da feminilidade, cabe ressaltar alguns pontos que nos parecem fundamentais para nossa discussão. Segundo o autor, a feminilidade normal adviria de um abandono da posição fálica e de uma aceitação da castração materna que possibilitaria o acesso ao pai e o desejo de ter o pênis do pai ou algo que o representasse. Assim, o desejo de ter um filho seria um deslizamento do desejo de ter um pênis, colocando o bebê numa equação simbólica: bebê = falo.

Nessa perspectiva, a maternidade seria a solução aos impasses da feminilidade e a resolução edípica por excelência. Não podemos deixar de assinalar que Freud (1931/1976), nos textos sobre sexualidade feminina, se interroga sobre a feminilidade, ressaltando a importância da relação pré-edípica entre a menina e sua mãe para a constituição da posição feminina.

Bydlowski (1989) sugere que o desejo de ter um filho vai além da demanda fálica de completude e pode ter dois significados: um consciente de ser mãe, ligado à perpetuação da espécie, e outro inconsciente relacionado à elaboração da feminilidade, às representações da maternidade, e ao lugar designado ao filho no inconsciente da mulher. A gravidez, por ser um momento de permeabilidade entre as representações conscientes e inconscientes, permitiria uma investigação maior sobre as significações inconscientes do desejo de ter um filho. A autora denomina "transparência psíquica", o momento em que os fragmentos pré-conscientes e inconscientes chegam facilmente à consciência. Esse estado de transparência psíquica se estabelece porque na gravidez o equilíbrio psíquico encontra-se abalado pelo duplo *status* do bebê: ele está presente no interior do corpo da mãe e em suas representações mentais, mas está ausente da realidade visível. A gestante faz uma ponte entre a situação da gravidez atual e lembranças de seu passado, diminuindo seu investimento no mundo exterior e permitindo que reminiscências antigas e fantasmas geralmente esquecidos surjam à tona sem serem barrados pela censura (Bydlowski, 2002). Assim, a posição da criança no inconsciente materno relaciona-se à sexualidade infantil que retorna na gravidez de maneira nostálgica como um encontro íntimo da mulher consigo mesma, onde a criança só pode ser representada por elementos do passado.

É interessante observar como durante a gravidez e no período pós-natal a constelação da maternidade se torna o eixo organizador dominante da vida psíquica da mãe, deixando em segundo plano o complexo edípico (enquanto eixo organizador nuclear). Ou seja, a tríade edípica mãe, mãe-da-mãe, pai-da-mãe e sua reedição mãe-pai-bebê saem de cena para dar lugar a uma nova tríade psíquica: mãe-da-mãe, mãe-bebê (Stern, 1997).

Stern relaciona a constelação da maternidade a três preocupações e discursos diferentes, mas relacionados, que acontecem interna e externamente: o discurso da mãe com sua própria mãe, especialmente com a mãe de sua infância, seu discurso com ela mesma, especialmente com ela mesma como mãe, e seu discurso com o bebê. Essa trilogia da maternidade passa a ser sua maior preocupação, requerendo um profundo realinhamento de seus interesses e desejos.

O acesso à paternidade também pressupõe transformações que se iniciam a partir da identificação edípica ao modelo paterno, mas que apontam para a reativação de uma relação primordial com a mãe. As perturbações somáticas que afetam os homens durante a gestação de suas companheiras seriam exemplos do conflito entre o próprio desejo de maternidade do homem e a identificação a seu pai (Bydlowski & Luca, 2002). Estudos empíricos indicam que a grande ocorrência de distúrbios psicossomáticos em homens durante a gravidez de suas companheiras demonstra que tais transtornos não são sinais de psicopatologia, mas sim a confirmação de uma identificação feminina. Através de sua identificação com a gravidez da mulher, o homem divide com ela alguns sintomas e a mulher, em retribuição, inclui o pai em suas representações do bebê, criando um espaço para os cuidados paternos, antes mesmo do nascimento do filho (Trethovan & Conlon, 1965; Stern, 1997). .

Freud (1924/1976) em A *dissolução do complexo de Édipo* indica como a ameaça de castração impulsiona o menino a uma resolução dos conflitos edípicos através da identificação ao pai e do acesso à posição masculina. Para conservar sua virilidade, a criança abre mão do desejo de ser amada pelo pai (posição feminina) e do desejo de ter a mãe (pai como rival), identificando-se aos atributos paternos e à possibilidade de ser como o pai no futuro em vez de tentar tomar o seu lugar. A abertura para um universo de relações interpessoais mais amplas permite a triangulação relacional e possibilita ao homem, no futuro, aceder à paternidade e abrir um espaço para o bebê, funcionando como uma ligação entre este e o mundo.

Nesta perspectiva, se a maternidade pode ser uma solução para a castração por seu estatuto ilusório de completude narcísica, a função paterna atua pelo viés da sustentação da relação mãe/bebê e principalmente pela lógica da separação. Separação que protege o infante ao reconhecer sua alteridade e que permite à mãe reconhecer-se como mulher, com outros projetos além de seu filho. A função materna e a função paterna permitem sustentar a dupla inserção do bebê – enquanto produto e enquanto alteridade – e é justamente esta tensão entre ausência e presença, entre dentro e fora, que permite ao bebê aceder ao processo de subjetivação.

A parentalização dos pais

O estabelecimento de laços entre os pais e o bebê favorece seu desenvolvimento afetivo e cognitivo, e ao mesmo tempo propicia aos pais o sentimento de serem "pais suficientemente bons" especificamente para aquele bebê. Diversos autores (Konicheckis, 2008; Golse, 2006; Stern, 2005) ressaltam a dimensão simbólica do acesso à parentalidade, sugerindo que o nascimento de um filho transforma definitivamente o psiquismo de cada um dos pais. Stern (1997) sugere que o nascimento de um filho provoca uma neoformação psíquica nos pais, indicando que a inclusão do bebê no psiquismo parental produz mudanças profundas e irreversíveis.

Estas mudanças ocorrem não só em função das projeções e representações parentais sobre o bebê, mas da mudança que a presença real do bebê provoca nas interações entre ele e seus pais. O nascimento de um filho implica uma dupla dimensão: para que um bebê sobreviva física e psiquicamente é necessário inscrevê-lo em uma história familiar e transgeracional. No entanto, a dimensão ascendente da transmissão (filhos-pais) é igualmente fundamental, pois só o reconhecimento do filho em sua diferença permite aos pais construir uma relação com a marca do novo e da criatividade, indo além de uma repetição do passado e permitindo que o bebê se aproprie das marcas e inscrições de sua história relacional inicial (Golse, 2003).

Golse e Bydlowski (2002) postulam que a maternidade introduz uma dialética entre o bebê interno e o bebê enquanto objeto externo, ou seja, entre o bebê que a mãe foi ou que acredita ter sido e seu bebê de carne e osso. Essa passagem testemunha o trabalho psíquico efetuado pela mãe, que se inicia na gravidez com uma reativação do objeto interno (metáfora de seu passado, de sua infância) para o gradual reconhecimento do bebê enquanto alteridade, tendo uma dimensão subjetiva que vai além das representações parentais. Logicamente esta passagem não ocorre abruptamente, mas decorre da possibilidade de um desinvestimento progressivo do objeto interno em benefício do bebê enquanto externo à mãe. Nem sempre este processo coincide com o nascimento do bebê, sendo comum algumas mães tentarem reter o objeto interno perdido, tendo dificuldade em olhar para seu bebê.

A função paterna, enquanto função de mediação entre a mãe e o bebê, auxilia a mãe a reconhecer o bebê em sua dimensão de sujeito e alteridade, já que para o pai ele se constitui como objeto externo desde o início. É neste momento que a presença do bebê real funciona como um catalisador que modifica os fantasmas dos pais e lhes permite retificar as fantasias de sua infância. Na medida em que o bebê não é um reservatório passivo dos cuidados parentais, suas respostas podem modelar o tipo de cuidado que lhe é oferecido, propiciando novas formas de interação que vão além dos modelos identificatórios que os pais trazem de suas histórias individuais.

Corroborando esta hipótese, a clínica da relação pais/bebê atesta para esta dupla dimensão: se por um lado os fantasmas parentais influenciam o aparecimento de sintomas psicossomáticos no bebê (Debray, 1999; Lebovici, 1987) as competências e capacidades interativas dos bebês reparam e modificam as fantasias dos pais, auxiliando-os no processo de "parentificação" (Houzel, 2004).

O bebê inicia sua relação com o mundo através da musicalidade da voz materna, do toque e do cuidado que ela lhe proporciona e da identificação do adulto às suas necessidades afetivas. Ou seja, antes de apreender o conteúdo verbal e o sentido da narrativa, o bebê interage e entra em sintonia afetiva com seus cuidadores através da comunicação analógica, não verbal, que é baseada na forma, na musicalidade e no ritmo da comunicação. Assim, a linguagem tem início através de trocas não verbais entre a mãe e o bebê que lhe permitem figurar no corpo a história recente desta relação.

Para Stern (2005), a realidade psíquica do bebê pode ser decomposta em uma sucessão de unidades temporais elementares que são vivenciadas por ele de forma independente e com uma dinâmica própria. A unificação destas experiências separadas é realizada através do "envelope protonarrativo" uma unidade de base que tem a função de integrar diversas vivências e possui uma estrutura próxima à narratividade.

Um dos exemplos dado por Stern (2005) se refere às características do rosto materno, que apesar de se modificar nas interações com o bebê (mãe que alimenta, mãe que brinca, mãe que se prepara para sair etc.), é identificado por este em seus elementos invariantes que permanecem constantes apesar das modificações ocorridas durante as diversas situações. A constelação de elementos invariantes, tais como: estados emocionais, percepção, sensações, excitações, ações motoras, constitui um envelope protonarrativo que representa o início da própria atividade de pensar.

Apesar de não ser denominado uma representação no senso estrito, o envelope protonarrativo permite ao bebê experimentar a potência de um afeto antes de compreender seu conteúdo. Como toda experiência subjetiva se desenvolve no tempo e no espaço, os elementos que constituem um envelope protonarrativo se desenrolam em uma cadência temporal e aparecem em uma curva que cresce, decresce, explode, aumenta e diminui de intensidade, demonstrando seu movimento e plasticidade.

A ideia de processo em movimento (surgindo, desaparecendo, levantando explosivamente da cadeira) e não de categorias formais indica um ato que exprime um afeto priorizando a forma e não o conteúdo. A intensidade de uma ação e de um gesto é vivenciada pelo bebê como uma linguagem analógica, à qual ele responde com seu corpo. Corpo aqui entendido como corpo relacional, que afeta e é afetado pelo outro (Golse & Desjardins, 2005).

A noção implícita nesta ideia é a de mutualidade nas trocas entre pais e bebê, que possibilita ao infante iniciar o processo de subjetivação e permite aos pais se apropriarem de seu lugar de pais. Haag (1985) propõe a noção de identificações intracorporais para valorizar o trabalho de encenação corporal feita pelo bebê segundo o qual a criança representa em seu corpo a experiência de uma relação significativa com a mãe através de junções corporais que lhe permitem acesso a uma vivência sensorial e emocional reasseguradora. Nesta perspectiva, podemos valorizar a concepção de um psiquismo que se constrói através das trocas afetivas e não verbais entre o bebê e seus adultos fundamentais, assim como enfatizar a noção de parentalidade como um processo de coconstrução que é modificado pela presença real do bebê.

Como indica Houzel (2004), a parentalidade compreende numerosos aspectos que se relacionam à realidade psíquica de cada um dos pais, principalmente as modificações psíquicas que se produzem em cada um deles no decorrer da gestação e do pós-parto, assim como o processo de parentificação que se relaciona ao campo dos cuidados parentais e às trocas estabelecidas entre os pais e a criança.

O autor sugere refletir sobre o conceito de parentalidade a partir de três eixos. O primeiro se refere ao exercício da parentalidade, aqui tomado no sentido de uma função que define e organiza os laços de parentesco e a transmissão de regras e valores de um determinado grupo social. Houzel (2004) ressalta como o exercício da parentalidade se dá através dos aspectos jurídicos do parentesco e da filiação. O segundo eixo se refere à experiência da parentalidade que compreende as modificações psíquicas que se produzem nos pais no decorrer do processo de sua transição para a parentalidade. O terceiro eixo é designado de prática da parentalidade, englobando todo o campo dos cuidados parentais, ou seja, o campo das interações afetivas e fantasmáticas entre os pais e seu filho. Estes três eixos articulam-se entre si e definem o processo de constituição de um lugar parental.

Na perspectiva do autor, manter uma articulação entre os três eixos da parentalidade permite evitar privilegiar apenas uma dimensão do processo em detrimento de outra. Assim, é preciso reconhecer a influência da realidade psíquica de cada um dos pais, as transformações ocorridas nas formas de parentalidade de uma determinada cultura, assim como a importância das interações e trocas entre pais e filhos, para definir o processo de transição à parentalidade e favorecer o funcionamento das famílias na atualidade.

Considerações finais

Os estudos sobre os arranjos familiares na atualidade revelam que a mobilidade social, o impacto das tecnologias e a ausência de referências simbólicas estáveis afetam as expectativas de homens e mulheres perante as relações interpessoais, já que não existem mais parâmetros externos que definam completamente a estrutura familiar ou a função parental (Kehl, 2003; Quartim de Moraes, 2003).

Alguns autores enfatizam a disjunção entre conjugalidade e parentalidade, argumentando que a família atual é definida pela relação conjugal, mas não necessariamente marcada pela parentalidade (Julien, 2000; Roudinesco, 2003). Outros postulam uma anterioridade lógica da conjugalidade em relação à parentalidade, enfatizando como a qualidade da relação conjugal atua como um fator de proteção dos filhos (Wagner & Mosman, 2009). Ou seja, os bons níveis de adaptação e equilíbrio na vida a dois repercutem positivamente na relação com os filhos.

Muitas pesquisas, no entanto, reconhecem a interdependência entre a relação conjugal e a parentalidade, pois, como procuramos argumentar ao longo do texto, as relações entre pais e filhos são influenciadas pela história infantil de cada um dos pais e pelo modelo de relação amorosa que eles internalizaram. Ou seja, a parentalidade é fortemente marcada pelas fantasias e fantasmas parentais, podendo ser exercida de forma criativa ou sintomática, tendo a função de transmitir a história transgeracional às gerações futuras ou de repetir sintomaticamente os segredos e conflitos passados (Seixas-Magalhães, 2009; Zornig, 2009).

Na clínica direcionada à parentalidade, temos observado cada vez mais a necessidade de manter uma relação dialética entre a história cultural e familiar que antecede os pais e a possibilidade de criar uma nova relação, um novo espaço entre pais e filhos. Estudos empíricos sobre a família e o casamento na contemporaneidade revelam que, apesar da diversidade e flexibilização de modelos conjugais e arranjos familiares propostos na atualidade, existe um descompasso entre velhos e novos modelos de conjugalidade, de vida familiar e de exercício da parentalidade (Diniz, 2009; Jablonski, 2009). Na clínica psicanalítica este descompasso se traduz pela dificuldade dos pais em exercerem a função parental de maneira plena, ou seja, reconhecendo a dívida simbólica da transmissão geracional, sem, no entanto, se limitarem a repetir padrões que desconsiderem o tempo presente.

As pesquisas desenvolvidas sobre a primeira infância nas últimas décadas, principalmente estudos vindos da psicologia do desenvolvimento e da neurociência, nos apresentam um bebê ativo desde o nascimento, com competências e capacidades que lhe permitem interagir com seu entorno, diferenciar características de seus cuidadores, engajar-se em interações afetivas e até mesmo modular o tipo de interação na qual se encontra. O bebê do século XXI é um parceiro ativo de suas interações com o mundo e com seus objetos e não mais pensado como passivo e reativo simplesmente. Em oposição ao que se acreditou por muito tempo, o bebê, desde o início, ao invés de estar centrado sobre si mesmo, engaja-se em trocas emocionais significativas com seus cuidadores.

Diversos autores têm desenvolvido pesquisas sobre a intersubjetividade primária (Stern, 1992; Trevarthen, 2001) sobre as competências e capacidades do bebê (Rochat, 2001) sobre a diferenciação entre o *self* e os objetos (Bermudez, 1995; Braconnier, 1995) para marcar o impacto do bebê sobre o mundo e suas possibilidades inatas de relação e interação. Nenhuma destas pesquisas, no entanto, desconsidera um fator essencial – de que é necessário um meio ambiente afetivo e sensível às necessidades do bebê para que seu potencial inato se atualize e se desenvolva. A noção de plasticidade cerebral corrobora esta ideia através da ênfase na inter-relação entre as capacidades do bebê e o investimento de seus objetos primordiais para que o desenvolvimento neurológico e afetivo se constitua.

Cabe assinalar que no contexto deste texto as pesquisas desenvolvidas no âmbito da primeira infância nos auxiliam a defender a noção de uma coconstrução no processo de transição à parentalidade, que tem início nas relações objetais precoces de cada um dos pais, mas que pode ser retificado pelo processo de vinculação estabelecido com o filho (Solis--Ponton, 2004).

A noção de sintonia seletiva, mecanismo pelo qual os pais comunicam ao bebê aquilo que é compartilhável, ou seja, as experiências ou comportamentos que se encontram dentro de um território de mútua aceitação, é particularmente relevante para esta discussão (Stern, 1992). Segundo Stern, os pais selecionam consciente e inconscientemente as experiências e os afetos a serem compartilhados, criando um modelo de relação interpessoal que será a base para o mundo intrapsíquico da criança. Assim, "os medos, desejos, proibições e fantasias dos pais desenham o contorno das experiências psíquicas da criança" (p. 186).

Nesta perspectiva, as fantasias parentais sobre o bebê (bebê fantasmático), incluindo seus medos, sonhos, lembranças da própria infância, modelos de pais, ou seja, o mundo mental de suas representações, assumem o estatuto de uma ancoragem fundamental à construção do senso de *self* do sujeito. Da mesma forma, como ilustrou magistralmente Selma Fraiberg, as fantasias maternas podem aparecer como "fantasmas que rondam o quarto do bebê", contribuindo para distúrbios no relacionamento pais-bebê e na formação de sintomas na primeira infância (Fraiberg et al., 1975).

Os estudos direcionados a uma clínica dos primórdios são fundamentais para pensarmos em estratégias clínicas direcionadas não só à primeira infância, mas a condições que permitam e sirvam como fonte de apoio à construção da parentalidade. O desenvolvimento de pesquisas no âmbito das relações objetais precoces deverá dar subsídios importantes para a clínica da parentalidade e da primeira infância, pois se a parentalidade se inicia na infância dos pais, seu exercício e sua prática influenciam, de maneira, indelével, a construção subjetiva da criança.

Referências

Bermudez, J. Marcel, A. (1995). *The body and the self.* Cambridge: MIT.

Braconnier, J. (1998). *Le bébé et les interactions précoces.* Paris: Presses Univ. de France.

Bydlowski, M. (2002). O olhar interior da mulher grávida: transparência psíquica e representação do objeto interno. In: Corrêa Filho, L., Corrêa Girade, M. H., França, P. (Orgs.). *Novos olhares sobre a gestação e a criança até 3 anos: saúde perinatal, educação e desenvolvimento do bebê.* Brasília: L.G.E. Editora.

Bydlowski, M., & Luca, D. (2002). Depressão paterna e perinatalidade. In: Corrêa Filho, L., Corrêa Girade, M. H., França, P. (Orgs.). *Novos olhares sobre a gestação e a criança até 3 anos: saúde perinatal, educação e desenvolvimento do bebê.* Brasília: L.G.E. Editora.

Bydlowski, M. (1989). Désir d'enfant, désir de grossesse, évolution des pratiques de procréation. In: Lebovici, S. & Weil-Halpern, F. *Psychopathologie du bébé.* Paris: PUF.

Debray, F. (1999). Os princípios das consultas e das terapias dos bebês com distúrbios somáticos. In: Lebovici, S. & Guedenéy, A. *Intervenções psicoterápicas pais/bebê.* Porto Alegre: ArtMed.

Diniz, G. (2009). O casamento contemporâneo em revista. In: Feres Carneiro (Org.). *Casal e família: permanências e rupturas.* São Paulo: Casa do Psicólogo.

Fraiberg, S., Adelson, E. & Shapiro, V. (1975). Ghosts in the nursery: a psychoanalytic approach to the problems of impaired infant-mother relationships. *Journal of the American Academy of Child Psychiatry,* 14.

Freud, S. (1914/1976). Sobre o narcisismo, uma introdução. *Obras completas* (vol. XIV). Rio de Janeiro: Imago.

Freud, S. (1924/1976). A dissolução do complexo de Édipo. *Obras completas* (vol. XIX). Rio de Janeiro: Imago.

Freud, S.(1931/1976). Sexualidade feminina. *Obras completas* (vol. XXI). Rio de Janeiro: Imago.

Golse, B., Desjardins, V. (2005) Corpo, formas, movimentos e ritmo como precursores da emergência da intersubjetividade e da palavra no bebê. *Revista Latinoamericana de Psicopatologia Fundamental* (vol. VIII), n. 7, p. 14-30.

Golse, B. (2002). Depressão do bebê, depressão da mãe, conceito de psiquiatria perinatal. In: Corrêa Filho, L., Corrêa Girade, M. H. & França, P. (Orgs.). *Novos olhares sobre a gestação e a criança até 3 anos: saúde perinatal, educação e desenvolvimento do bebê.* Brasília, L.G.E. Editora.

Golse, B., Bydlowski, M. (2002). Da transparência psíquica à preocupação materna primária: uma via de objetalização. In: Corrêa Filho, L., Corrêa Girade, M. H. & França, P. (Orgs.). *Novos olhares sobre a gestação e a criança até 3 anos: saúde perinatal, educação e desenvolvimento do bebê.* Brasília, L.G.E. Editora.

Golse, B. (2003). *Sobre a psicoterapia pais-bebê: narratividade, filiação e transmissão.* São Paulo: Casa do Psicólogo.

Golse, B. (2006). *L'être-bébé.* Paris: PUF.

Haag, G.(1985). La mere et le bébé dans les deux motiés du corps. *Neuropsychiatrie de l'enfance et de l'adolescence,* 33.(2 -3), pp. 107-114.

Houzell, D.(2004). As implicações da parentalidade. In: Solis-Ponton, L. (Org.). *Ser pai, ser mãe. Parentalidade: um desafio para o terceiro milênio.* São Paulo: Casa do Psicólogo.

Jablonski, B. (2009). Atitudes e expectativas de jovens solteiros frente à família e no casamento: duas décadas de estudos. In: Feres Carneiro (Org.). *Casal e família: permanências e rupturas.* São Paulo: Casa do Psicólogo, pp. 109-134.

Julien, P. (2000). *Abandonarás teu pai e tua mãe.* Rio de Janeiro: Cia. De Freud.

Kehl, M. R. (2001). Lugares do feminino e do masculino na família. In: Comparato, M. C. & Monteiro, D. S. *A criança na contemporaneidade e a psicanálise.* (Vol. I). São Paulo: Casa do Psicólogo.

Konicheckis, A. (2008). *De generation en generation: la subjectivation et les liens précoces.* Paris: PUF.

Lebovici, S. (1987). *O bebê, a mãe e o psicanalista.* Porto Alegre: Artes Médicas.

Quartin de Moraes (2001). A estrutura contemporânea da família. In: Comparato, M. C. & Monteiro, D. S. *A criança na contemporaneidade e a psicanálise.* (Vol. I). São Paulo: Casa do Psicólogo.

Rochat, P. (2001). Perceived self in infancy. In: *Infant, behavior and development,* n. 23, Atlanta: Emory University, pp. 513-530.

Roudinesco, E. (2003). *A família em desordem*. Rio de Janeiro: Jorge Zahar.

Seixas-Magalhães, A. (2009). Conjugalidade e parentalidade na clínica com famílias. In: Feres Carneiro (Org.). *Casal e família: permanências e rupturas*. São Paulo: Casa do Psicólogo, pp. 205-218.

Solis-Ponton, L. (2004) (Org.). *Ser pai, ser mãe. Parentalidade: um desafio para o terceiro milênio*. São Paulo: Casa do Psicólogo.

Stern, D. (2005). L'envelope prénarrative. In: Missonier, S. (Org.). *Récit, attachement et psychanalyse*. Paris: Érès, pp. 29-46.

Stern, D. (1992). *O mundo interpessoal do bebê*. Porto Alegre: Artes Médicas.

Stern, D. (1997). *A constelação da maternidade*. Porto Alegre: Artes Médicas.

Szejer, M. (2002). Uma abordagem psicanalítica da gravidez e do nascimento. In: *Novos olhares sobre a gestação e a criança até 3 anos: saúde perinatal, educação e desenvolvimento do bebê*. Brasília, L.G.E. Editora.

Trethowan, W. H. & Conlon, M. F. (1965). Couvade syndrome. *Br. J. Psychiatry*.3.

Trevarthen, C. (2001). Intrinsic motives for companionship in understanding: their origin, development, and significance for infant mental health. *Infant Mental Health Journal*. (Vol. 22) (1-2), p. 96-131.

Wagner, A., Mosmann, C. (2009). A promoção da qualidade conjugal como uma estratégia de proteção dos filhos. In: Feres Carneiro (Org.). *Casal e família: permanências e rupturas*. São Paulo: Casa do Psicólogo, pp.169-180.

Zornig, S. (2009). Transmissão psíquica: uma via de mão dupla? In: Feres Carneiro (Org.). *Casal e família: permanências e rupturas*. São Paulo: Casa do Psicólogo, pp. 25-41.

CAPÍTULO DOIS ■

Parentalidade no contexto do nascimento pré-termo: A importância das intervenções pais-bebê

Lígia Braun Schermann e Evanisa Helena Maio de Brum

Os rápidos avanços científicos e tecnológicos nos cuidados dos recém-nascidos internados em Unidade de Terapia Intensiva Neonatal (UTIN), bem como o desenvolvimento da tecnologia de reprodutividade assistida, permitiram uma diminuição de óbitos neonatais e um aumento da incidência de nascimentos múltiplos, prematuros e de baixo peso (Bezerra, Oliveira & Latorre, 2006; Melnyk et al., 2006). Em Porto Alegre, RS, os óbitos neonatais diminuíram de 20 para 7,4 óbitos a cada 1.000 nascidos vivos nos últimos 25 anos. Inversamente, a incidência de nascimentos prematuros passou de 8,2% dos nascidos vivos, em 1999, para 10,3% dos nascidos vivos em 2005 (SIM, 2004; SSRGS/CVS, 2005). Este panorama configura-se como uma realidade brasileira e mundial, caracterizando uma transição epidemiológica (Davidoff et al., 2006; Langhoff-Roos et al., 2006; Silveira et al., 2008).

Nesse sentido, os esforços, antes investidos na busca da sobrevivência dos bebês prematuros, passam a focar a qualidade desta sobrevivência, tanto no que se refere ao desenvolvimento infantil propriamente dito, como à busca de condições que auxiliam a parentalidade nesse contexto. O nascimento pré-termo está invariavelmente associado à imagem de um bebê pequeno e frágil, nascido antes do tempo. Esta imagem estende-se, na atualidade, a dois adultos, aos quais foi conferida a parentalidade antes de estarem prontos para tal e, provavelmente, com mais estresse e ansiedade do que o usualmente esperado (Schermann, 2001a).

Conforme o modelo bidirecional da interação social proposto por Schermann (2001a), interações satisfatórias entre os pais (cuidadores primários) e seu bebê são mediadas por sentimentos mútuos de eficácia. Nesse modelo, o bebê saudável é visto como competente e capaz de prover experiências contingentes aos pais através de comportamentos legíveis, preditivos e responsivos. Estas qualidades ajudam os pais a entender os sinais do bebê e a intervir de forma sensível e eficaz, gerando um ciclo de interações gratificantes. A interação cuidador-criança é, portanto, considerada como um processo ativo, estruturada dentro de uma mutualidade de comportamentos do cuidador e da criança.

No caso do nascimento pré-termo, muitos fatores podem afetar esse processo, como o comportamento particular das crianças nascidas pré-termo, o seu estado de saúde, a necessidade de ajustamentos psicológicos dos pais e as dificuldades de estarem em contato com seu filho quando ele se encontra na Unidade de Tratamento Intensivo Neonatal (Schermann, 2001b).

Nesse contexto, é esperado que os pais realizem vários ajustes para poderem lidar com o seu bebê. Esses ajustes dizem respeito tanto a aspectos emocionais, quanto ao reconhecimento e cuidado do bebê, e podem ser mediados através de programas de intervenção. Com base nessas questões, o objetivo do presente capítulo é revisar condições que promovem a vivência favorável da parentalidade no contexto do nascimento pré-termo, especialmente os programas de intervenção precoce.

Condições que promovem a vivência favorável da parentalidade no contexto do nascimento pré-termo

Atualmente, as intervenções primárias precoces que incrementam o apoio aos pais e a relação de responsabilidade na família da criança têm sido consideradas eficazes. Em geral, programas de intervenção com pais de bebês nascidos pré-termo mostram resultados positivos, pois há evidências de que aspectos do ambiente, tanto físico quanto de cuidado, exercem um forte efeito na probabilidade do sucesso obtido em programas de saúde (Dombrowski, Noonan & Martin, 2007; Melnyk et al., 2006; Newnham, Milgrom & Skouteris, 2009; Rauh & Brennan, 1992; Roberts, Howard, Spittle, Brown, Anderson & Doyle, 2008; Türkan, Zümrüt & Senay, 2008).

Várias intervenções foram criadas a fim de auxiliar os pais a lidarem com a situação estressante de terem um bebê doente ou pequeno. Em algumas intervenções, há o envolvimento dos pais juntamente com o bebê, enquanto outras têm se dirigido ou aos pais, ou aos bebês (Als, 1992; Brum & Schermann, 2004; Klaus & Kennell, 2000; Rauh & Brennan, 1992).

As intervenções com pré-termos partem da premissa básica da necessidade de existir uma rede de apoio para estes pais (Melnyk et al., 2006; Türkan et al., 2008; Newnham et al., 2009). As primeiras horas e dias após o nascimento, seja de um bebê a termo ou pré-termo, são consideradas como períodos sensíveis do desenvolvimento infantil. Os períodos sensíveis, que são cruciais para a aquisição de informações sociais, afetivas e cognitivas, levam a uma estabilização e a uma maior proliferação de determinadas sinapses em detrimento de outras. Se a mãe ou o cuidador falha em prover ao bebê proteção e estímulos adequados, as chances de prejuízo no desenvolvimento neurobiológico e psicológico aumentam significativamente, causando repercussões a médio e longo prazo (Glasser, 2000; Perry & Polard, 1998). Portanto, sob tal aspecto, as intervenções que auxiliem os pais frente ao nascimento de um bebê pré-termo são importantes, tendo influência no desenvolvimento posterior dessas crianças (Als, 1992; Beckwith & Rodning, 1992; Brazelton & Greenspan, 2002; Brum & Schermann, 2007; OMS, 2001; Rauh & Brennan, 1992; Roberts et al., 2008;).

Bowlby, em seu trabalho "Cuidados maternos e saúde mental", realizado para a Organização Mundial de Saúde em 1951, já alertava sobre a imprescindível função da família para um adequado desenvolvimento infantil (Bowlby, 1951/2002). Portanto, amparar as famílias que estão envolvidas nos cuidados de bebês pré-termos é criar uma rede de apoio imprescindível para que, por sua vez, esses bebês possam ser amparados.

Podemos considerar, assim, como uma importante intervenção diretamente relacionada ao bebê e ao vínculo pais-bebê a permissão da entrada dos pais na Unidade de Terapia Intensiva Neonatal (UTIN). Nessa perspectiva, dois estudos foram fundamentais para que as portas das UTINs se abrissem aos pais e familiares. O primeiro, realizado por Klaus, Barnett, Leiderman e Grobstein, em 1970, objetivou avaliar a ameaça de infecções nos bebês internados em UTIN. Para tanto foi permitido a 44 mães que entrassem na enfermaria logo após o nascimento dos seus filhos para que pudessem pegá-los e alimentá-los. Os resultados não mostraram aumento de bactérias, mesmo com as visitas das mães. No outro estudo, realizado por Klaus e Kennell em 1982, foi permitido a um grupo de mães que entrasse nas UTINs para cuidar e ficar próximo de seus bebês. Após a alta hospitalar, estas mães passavam um tempo significativamente maior observando seus bebês durante a amamentação e as crianças deste grupo mostraram escores intelectuais mais elevados ($r = 71$) aos 42 meses de idade, avaliados através do teste de Stanford-Binet, com média de 99 para as crianças com contato precoce, comparadas com uma média de 85 para as crianças cujas as mães não tiveram contato precoce. Posteriormente a esses achados, inúmeros estudos passaram a priorizar a presença da mãe e do vínculo afetivo para a melhor recuperação dos bebês internados em UTIN.

Outro fator considerado importante para a recuperação do bebê internado em UTIN, e que está diretamente relacionado com a formação de vínculos afetivos, é a presença e o envolvimento dos pais nos cuidados dispensados ao recém-nascido (Auslander, Netzer, & Arad, 2003; Brum & Schermann, 2004; Rauh & Brennan, 1992). Se um bebê pré-termo é tocado de forma afetiva durante sua permanência na UTIN (por 10 minutos, 3 vezes ao dia) ele poderá apresentar níveis mais baixos de sono agitado, de atividade motora e de comportamento de estresse (Harrison, Williams, Berbaum, Stem & Leeper, 2000). Se o bebê for tocado afetivamente e/ou se alguém conversar com ele, poderá apresentar menos falhas na respiração, mais ganho de peso e um progresso mais rápido em algumas áreas de funcionamento cerebral (Brazelton, 1988; Klaus & Kennel, 2000).

Nesse sentido, Ferreira e Bergamasco (2010) realizaram um estudo objetivando avaliar o efeito da estimulação tátil-cinestésica na evolução do padrão comportamental e clínico de recém-nascidos pré-termos durante o período de internação hospitalar. A amostra foi composta por 32 bebês pré-termo com peso ao nascer inferior a 2.500 gramas, clinicamente estáveis e destituídos de asfixia perinatal importante. Os bebês foram designados a um grupo controle (n = 16) e a um grupo experimental (n = 16). O grupo experimental recebeu de quatro a cinco intervenções semanais, com duração de 5 a 15 minutos cada, de acordo com os limiares individuais de estimulação de cada bebê, privilegiando o estado de alerta. A estimulação tátil consistiu em toques suaves, lentos e contínuos, de sequência não rígida, com direção céfalo-caudal no tronco e proximal para distal nos membros, procurando conter o bebê em supino ou decúbito lateral. Já a estimulação cinestésica envolveu mobilizações lentas dos membros em flexão e extensão, a exploração manual pelo bebê por diferentes partes do seu corpo e o posicionamento adequado em decúbito lateral ou ventral, com o auxílio de rolos de tecido colocados estrategicamente em formato de ninho. Os bebês dos dois grupos foram filmados durante oito minutos ininterruptos, a cada semana, até a alta hospitalar; as filmagens do grupo experimental iniciaram após uma semana da primeira intervenção. Os filmes foram avaliados através de uma adaptação do Manual para a Observação Naturalística do Comportamento de Neonatos a Termos ou Pré-termos, elaborado por Heidelise Als em 1984. Os resultados revelaram que os bebês que receberam a intervenção tiveram predominância de comportamentos auto-organizados, bem como uma tendência à redução do tempo de internação e ao aumento do ganho de peso diário. Esses procedimentos realizados pela equipe de saúde podem ser estendidos aos pais através de treinamentos para que eles possam estimular seus filhos através do toque durante o período de internação.

O estudo pioneiro realizado por Eizirik, Bohlin e Hagekull (1994) também investigou os primórdios da interação social em 75 mães e bebês nascidos pré-termo na Suécia, divididos conforme a idade gestacional no nascimento (23-31, 32-35 semanas) e necessidade de tratamento intensivo neonatal. As díades foram observadas em situação face a face, quando os bebês completavam 34 semanas de idade pós-concepção (um mês antes da idade considerada a termo). Todos os bebês estavam hospitalizados na enfermaria de cuidados intermediários no momento da coleta de dados. As interações mãe-bebê foram realizadas através de observações filmadas e posteriormente avaliadas através de protocolo formulado especificamente para esse estudo e baseado em Bohlin, Hagekull, Germer, Anderson e Lindberg (1989), Eizirik (1986) e Eizirik, Bohlin e Hagekull (1994). O protocolo avaliou comportamentos maternos e infantis, bem como comportamentos da díade durante a interação, em uma escala *Lickert,* na qual os escores mais elevados indicavam melhor desempenho nas interações. Mães de bebês nascidos com 23 a 31 semanas de gestação mostraram-se mais sensíveis aos sinais de seus filhos, pois responderam a eles de forma mais pronta e eficaz, do que mães de bebês nascidos com 32 a 35 semanas de gestação. As autoras sugerem que, além de possíveis mecanismos maternais compensatórios das mães com bebês menores, o contato mais longo que essas mães tiveram com o seu filho após o nascimento na UTIN afetou favoravelmente a qualidade da interação com o bebê nesta idade tão precoce. As unidades neonatais nas quais o estudo foi conduzido adotam intervenções contínuas de aproximação dos pais e das mães nos cuidados de seus bebês, o que certamente contribuiu para o resultado apresentado.

Portanto, se os pais e as mães estiverem presentes, envolvidos nos cuidados de seus filhos, e estabelecerem uma relação que estimule um padrão de apego seguro,[1] estes bebês terão uma maior e mais rápida probabilidade de recuperação. Neste ponto deparamo-nos com uma questão complexa, pois nesta situação de nascimento pré-termo tanto os bebês

---

[1] Para Bowlby (1990) as crianças com apego seguro demonstram ser ativas nas brincadeiras, buscam contato com a mãe após uma separação breve e são confortadas com facilidade.

quanto os pais podem apresentar maior dificuldade em estabelecer e manter vínculos afetivos. Os bebês pré-termos são considerados de risco para o desenvolvimento em geral (Dombrowski et al., 2007; Roberts et al., 2008), e podem apresentar, entre outros fatores, maior predisposição a ter comportamento social menos competente devido à sua vulnerabilidade biológica (Als, 1997; Schermann, 2001b). Os pais, por sua vez, frente ao nascimento de um bebê pré-termo, podem experienciar uma série de emoções negativas, sentirem-se ansiosos, culpados, desesperançados, deprimidos e/ou assustados (Melnyk et al., 2001, 2006), sendo considerados prematuros para exercer suas funções parentais (Als, 1992).

Neste sentido, Als (1992) desenvolveu um método sensível de cuidado individualizado do bebê pré-termo ou com baixo peso, com foco na família e no desenvolvimento. O método leva em consideração o que é observado do comportamento do bebê, como sendo disruptivo ou tranquilizador, durante qualquer intervenção de cuidado. A base para o planejamento do cuidado individualizado é formulada a partir das observações realizadas pela equipe da UTIN, juntamente com as informações fornecidas pelos pais sobre o bebê. Desta forma, a autora refere ser possível reduzir a necessidade de respirador, bem como os comportamentos de estresse e melhorar os comportamentos autorregulatórios do bebê, tornando também os pais mais sensíveis às necessidades específicas de suas crianças, tanto durante o período de internação quanto após a alta. Klaus e Kennell (2000) também sugerem que a estimulação contingente (que é baseada nos sinais emitidos pelo bebê) pode ajudar no desenvolvimento favorável do bebê.

A introdução de modalidades sociais com pré-termos, tais como falar e tocar, e expressões faciais, como um olhar calmo e sem movimentos, e diminuição dos movimentos labiais e corporais, pode ser ótima para manter o estado de alerta do bebê. Procurar falar enquanto se mantém olhando, fazendo mudanças simultâneas das entradas visuais e auditivas, também pode ser efetivo. Por outro lado, uma vez percebendo que o bebê está perturbado, o tato pode ser uma ferramenta útil, pois quando um bebê prematuro é tocado afetivamente ele pode se tranquilizar, apresentando menos comportamentos de estresse. Todavia, algumas crianças, aparentemente, não toleram nenhum contato quando estão tristes, não aceitam o toque afetivo como algo tranquilizador e não devem, portanto, receber este tipo de estimulação. Daí a importância de um planejamento de cuidado individualizado (Als, 1992).

Outra forma de intervenção utilizada é baseada no método Esther Bick (1964) de observação, o qual é considerado um instrumento de guia para intervenções precoces, objetivando auxiliar os bebês pré-termo em seu desenvolvimento. Nesse método, o profissional de saúde observa o comportamento corporal do bebê e busca colocar, em palavras, o que vê, dando ao olhar uma função de escuta. Desta forma, o observador procura ocupar o lugar de continente das angústias e ansiedades primitivas, tendo a capacidade de colocá-las em palavras (Chahon, 2001). Esta capacidade de atenção emitida para os bebês pela equipe acaba tendo um efeito sobre os pais, sendo, portanto, a observação, considerada terapêutica (Guedeney & Lebovici, 1999).

A observação conforme o método Ester Bick tem sido utilizada em vários estudos com bebês nascidos prematuros, dentre os quais destaca-se o de Wirth (2000), realizado na Unidade de Tratamento Intensivo Neonatal de um Hospital localizado em um município do Rio Grande do Sul. A autora procura, através da observação, auxiliar na comunicação pais-bebê, pais-equipe e equipe-bebê, para melhorar o desenvolvimento do recém-nascido prematuro através uma abordagem voltada aos aspectos emocionais das interações. Os efeitos são evidenciados na diminuição de ansiedade dos pais e da equipe que trata o bebê, tanto durante a internação, como por ocasião de sua alta hospitalar.

A Escala de Avaliação do Comportamento Neonatal de Brazelton (EACNB) (Brazelton & Nugent, 1995) possui também utilização terapêutica e vem sendo amplamente utilizada e testada como um modelo de intervenção junto aos recém-nascidos saudáveis e a termo, bem como junto aos bebês de risco (Britt & Myers, 1994; Guedeney & Lebovici, 1999). A escala avalia motricidade, sensorialidade, atenção do bebê para o mundo exterior, seus estados de vigilância e certos aspectos diretamente observáveis do funcionamento de seu sistema vegetativo. A avaliação é praticada com a participação ativa dos pais, visando à identificação das competências do bebê, assim como seu estilo de reações. A avaliação procura ajudar os pais a observar e compreender seu filho como um parceiro ativo da interação, apresentando, portanto, potencial para desenvolver relações sociais. Guedeney e Lebovici (1999) referem que a EACNB representa uma intervenção de potencial terapêutico, sendo suscetível de melhorar a qualidade da interação entre os pais e seu filho e podendo auxiliar os pais a melhor situar suas expectativas em relação ao desenvolvimento de seu bebê. Esta simples demonstração dos comportamentos de interação de bebês dá ao profissional uma chance de mostrar aos pais que todos os sistemas do bebê estão funcionando, o que tem se mostrado mais convincente do que palavras tranquilizadoras (Klaus & Kennell, 2000).

Guedeney e Lebovici (1999) referiram que, mesmo frente à crítica de alguns neuropediatras sobre certos aspectos ultrapassados no plano estritamente neurológico da escala de Brazelton, os outros aspectos não neurológicos, mas comportamentais e interacionais, parecem, no conjunto, fazer da escala um instrumento muito útil nos planos avaliativo e terapêutico quando fatores de risco pesam sobre a instauração da relação mãe-recém-nascido, quer esses fatores se devam ao bebê, à mãe (pai), ou aos dois parceiros. Intervenções em vídeo, para grupo de pais, igualmente se beneficiam da Escala de Avaliação do Comportamento Neonatal de Brazelton para demonstrar as capacidades dos bebês para o vínculo (Brum & Schermann, 2007).

O modelo *Touchpoints*, também criado por Brazelton (Brazelton & Greenspan, 2002), apresenta 13 períodos nos quais ocorrem saltos no desenvolvimento da criança durante os primeiros três anos de vida e que podem resultar em ruptura pronunciada no sistema familiar. Alguns exemplos destes pontos sensíveis do desenvolvimento são o desmame, o momento em que o bebê começa a engatinhar e a andar, entre outros. Luthar e Cicchetti (2000) pontuam que intervenções de promoção de saúde realizadas em variados períodos de transição do desenvolvimento podem ser particularmente benéficas para populações de risco, como os bebês nascidos pré-termo, em função dos possíveis atrasos no desenvolvimento que estes bebês possam apresentar.

O modelo *Touchpoints* constitui-se como um mapa do desenvolvimento infantil, que pode ser utilizado tanto pelos pais como pelos profissionais de saúde para identificar em que ponto do desenvolvimento a criança se encontra. Seu uso é importante, tanto para identificar e compreender o momento atual do desenvolvimento da criança, como para prever em que fase a criança entrará, sendo, portanto, utilizado preventivamente para orientar intervenções. Em relação ao uso deste modelo para bebês pré--termos, o autor refere que o ritmo dos *Touchpoints* pode ser um pouco lento, mas será ainda mais importante como uma oportunidade de apoiar estes pais ansiosos. Todos os pais beneficiam-se de informações sobre desenvolvimento infantil e este modelo pode formar a base para fornecer a seus filhos um ambiente sustentador (Brazelton & Greenspan, 2002).

O apoio aos pais, na verdade, permeia todas as ações de saúde destinadas aos pré-termos. Assim, intervenções especificamente dirigidas aos pais, tanto individualmente como em grupo, vêm sendo realizadas nas enfermarias neonatais. O envolvimento com os pais ou com a família a partir do primeiro dia de hospitalização aparece como um ingrediente importante no suporte desenvolvimental da criança. Em relação ao apoio diário e contínuo, Als (1992) e Guedeney e Lebovici (1999) afirmam que a equipe deve estar preparada para enfrentar questões repetitivas e angustiantes, informar corretamente, mas sem dramatizar, confrontar-se aos julgamentos e à agressividade dos pais e saber obter a confiança dos pais.

Nesse sentido, um estudo de coorte realizado na Suécia procurou avaliar o impacto do nascimento pré-termo e das condições médicas perinatais da criança na interação mãe-bebê durante os primeiros seis meses de idade corrigida para prematuridade. Os bebês eram egressos de uma UTIN que oferece apoio individualizado aos pais, bem como intervenções que incentivam a aproximação e o cuidado dos pais com os seus bebês em tempo integral. Foram avaliados 298 pares mãe-criança divididos em quatro grupos, sendo dois de bebês nascidos pré-termo (23-31 e 32-36 semanas de gestação) com cuidados intensivos neonatais, um grupo de bebês nascidos a termo com cuidados intensivos neonatais e um grupo controle de bebês nascidos a termo e saudáveis. As díades foram observadas no ambulatório do Hospital aos dois, quatro e seis meses de idade do bebê corrigida para a prematuridade. As interações mãe-bebê foram realizadas através de observações filmadas e posteriormente avaliadas através de um protocolo semelhante ao usado no estudo citado acima (Eizirik, et al., 1994). Os resultados mostraram que o padrão interativo das díades de crianças nascidas pré-termo não se diferenciava daquele do grupo controle durante os seis meses de idade corrigida para prematuridade. Os comportamentos interativos das crianças nos grupos de bebês nascidos pré-termo e no grupo controle foram estáveis entre o quarto e o sexto mês, o que não aconteceu no grupo de crianças nascidas a termo e doentes (com cuidados intensivos neonatais). Estes resultados sugerem que os comportamentos interativos das crianças nascidas pré-termo estudadas são preditivos após o quarto mês de idade corrigida, o que pode ter contribuído para o padrão comportamental sensível observado por suas mães. Certamente, as intervenções recebidas durante o período neonatal (pais altamente estimulados a interagir e a cuidar de seus bebês) tiveram influência nos resultados obtidos neste estudo (Schermann, Hagekull, Bohlin, Person & Sedin, 1997).

Dentre os primeiros artigos publicados de revisão sistemática sobre intervenções com pais de prematuros, encontra-se o de Patteson e Barnard (1990). Os autores citaram 19 estudos de intervenção que buscavam aprimorar o comportamento e o desenvolvimento infantil através de apoio e informações aos pais. Desses estudos, 16 apresentaram resultados positivos. As intervenções para os pais nos 19 estudos eram realizadas de distintas formas: no hospital individualmente ou em grupo, com ou sem seguimento em casa, ou somente em casa. Através da análise destes estudos, os autores encontraram evidências para dizer que prover suporte e informação aos pais de prematuros pode alterar favoravelmente o curso do desenvolvimento infantil.

Field (1986), também em estudo de revisão sobre intervenção com prematuros, citou que intervenções, sempre que possível, devem envolver o treinamento dos pais sobre os cuidados com o prematuro, pois ampliar o conhecimento, as habilidades e as experiências dos pais tem mostrado uma ação efetiva, não apenas na melhora do desenvolvimento infantil, mas também nas habilidades dos pais para exercer a parentalidade diante da prematuridade e na transição do hospital para a casa.

Nesse sentido, um estudo atual realizado em uma UTIN brasileira objetivou analisar a percepção das mães de prematuros sobre a vivência em um programa de educação em saúde, que visou fornecer informações sobre os cuidados com os prematuros (Fereci et al., 2009). A amostra foi composta por 38 mães de bebês prematuros com idade gestacional inferior a 37 semanas internados na UTIN. Para serem incluídos na amostra os bebês não deveriam apresentar contraindicação ao aleitamento materno e as mães deveriam ser alfabetizadas. As mães receberam uma cartilha educativa para leitura e posteriormente participaram de atividades grupais realizadas de junho a novembro de 2007. Todas as vivências grupais foram filmadas e transcritas na íntegra para posterior análise, a qual foi realizada de forma qualitativa através de análise de conteúdo. Os resultados revelaram que as mães obtiveram aprendizado através do programa, socializaram o conhecimento adquirido com a família, os encontros grupais foram importantes momentos de escuta e descontração para as mães, além disso, proporcionaram a criação de vínculos afetivos com outras mães e com a equipe da enfermaria. Os pesquisadores referiram que esses resultados positivos permitem recomendar a implantação de programas educativos nas unidades de cuidado intensivo neonatal, e destacaram a importância de incluir outros membros da família nos programas educativos.

Esta prática de realizar grupos de pais vem se constituindo em uma realidade nas maternidades e se revelando efetiva. Nesse sentido, Newnham, Milgrom e Skouteris (2009) também buscaram testar a eficácia de um programa educacional, elaborado para melhorar a sensibilidade materna.[2] O estudo foi realizado com 68 mães australianas, que estavam com seus bebês internados na UTIN, as quais foram designadas rando-

---

[2] Sensibilidade materna, de acordo com Ainsworth, Blehar, Waters e Wall (1978), é a habilidade da mãe em perceber, interpretar e responder de forma adequada e contingente aos sinais da criança.

micamente para um grupo experimental ou para um grupo controle. O grupo experimental recebeu sete intervenções no hospital e duas nos três meses após a alta. O conteúdo da intervenção incluiu instruções verbais e por escrito sobre o desenvolvimento do bebê pré-termo e suas capacidades, bem como observações do bebê. O temperamento da criança, a interação mãe-bebê e o estresse dos pais foram avaliados aos três e seis meses de vida da criança. Os resultados revelaram que, em comparação com o grupo controle, o grupo de intervenção apresentou melhoras na interação mãe-bebê. Essas díades apresentaram maior sincronia nas interações, avaliada através da *Synchrony Scale*, as crianças apresentaram temperamento mais fácil, medido através do *Short Temperament Scale for Infants*, e baixos problemas regulatórios (cólica, sono e choro), bem como desenvolveram mais habilidades de comunicação. As mães do grupo experimental estavam menos estressadas e com aumento da sensibilidade materna aos três meses de vida do bebê.

Alguns estudos que avaliam programas de intervenção com prematuros incluem o pai, como a pesquisa realizada por Melnyk et al. (2006), que alocaram randomicamente 147 pais e mães de bebês pré-termos para dois grupos. O grupo experimental recebeu o programa COPE (Creating Opportunities for Parent Empowerment), com informações em áudio e por escrito sobre o desenvolvimento infantil e sobre o seu papel para auxiliar no desenvolvimento de seus filhos. Os pais e as mães que receberam a intervenção apresentaram níveis de estresse significativamente mais baixos do que os que receberam informações sobre cuidados de rotina.

Türkan, Zümrüt e Senay (2008) igualmente incluíram o pai em sua pesquisa. Os pesquisadores avaliaram um programa educacional para reduzir os efeitos do estresse de pais e mães de bebês prematuros internados em uma UTIN. Para tanto, os pais (pais e mães) foram randomicamente designados para um grupo experimental e um grupo controle. O grupo experimental recebeu um programa educacional com informações sobre o bebê e sobre o funcionamento da UTIN (cuidados que o bebê receberia, informações sobre equipamentos), além de sentimentos comuns experienciados por pais de pré-termos, com duração de aproximadamente

30 minutos. O grupo controle não recebeu nenhuma intervenção adicional, além das intervenções de rotina da UTIN. O programa ocorreu uma semana após os bebês terem sido admitidos na UTIN. Os escores de estresse foram avaliados no décimo dia de internação do bebê através da *Parental Stressor Scale*. Esta escala prevê que os pais avaliem seu grau de estresse de 1 a 3 diante de uma situação ocorrida dentro da UTI neonatal, como por exemplo o nível de estresse sentido diante da mudança de cor do bebê durante problemas respiratórios. Os resultados revelaram que as mães que receberam a intervenção apresentavam redução significativa dos índices de estresse e os pais apresentaram níveis de estresse menor quando comparados ao das mães.

Martinez, Fonseca e Scochi (2007) também avaliaram a participação de pais e mães nos cuidados ao filho prematuro internado em UTIN, mas sob a perspectiva da equipe de saúde. A amostra foi composta por 22 profissionais de saúde, dos quais 10 eram enfermeiras, 4 auxiliares de enfermagem, 4 médicos, 2 médicos residentes e 2 assistentes sociais. Os dados foram coletados através de uma entrevista semiestruturada com a equipe de saúde no período de setembro de 2003 a setembro de 2004. As entrevistas foram analisadas qualitativamente através de análise de conteúdo. Os resultados revelaram que a participação dos pais é reconhecida pela equipe de saúde como importante, por favorecer a estabilidade clínica do prematuro e seu processo de crescimento e desenvolvimento, por possibilitar a interação mãe-filho e o estabelecimento do vínculo afetivo, bem como por preparar o treinamento materno para a alta do filho. A presença das mães foi considerada positiva pela equipe, por cuidarem dos filhos durante o período de internação ajudando a equipe de saúde, já a presença dos pais foi avaliada como interferindo na dinâmica da equipe, que se sentia fiscalizada e insegura diante dos pais. Os pesquisadores referiram sobre a importância da inclusão do pai, mesmo diante da avaliação da equipe, e que esta questão deve ser trabalhada e construída entre os pais e a equipe de saúde.

Portanto, os três estudos revisados acima sobre a presença do pai nas UTINs e nos programas destinados a prematuros, apesar de revelarem resultados positivos, também nos alertam que esta é uma questão que ainda precisa ser trabalhada nas unidades de cuidado intensivo neonatal, pois o pai ainda é visto como um "intruso" pela equipe de saúde, sentimento que parece não se revelar em relação à mãe. De qualquer forma é necessário salientar que os dados obtidos pela pesquisa de Martinez, Fonseca e Scochi (2007) são válidos para a população investigada, não podendo ser generalizados para outras unidades de cuidado intensivo neonatal. De qualquer forma, esses dados alertam sobre a necessidade de que mais pesquisas sobre esse tema sejam realizadas.

Outra questão importante destacada na literatura mostra que os resultados de intervenções com as mães estão, muitas vezes, associadas ao suporte social. O estudo realizado por Affleck, Tennen, Rowe, Roscher e Walker (1989) evidenciou que mães de crianças de alto risco com baixo suporte social eram mais resistentes à intervenção do que aquelas com altos níveis de suporte social, e que essas mostraram-se mais aptas no processo de adaptação maternal quando avaliadas aos seis meses de vida do bebê. Os autores referem que as mães com baixo suporte social (como as que não contavam com ajuda marital ou familiar para os cuidados do bebê), mesmo obtendo a intervenção oferecida no estudo, que consistia em visitas domiciliares na transição da mãe e do bebê do hospital para a casa, apresentaram mais dificuldades em relação à maternagem do que aquelas com maior suporte social.

Dados semelhantes foram encontrados em estudo com 91 famílias de crianças nascidas com idade gestacional menor que 35 semanas, apresentando peso inferior a 2000 gramas, as quais foram designadas randomicamente para dois grupos. Um grupo recebeu serviços de intervenção e o outro não. Nos dois grupos, as mães foram classificadas em alto risco (mães de famílias instáveis e disfuncionais), portanto, com baixo suporte social, e mães de baixo risco (mães de famílias estáveis e funcionais), ou seja, com suporte social. As intervenções começaram na alta do hospital até a criança completar 13 meses, realizando a correção da idade gestacional. Após a alta, a intervenção consistia em visitas às casas das famílias, realizadas por dois profissionais, os quais tinham um foco duplo: suporte emocional para os pais e envolvimento dos pais na observação e interpretação das necessidades e preferências de suas crianças, auxiliando-os a entenderem e responderem aos comportamentos de seus filhos (Beckwith & Rodning, 1992). As pesquisadoras avaliaram o apego das crianças através da "Situação Estranha de Ainsworth", bem como aplicaram a escala Bayley do desenvolvimento mental. Na avaliação realizada sete meses após o término das intervenções, as crianças do grupo de intervenção de mães de baixo risco, ou seja, com maior suporte social, apresentaram melhor desempenho na avaliação da escala Bayley e maior frequência apego seguro se comparadas com as de baixo suporte social.

Os resultados pontuados pelas duas pesquisas mencionadas colocam em pauta uma situação complexa que necessita ser pesquisada, pois as mães que apresentam maior necessidade de ajuda por possuírem baixo suporte social parecem ser aquelas que menos conseguem beneficiar-se com as intervenções para promoção de saúde. Portanto, seria necessário investigar o tipo de intervenção que poderia ser adequada para essa população específica, focalizando aspectos que promovam algum tipo de suporte social.

Além disto, essas duas pesquisas (Affleck et al., 1989; Beckwith & Rodning, 1992), assim como a pesquisa realizada por Türkan, Zümrüt e Senay (2008), já mencionada, apontam sobre a importância de auxiliar os pais na transição da alta do bebê da UTIN para casa, tema recentemente pesquisado por Couto e Praça (2009). As autoras realizaram um levantamento bibliográfico em base de dados sobre esta temática no período de 1998 a 2008. O estudo objetivou identificar os procedimentos empregados para o preparo do familiar para a alta hospitalar do prematuro. Os resultados da pesquisa revelaram que no Brasil as iniciativas de envolvimento familiar no cuidado hospitalar e na transição do hospital para casa parecem ser ainda incipientes e carecem de implementação de estratégias que assegurem a independência do familiar no cuidado do bebê no domicílio, enquanto, no exterior, a preocupação com este procedimento parece ser mais presente. Entretanto, é preciso destacar que no Brasil algumas UTINs possuem serviços implementados e eficientes de transição do hospital para casa, como por exemplo, a descrita por Scochi et al. (2003).

Considerações finais

As intervenções citadas no presente capítulo mostram que oferecer um trabalho de apoio contínuo aos pais, seja este realizado em grupo ou individualmente, somente no hospital ou com início no hospital e continuidade em visitas domiciliares, que enfoque apoio e/ou informação, é uma ação capaz de fomentar a parentalidade, podendo auxiliar na formação de um apego seguro por parte do bebê e, consequentemente, num desenvolvimento satisfatório da criança. Também as questões referentes ao preparo dos profissionais para lidar com os prematuros e com as famílias, apoiando-as e ensinando-as sobre as capacidades de seus bebês, apresentam resultados positivos quando realizadas individualmente ou em grupos. Esses achados comprovam que se pode conseguir uma maior qualidade de vida tanto para o bebê quanto para sua família com intervenções simples em saúde.

As intervenções citadas no presente capítulo mostram dados e medidas suficientes, vindos de vários berçários, que possibilitam algumas recomendações. Em relação aos pais, a equipe técnica deveria estimulá-los a realizar o toque afetivo, a conversar com o bebê, a colocar em palavras o que percebem que o bebê está tentando comunicar, a realizar a estimulação contingente e a fornecer informações sobre o desenvolvimento infantil. Essas intervenções, que podem ser direcionadas aos pais de forma individual ou grupal, irão apoiá-los e ampará-los na interação e nos cuidados com seu bebê, bem como instrumentalizá-los a lidar com seus bebês durante e após a hospitalização.

A necessidade de intervenções primárias precoces destinadas a populações com risco para o desenvolvimento é apontada como prioridade em ações de saúde pública (Costelo & Angold, 2000; Cowen & Durlak, 2000; Luthar & Cicchett, 2000), assim como a importância de pesquisas para conhecer a efetividade e a eficácia dessas intervenções (Luthar & Cicchett, 2000; OMS, 2001; WHO, 2000). Portanto, é de fundamental importância não apenas realizar intervenções, mas também avaliar sua efetividade e/ou eficácia, conforme o demonstrado nos estudos de seguimento apresentados no presente capítulo.

O foco dos profissionais da saúde deve estar no desenvolvimento de um sistema em que os provedores de cuidados sejam preparados para pensar preventivamente. Como referem Brazelton e Greenspan (2002), deve-se oferecer as informações e as modelagens necessárias para os pais entenderem o desenvolvimento de seu filho. Dessa forma, os profissionais da saúde podem desempenhar um papel crucial para o sucesso do sistema familiar e minorar ou até mesmo prevenir o dano frente ao nascimento prematuro através de programas de intervenção precoce.

Por fim, cabe lembrar que bebês nascidos pré-termo formam um grupo heterogêneo quanto às condições de saúde e que seus pais igualmente trazem histórias de vida diferenciadas. Portanto, qual o número de intervenções e o tempo necessário para acompanhar esses bebês e seus cuidadores são questões que permanecem em aberto e que provavelmente serão respondidas conforme necessidades específicas de cada díade em questão.

Referências

Affleck, G., Tennen, H., Rowe, J., Roscher, B., & Walker, L. (1989). Effects of formal support on mothers' adaptation to the hospital-to-home transition of high-risk infants: The benefits and costs of helping. *Child Development, 60* (2), 488-501.

Ainsworth, M., Blehar, M., Waters, E. & Wall, S. (1978). *Patterns of attachment: a psychological study of the strange situation*. Nova Jersey: Lawrence Erlbaum Associates Publishers Hillsdale.

Als, H. (1984). *Manual for the naturalistic observation of newborn behavior (preterm and full-term infants)*. Boston: The Children's Hospital.

Als, H. (1992). Individualized, family-focused developmental care for, very low-birthweight preterm infant in the NICU. In: S. L. Friedman & M. D. Sigman. (Eds.). *The psychological development of low birthweight children* (pp. 341-387). Norwood, NJ: Ablex.

Als, H. (1997). Earliest intervention for preterm infants in the newborn intensive care unit. In: M. Guralnick. *The effectiveness of early intervention* (pp. 47- 76). Baltimore: Paul H. Brookes.

Auslander, A., Netzer, D. & Arad, I. (2003). Parental anxiety following discharge from hospital of their very low weight infants. *Family Relations, 52*, 12-21.

Beckwith, L. & Rodning, C. (1992). Evaluating effects of intervention with parents of preterm infants. In: S. L. Friedman & M. D. Sigman (Eds.). *The psychological development of low birthweight children* (pp. 389-409). Norwood, NJ: Ablex.

Bezerra, L., Oliveira, S. & Latorre M. (2006). Prevalência e fatores associados à prematuridade entre gestantes submetidas à inibição de trabalho de parto prematuro. *Revista Brasileira de Saúde Materno Infantil, 6*(2), 223-229.

Bick, E. (1964). Note on infant observation in psycho-analytic training. *International Journal of Psycho-analysis, 45*, 558-566.

Bohlin, G., Hagekull, B., Germer, M., Anderson, K. & Lindberg, L. (1989). Avoid and resistant reunion behaviours as predicted maternal interactive behaviour and infant temperament. *Infant Behaviour Development, 12,* 105-117.

Bowlby, J. (1951/2002). *Cuidados maternos e saúde mental.* São Paulo: Martins Fontes.

Bowlby, J. (1990). *Trilogia Apego e Perda.* São Paulo: Martins Fontes.

Brazelton, T. (1988). *O desenvolvimento do apego: uma família em formação.* Porto Alegre: Artes Médicas.

Brazelton, T. & Greenspan, S. (2002). *As necessidades essenciais das crianças: o que toda criança precisa para crescer, aprender e se desenvolver.* Porto Alegre: Artes Médicas.

Brazelton, T. & Nugent, J. (1995). *Neonatal Behavioral Assessment Scale.* London: Cambridge University.

Britt, C. & Myers, J. (1994). Testing the effectiveness of NBAS intervention with a substance-using population. *Infant Mental Journal, 15* (3), 293-304.

Brum, E. & Schermann, L. (2004). Vínculos iniciais e desenvolvimento infantil: abordagem teórica em situação de nascimento de risco. *Ciência e Saúde Coletiva, 9* (2), 457-467.

Brum, E. & Schermann, L. (2007). Intervenção para promover a qualidade do vínculo mãe-bebê em situação de nascimento pré-termo. *Revista Brasileira de Crescimento e Desenvolvimento Humano, 17,* 12-23.

Chahon, V. (2001). Observando bebês pelo método psicanalítico: delicada intimidade. In: Piccinini, C., Moura, M., Ribas, A. et al. Diferentes perspectivas na análise da interação pais-bebê/criança. *Psicologia: Reflexão e Crítica, 14* (3), 469-485.

Costelo, E. & Angold, A. (2000). Developmental psychopathology and public health: past, present and future. *Development and Psychopathology, 12,* 599-618.

Cowen, E. & Durlak, J. (2000). Social policy and prevention in mental health. *Development and Psychopathology, 12,* 815-834.

Davidoff, M., Dias, T., Damus, K., Russell, R., Bettegowda, V., Dolan, S., Schwarz, R., Green, N. & Petrini, J. (2006). Changes in the gestational age distribution among U.S. singleton births: impact on rates of late preterm birth, 1992 to 2002. *Semin Perinatol, 30*(1), 8-15.

Dawson, G., Ashman, S. & Carver, L. (2000). The role of early experience in shaping behavioral and brain development and its implications for social policy. *Development and Psychopathology, 12*, 695-712.

Dombrowski, S., Noonan, K. & Martin, R. (2007). Low birth weight and cognitive outcomes: evidence for a gradient relationship in an urban, poor, African American birth cohort. *School Psychology Quarterly, 22*(1), 26-43.

Eizirik, L. S. (1986). *Interação materno-filial: estudo longitudinal (de 0 a 6 meses). com pares mãe-criança de crianças prematuras e a termo.* Tese de doutorado não publicada. Curso de Psicologia, PUC-SP, Brasil.

Eizirik, L. S., Bohlin, G. & Hagekull, B. (1994). Interaction between mother and preterm infant at 34 weeks post-conceptional age. *Early Development and Parenting, 3*, 171-80.

Fereci, G., Fonseca, L., Leite, A., Dare, M., Assis, C. & Scochi, C. (2009). Percepções de mães de prematuros acerca da vivência em um programa educativo. *Acta Paul Enferm., (22)*3, 250-256.

Ferreira, A. & Bergamasco, N. (2010). Análise comportamental de recém-nascidos pré-termos incluídos em um programa de estimulação tátil-cinestésica durante a internação hospitalar. *Revista Brasileira de Fisioterapia, 14*(2), 141-148.

Field, T. (1986). Interventions for premature infants. *The Journal of Pediatrics, (109)*1, 183-191.

Glasser, D. (2000). Child abuse and neglect and the brain: a review. *Journal Child Psychol Psychiatry, 41*, 97-116.

Grimes, D. & Schulz, K. (2002). Descriptive studies: what they can and cannot do. *The Lancet, 359*,145-9.

Guedeney, A. & Lebovici, S. (1999). *Intervenções psicoterápicas pais/bebê.* Porto Alegre: Artes Médicas Sul.

Harrison, L., Williams, A., Berbaum, M., Stem, J. & Leeper, J. (2000). Physiologic and behavioral effects of gentle human touch on preterm infants. *Research in Nursing & Health, 23*, 435-46.

Klaus, M., Barnett, C., Leiderman, P. & Grobstein, R. (1970). Neonatal separation: the maternal side of interactional deprivation. *Pediatrics, 45*, 197-205.

Klaus, M. & Kennell, J. (1982). *Parent-infant bonding.* St. Louis: Mosby.

Klaus, M. & Kennell, J. (2000). *Vínculo: construindo as bases para um apego seguro e para a independência*. Porto Alegre: Artes Médicas.

Langhoff-Roos, J., Kesmodel, U., Jacobsson, B., Rasmussen, S. & Vogel, I. (2006). Spontaneous preterm delivery in primiparous women at low risk in Denmark: population based study. *BMJ, 332*(7547):937-939.

Luthar, S. & Cicchett, D. (2000). The construct of resilience: Implications for interventions and social policies. *Development and Psychopathology, 12*, 857-885.

Martinez, J., Fonseca, L. & Scochi, C. (2007). Participação das mães/pais no cuidado ao filho prematuro em unidade neonatal: significados atribuídos pela equipe de saúde. *Revista Latino Americana de Enfermagem, 15*(2), 239-246.

Melnick, B., Mazurek, A., Linda, F., Nancy, F., et al. (2001). Improving cognitive development of low birth weight premature infants with the COPE program: a pilot study of the benefit of early NICU intervention with mothers. *Research in Nursing & Health, 24*, 373-89.

Melnyk, B., Feinstein, M., Alpert-Gillis, N., Fairbanks, E., Crean, H., Sinkin, R., Stone, P., Small, L. & Gross, S. (2006). Reducing premature infants' length of stay and improving parents' mental health outcomes with the creating opportunities for parent empowerment (COPE). Neonatal intensive care unit program: a randomized, controlled trial. *Pediatrics, 118*, 1414-1427.

Newnham, C., Milgrom, J. & Skouteris, H. (2009). Effectiveness of a modified mother-infant transaction program on outcomes for preterm infants from 3 to 24 months of age. *Infant Behavior & Development, 32* (1), 17-26.

OMS (2001). *Salude mental: nuevos conecimientos, nuevas esperanzas. Informe sobre la salud en el mundo*. Genebra: OMS.

Patteson, D. & Barnard, K. (1990). Parenting of low birth weight infants: a review of issues and interventions. *Infant Mental Health Journal, 11* (1), 37-56.

Perry, B. & Polard, R. (1998). Homeostasis, stress, trauma and adaptation. A neurodevelopmental view of childhood trauma. *Child Adolesc Psychiatr Clin N Am, 7*, 33-51.

Rauh, V. & Brennan, J. (1992). An interactionist perspective on interventions with low-birthweight infants. In: S. L. Friedman & M. D. Sigman.

(Eds.). *The psychological development of low birthweight children* (pp. 435-470). Norwood, NJ: Ablex.

Roberts, G., Howard, K., Spittle, A., Brown, N., Anderson, P. & Doyle, L. (2008). Rates of early intervention services in very preterm children with developmental disabilities at age 2 years. *Journal of Paediatrics and Child Health, 44*(5), 276-280.

Schermann, L. (2001a). Considerações sobre a interação mãe-criança e o nascimento pré-termo. *Temas em Psicologia da SBP, 9*(1), 55-61.

Schermann, L. (2001b). Avaliação quantitativa e qualitativa da interação. Em: Piccinini C. et al. Diferentes perspectivas na análise da interação pais-bebê/criança. *Psicologia: Reflexão e crítica, 14*(3), 469-485.

Schermann, L., Hagekull, B., Bohlin, G., Person, K. & Sedin, G. (1997). Interaction between mothers and infants born at risk during the first six months of corrected age. *Acta Paediatrica, 86*, 864-872.

Scochi, C., Kokuday, M., Riul, M., Rossanez, L., Fonseca, L. & Leite, A. (2003). Incentivando o vínculo mãe-filho em situação de prematuridade: As intervenções de enfermagem no Hospital das Clínicas de Ribeirão Preto. *Revista Latino Americana de Enfermagem, 11*(4), 539-543.

Silveira, M., Santos, I., Barros, A., Matijasevich, A., Barros, F. & Victora, C. (2008). Aumento da prematuridade no Brasil: revisão de estudos de base populacional. *Revista de Saúde Pública, 42*(5), 957-964.

SIM (2004). *Série histórica dos coeficientes de mortalidade neonatal, pós--neonatal e infantil*. Rio Grande do Sul e Porto Alegre, 1980-2003. SIM/EI/CGVS/SMS/PMPA.

SINASC (2004). *Distribuição dos nascidos vivos residentes em Porto Alegre segundo variáveis relacionadas à gestação e parto e do recém-nascido*, Porto Alegre, RS, 1999-2003. SINASC/EI/CGVS/SMS/PMPA.

SSRGS/CVS (2005). *Dados e indicadores selecionados do ano de 2005*. Porto Alegre: Secretaria da Saúde do Estado do Rio Grande do Sul – Centro de Vigilância em Saúde, 3.

Türkan, T., Zümrüt, B. & Senay, Ö. (2008). Effects of nursing interventions on stressors of parents of premature infants in neonatal intensive care unit. *Journal of Clinical Nursing, 17*(21), 2856-2866.

WHO (2000). Setting the WHO agenda for mental health. *Bulletin of World Health Organization,* (78)4, 500-514.

Wirth, A.F. (2000). Aplicação do método de observação de bebês em uma UTI neonatal. In: N. A. Caron (Org.). *A relação pais-bebê: da observação à clínica* (pp.207-231). São Paulo: Casa do Psicólogo.

CAPÍTULO TRÊS ■

Redes de suporte à parentalidade em UTI Neonatal: Um relato de experiência

Denise Streit Morsch, Nina de Almeida Braga,
Juliana Sento-Sé Borges, Sara Kislanov e Sílvia Cupolillo

O nascimento de um bebê pré-termo, muitas vezes, implica em cuidados clínicos e internação em Unidades de Tratamento Intensivo Neonatal (UTI). Para ajudar os pais a enfrentar essa situação, na maioria das vezes conflituosa quanto à formação de seus papéis e quanto ao estabelecimento da função parental, são necessárias diferentes intervenções. Estas devem focar a possibilidade da dupla parental encontrar, em meio a este turbilhão de sentimentos, medo e sensação de estranhamento, o lugar que lhes compete em relação aos cuidados que irão dispensar ao filho recém-nascido.

Por buscar compreender melhor este processo, as autoras do presente capítulo, que fazem parte de diferentes equipes de cuidados intensivos neonatais, têm desenvolvido uma série de discussões entre profissionais dedicados aos cuidados em Neonatologia, como médicos, enfermeiros, psicólogos e psicanalistas. Algumas dessas conversas têm sido informais, enquanto outras resultam de discussões clínicas, reuniões de equipe e supervisões. Todas apontam para a necessidade de uma avaliação do que deva ser favorecido aos pais durante sua permanência numa UTI Neonatal. Nesses momentos é comum que a equipe dedique um tempo a pensar sobre as exigências existentes tanto em relação ao bebê quanto em relação a seus pais. Para a dupla parental fica difícil dar conta das tarefas de estar atento e se aproximar de seu filho num ambiente no qual tem tão pouco ingerência sobre as decisões a respeito do que fazer com um bebê que, nesse momento, não é só seu. O que mais lhes é exigido verbalmente, pela equipe, refere-se a "ter paciência", "aguardar", "os resultados dos exames ainda não estão prontos", "o tempo do bebê e de sua recuperação é diferente do nosso". O cerne deste capítulo versa justamente sobre o que precisam os pais para exercer a parentalidade uma vez que é inconteste o fato de que, na maioria das vezes, creem que pouco sabem sobre este filho cujo reconhecimento nesta fase da vida percorre essencialmente aspectos clínicos e/ou maturativos, haja vista que as conhecidas normas familiares sobre atenção, reconhecimento e cuidados com bebês não se aplicam ou são insuficientes para lidar com esta situação. Ao discutir essa questão, analisaremos fenômenos que se descortinam no espaço de cuidados intensivos neonatais reconhecidos por nós como partes integrantes de uma trama que oferece, em seus pontos e nós, a tessitura que sustenta a parentalidade numa situação de alto risco neonatal, chamadas neste capítulo de "redes de suporte que facilitam e apoiam". E, ao buscar conhecer como isto vem se dando ao longo da história em nosso país, iremos percorrer ações da psicologia hospitalar no processo de facilitar aos pais e seus bebês a maior proximidade possível nesta situação.

Tecendo a parentalidade

O processo de parentalidade, como o entendemos, pressupõe a participação de muitos personagens. Estes devem ser estimulados a cumprir suas funções específicas e a participar da formação de um processo interativo, capaz de sustentar e apoiar as tentativas e os êxitos da dupla parental neste período de internação neonatal. Estas ideias, as quais sustentam nosso arsenal teórico neste capítulo, vêm sendo apresentadas ao longo dos anos por diferentes autores. Todavia será com as contribuições de Lamour e

Barraco (1998), expressas sobretudo no livro *Soufrances autor du berceau*, que iremos balizar nossa argumentação.

Para tais autoras a parentalidade pode ser definida como rearranjos psíquicos e afetivos que permitem a dois adultos se tornarem pais e responderem aos desejos do filho através de três níveis: o corporal/biológico, o afetivo e o psíquico. A maternalidade vai estar presente nos primórdios da relação afetiva da mulher com seu bebê e é um processo contínuo que dura toda a vida, permeado por aspectos transgeracionais. Na paternalidade, o homem também lança mão de suas referências transgeracionais, utilizando especialmente suas representações fantasmáticas que envolvem o bebê "imaginário", tendo em vista a ausência das experiências corporais que ocorrem na mulher. Ainda de acordo com essas estudiosas do processo de parentalidade, tal processo pode ser inclusive acompanhado de um "pós-parto blues" na figura paterna. Seu conceito de parentalidade refere-se "à influência positiva (criação ou reforço) exercido por uma pessoa (o bebê, por exemplo) sobre o sentimento de um adulto (o pai, por exemplo) de ser um pai. Ele referencia a "identidade parental" e assim referencia o sentimento de competência" (Barraco & Lamour, 1998, p. 28).

Portanto, destacam a participação do bebê, por meio de suas competências, como uma das vias primordiais para tal processo, especialmente em função da possível interação após o parto. Podemos complementar, baseadas em nossas observações e auxiliadas por Stoleru (1995), que o mesmo tem início ainda na gestação. Para o autor, o qual considera a "parentificação" como a "transição para a parentalidade", tal processo ocorre já durante a gestação e persiste nos primeiros meses após o parto. Por conseguinte, quando o bebê intraútero, através de seus movimentos e de sua imagem no ultrassom, permite que se criem significados de comunicação através de seus comportamentos observáveis, pode-se constatar que tal processo se encontra em curso. Isso se traduz de forma intensa na sala de parto, quando o bebê que nasce saudável e a termo, olha para o rosto da mãe e procura o seu olhar reconhecendo-a e retirando-a de um estado de estranhamento inicial muito comum nos momentos que sucedem à saída do bebê do útero que o continha. Nossa questão traz à tona o fato de que alguns bebês, em função do nascimento pré-termo, chegam diante de seus pais desprovidos das habilidades necessárias para lhes suscitar experiências próprias da parentalidade que acompanham este momento, a qual fica então sem lugar. Este acontecimento expõe uma imaturidade e um nível de desenvolvimento que ainda não permite a participação do recém-nascido no processo interativo desejado pela família.

Por outro lado, questões da temporalidade ultrapassam o funcionamento do recém-nascido e surgem também nos comportamentos maternos e paternos (Zornig et al., 2004), colocando em cena o que diz Mathelin:

> Como sentir-se mãe desse bebê que não dá sinal, que não mama no seio, que não olha, que não sendo em momento algum tranquilizante, não "fabrica mãe"? (...) Se a ambivalência está presente em cada nascimento, o parto prematuro coloca em primeiro plano a sensação de ser perigosa para seu bebê. (Mathelin, 1999, p. 67)

Ou ainda, lembrando um caso, Mathelin nos conta:

> O chefe do serviço havia chamado uma mãe para anunciar-lhe que seu bebê, hospitalizado por prematuridade há três meses, estaria de alta na semana seguinte (...). Para seu grande espanto, essa mãe respondeu que estava muito contente por saber que ele estava bom, mas não o queria de volta de modo algum: "Fique com ele", disse. (Mathelin, 1999, p. 21)

Histórias de abandono de bebês em UTIs Neonatais, têm se tornado mais raras. Entretanto, em uma dissertação de mestrado ainda não publicada (Torquato Neto, 2009), a autora discute a presença de sentimentos ou fantasias de abandono muito presentes em mães que acompanham seus filhos internados numa Unidade Mãe-Bebê de um hospital universitário da região norte do Brasil. Também em instituições públicas da cidade do Rio de Janeiro este fenômeno tem se mostrado cada vez mais recorrente. Muitas dessas mulheres trazem consigo sua história transgeracional marcada por experiências de abandono ou falha em cuidados em seus primeiros anos de vida, as quais representam uma ameaça à sua própria competência materna para assumir e cuidar do filho. Para dificultar ainda mais o exercício do cuidado para com seu próprio bebê, tais mães frequentemente estão em situações sociais críticas permeadas por solidão e ausência de figuras de apoio, como, por exemplo, um companheiro. Com isso seu empoderamento – ou seja, sua capacidade de gerenciar e/ou alterar seu destino, neste caso a maternalidade – é prejudicado.

Histórias paternas nos falam de problemas semelhantes. Assumir a paternidade em seu processo inicial, o qual implica participar dos cuidados gestacionais como o pré-natal até chegar ao registro oficial do filho e apoiar a mulher em seu restabelecimento pós-parto, representa um esforço ou uma incapacidade para muitos homens. Tanto que não são incomuns os abandonos paternos quando o bebê ainda se encontra na UTI neonatal. Um contato mais cuidadoso, assim como investigação da história desses homens, necessariamente nos levam a uma dinâmica permeada por importantes falhas na figura paterna em sua família de origem. Se, de acordo com Stern (1997), a mulher durante a gestação possui como uma de suas tarefas "conversar com sua mãe" e buscar aí referencial para tornar-se mãe, com o homem não é diferente. O próprio Stern coloca em seu conhecido livro *A constelação da maternidade* (1997) a possibilidade de podermos pensar numa constelação da paternidade (p. 178). Essa questão foi abordada em um artigo dedicado à figura paterna e suas vicissitudes em UTIs neonatais (Coutinho & Morsch, 2006). Ou seja, o homem durante a gestação de seu filho necessita também conversar com suas representações internas relacionadas à função paterna.

Já o bebê que nasce pré-termo, incapaz de realizar o mesmo que o bebê a termo – dado o seu nascimento antecipado –, tenta cumprir o pressuposto *script* que seria facilitador das primeiras interações desde as primeiras visitas de seus pais. Segurando o dedo de um dos pais, abrindo muito devagar seus olhos ao escutar a voz materna ou mudando seu estado de equilíbrio, que provoca o alarme de seus monitores, denuncia o reconhecimento de suas figuras primordiais e anuncia que ele se encontra presente e disponível para breves contatos. O mesmo também se impõe quando o bebê aceita bem as primeiras experiências com o leite materno ou quando dorme tranquilo, em sua incubadora sob o olhar cuidadoso dos pais. Só que algumas respostas muitas vezes são demasiadamente tênues para quem precisa de experiências intensas e significativas. Logo, o bebê necessita de outros parceiros em sua tarefa de ajudar a construir seus pais. Outras importantes participações estão diretamente relacionadas à família ampliada e mesmo ao grupo de amigos que circundam o grupo familiar. Muito presentes no início da internação, essas pessoas provocam novas adaptações do espaço hospitalar e da própria equipe para sua inserção nos cuidados para com os bebês. Profissionais como psicólogos, assistentes sociais e enfermeiros são muito solicitados por esses indivíduos nesses primeiros momentos da internação. O fato de as internações de bebês serem em geral muito prolongadas faz diminuir o fluxo de pessoas ao longo do tempo, restando apenas aquelas figuras mais significativas na composição do que atualmente conhecemos como redes de suporte no período de hospitalização.

Essas redes podem ser entendidas como as relativas à família ampliada em função dos laços consanguíneos e do compartilhar de uma história transgeracional. Ou ainda a presença da rede de amigos e da comunidade que representam os laços de compadrio e amizade (Braga, 2006). Outra rede encontrada de forma contundente, e que podemos considerar especial, surge em função de uma intensa identificação estabelecida entre os pais dos bebês hospitalizados. Essa rede, constituída de forma espontânea entre os pais que experimentam, num mesmo momento de suas vidas, a internação de seus bebês, muitas vezes mostra-se duradoura e tem continuidade após a alta. Conhecida como "rede interna", por vezes subsiste ao período de internação neonatal, ao contrário de algumas redes preexistentes que podem ser desativadas caso não sejam, aos olhos da dupla parental, suficientemente solidárias durante este momento crítico que é a internação de um recém-nascido.

Portanto, não há dúvidas de que outras figuras – além dos profissionais da UTI, contribuem para a construção da interação mãe-pai-bebê, especialmente os avós dos bebês, que passam a conviver neste local, e criam um novo amparo para que a história do bebê possa encontrar um significado envolvendo processos de filiação, afiliação e, consequentemente, para que surja a parentalidade. É fundamental facilitar sua permanência adaptada às rotinas de cuidados, bem como assegurar que disponham de locais e de privacidade para conversarem e desfrutarem de momentos de convivência sem a presença da equipe. O mesmo deve ser disponibilizado às novas relações surgidas entre os pais de vários bebês, ou seja, aos membros das redes internas.

Para além deste ambiente relacional mais privado e íntimo, o trabalho da equipe de cuidados intensivos, incorporada de forma abrupta e rápida na história de vida inicial desse bebê, facilita as descobertas que são possíveis na vinculação família-bebê através de sua escuta profissional e do seu conhecimento sobre os bebês e de suas formas de comunicação. Tais conhecimentos são utilizados com o objetivo de provocar a participação dos pais no reconhecimento do bebê, trazendo como consequência sua maior participação na internação do recém-nascido.

Apenas há alguns anos os pais têm tido a oportunidade de participar de forma mais presente na internação de seus filhos recém-nascidos, deixando longe uma conduta de meros expectadores de uma história que não gostariam de viver. Isso significa que a compreensão de todos os fenômenos que vimos apresentando até aqui ainda fazem parte de uma área muito nova de discussão. E, ao compreender que a construção da parentalidade em momentos tão especiais como o da internação neonatal exige a participação de todos envolvidos nesta história, recorreremos, junto com as nossas observações clínicas, às falas maternas e paternas. Extraídas de entrevistas com casais cujos filhos encontravam-se internados ou que já haviam recebido alta hospitalar, esses depoimentos ajudam na compreensão de questões relacionadas às dificuldades da construção da parentalidade enquanto seus filhos são cuidados por profissionais da área de saúde.

Ao pensar nos entraves à construção da parentalidade explícitas nessas histórias, pretendemos também estudar as consequências provocadas pela presença de psicólogos nesse processo. Na totalidade das intervenções por nós acompanhadas verificamos que, se em alguns momentos o pêndulo ainda se curva de forma intensa para as questões clínicas do bebê próprias dos cuidados hospitalares, o ambiente e a forma de todos se comportarem e viverem suas experiências afetivas, sejam elas familiares ou profissionais, oferecem um lugar privilegiado para o psicólogo ou psicanalista. Este profissional é quem busca os retalhos de histórias e os fios das relações afetivas das famílias de modo a poder compor uma narrativa que dê significado, ao mesmo tempo em que possibilita a elaboração do que está sendo vivido.

Para tanto, utilizaremos a narrativa de alguns fatos históricos determinantes para a consolidação de novas práticas de cuidados psicológicos em hospitais públicos e privados do país. Duas maternidades da cidade do Rio de Janeiro, uma pública e uma privada, irão nos oferecer dados de trabalhos que vêm sendo realizados há mais de três décadas com o objetivo de cuidar dos pais dos bebês internados. Cuidado este que oferece uma escuta às suas angústias e seus medos, buscando sustentar, no próprio espaço da UTI Neonatal, sua proximidade e participação no cuidado com seu filho e que nos mostram intervenções fundamentais para o estabelecimento da parentalidade.

Dos primeiros grupos de pais às intervenções atuais

Essa narrativa toma como partida um dos primeiros grupos de pais realizado em ambiente hospitalar na cidade do Rio de Janeiro, em 1978 até encontrar as intervenções surgidas através das políticas de humanização do Ministério da Saúde (MS) do Brasil e as intervenções propostas pela Atenção Humanizada ao Recém-Nascido de Baixo Peso – Método Canguru do Ministério da Saúde (AHRNBP-MC), estabelecidas a partir do ano de 1999.

A história do apoio aos pais em UTIs Neonatais no Rio de Janeiro, que podemos considerar como um estímulo à construção da parentalidade, apresenta como um de seus marcos o ano de 1978. Naquele ano, no Hospital dos Servidores do Estado (HSE), passaram a ser realizados grupos de pais de bebês internados logo após seu nascimento. Estes grupos surgem com o objetivo de diminuir a ansiedade dos pais decorrente de uma situação de desequilíbrio emocional ocasionada pela imaturidade ou doença do recém-nascido. A intenção era, consequentemente, aumentar o número de visitas aos bebês, bem como diminuir o número de casos de abandono. Para que esse trabalho pudesse ser concretizado, foram considerados estudos sobre os efeitos negativos das separações precoces entre pais e filhos e o quanto tais separações são prejudiciais à organização e desenvolvimento do ser humano. Podemos aqui citar as discussões que autores como Winnicott (1988), Bowlby (1982) e Spitz (1972) determinaram na comunidade de profissionais da saúde nesse período.

Vale mencionar que, naquela época, diferentemente do que ocorre atualmente, os hospitais que se dedicavam aos cuidados intensivos neonatais e pediátricos não permitiam a entrada dos pais como acompanhantes e tampouco a visita hospitalar diária. Os pais só tinham acesso ao bebê uma vez por semana, sendo que nos outros dias só podiam vê-lo de longe, através de um vidro.

Tal funcionamento, que hoje causa estranheza a todos, mostra uma conduta preconizada para o melhor cuidado perinatal, especialmente o neonatal, discutida e criticada por Pierre Budin e citada no Manual Técnico do Ministério da Saúde (Brasil, 2002). Budin, que se tornou o primeiro especialista em Medicina Perinatal no início do século XX, discute muito a proximidade mãe-bebê logo após o parto. Para esse estudioso, a presença da figura materna, ao lado do bebê que se encontrava na incubadora, era uma recomendação na busca de preservação dos laços afetivos determinantes da relação mãe-bebê. Entretanto, a impossibilidade disso ocorrer, especialmente porque as instituições hospitalares temiam possíveis infecções e suas decorrências, levou-o a afirmar que "infelizmente (...) um certo número de mães abandonam os bebês cujas necessidades não tiveram que atender e pelos quais perderam todo o interesse. A vida do pequenino foi salva, é verdade, mas às expensas da mãe" (Budin, 1907, Lecture 4).

Seguiram-se a Budin médicos pediatras como Marshall Klaus e John Kennel (2000), os quais a partir da década de setenta já assinalavam a importância da figura materna nesses cuidados, apontando precocemente a atenção necessária ao futuro desenvolvimento do bebê. Ao observar as dificuldades enfrentadas pelos pais quanto aos cuidados com os bebês durante as internações longas, uma das psicólogas do Hospital dos Servidores do Estado do Rio de Janeiro resolveu organizar um grupo de pais dos bebês internados. A partir desses grupos iniciais puderam ser observadas mudanças fundamentais no comportamento materno, já que nos grupos a atenção da mãe era enfatizada, não obstante serem denominados como grupo de *pais*. A ideia presente nesta denominação dos grupos como de *pais,* e não de *mães,* trazia embutida a preocupação, naquele momento, de que o pai é um personagem fundamental em todo esse processo. Kislanov (1983) relata em sua dissertação de mestrado baseada nesta experiência grupal que o pai é muito considerado e estimula-se e valoriza-se a sua participação no Grupo, uma vez que já se tem ideia atualmente da importância da função paterna para o desenvolvimento emocional do ser humano. A autora afirma que a prática dos grupos evidenciou também um fato interessante: espontaneamente outros familiares do bebê – avós, tios etc. passaram a participar do grupo. A equipe resolveu aceitar sua participação, por acreditar na sua contribuição e também por um respeito ao desejo dos pais nesse momento difícil.

Assim, tem início através desse grupo composto por pessoas vivendo a mesma situação, o conceito de redes, tão atual em nossos dias e muito bem apresentado por Braga (2006), que afirma que "(...) a internação de um recém-nascido numa UTI configura uma situação de crise de difícil tolerância para a tríade pai-mãe-bebê, a qual, consequentemente, enfrenta problemas no desenvolvimento dos laços afetivos primários. Para contornar estes obstáculos e encontrar os caminhos para a formação de vínculos entre estes familiares torna-se proveitoso recorrer às redes sociais de apoio que têm como função o auxílio mútuo frente às adversidades tanto no cotidiano quanto em ocasiões excepcionais" (p. 11).

Kislanov (1983) em sua dissertação de mestrado também nos conta sobre como realizava estes grupos em coterapia com um médico pediatra e um psicólogo. A intervenção baseava-se na livre expressão dos participantes, e tanto o médico quanto o psicólogo, ofereciam informações sobre o estado de saúde do bebê ao mesmo tempo em que buscavam compreender na fala dos pais os aspectos emocionais nela subentendidos. Esse passo inicial, de reunir as principais figuras familiares daqueles recém-nascidos para conversar sobre suas vivências no período de internação, pode ser considerado como uma célula inicial de uma nova proposta nos cuidados neonatais. Muito tempo passou e muito precisou acontecer para que ficasse claro que a premissa de Winnicott, para quem "um bebê, sozinho, não existe" (1988), era verdadeira também para aqueles bebês que, ao nascerem, precisam de cuidados médicos e de enfermagem. Com a priorização da clínica, acreditava-se que a maternagem poderia vir após o recém-nascido ter vencido infecção, a prematuridade, membrana hialina ou desconforto respiratório. Premissas dignas de um pensamento cartesiano, mas que vigoravam na época. Assim, o grupo de pais, que pretendia ajudá-los a lidar com a ansiedade e outros sentimentos, introduz nos cuidados intensivos neonatais a ideia de que outros personagens circundam a internação de um bebê, mesmo que naquela época isso não tenha determinado que eles fossem convidados a fazerem parte da rotina de cuidados. Representa o embrião de paradigmas considerados fundamentais na atenção que se desenvolve hoje, com as famílias, nas unidades de cuidados intensivos neonatais.

Podemos reconhecer nessa ação princípios básicos do que hoje se considera uma boa prática em cuidados com a família em UTI Neonatal, os quais regem o que conhecemos por CCF (Cuidado Centrado na Família – Family Centered Care). De acordo com Johnston et al. (2007), a participação da família é essencial para se alcançar uma alta qualidade nos cuidados desenvolvidos no intensivismo neonatal. Seu envolvimento traz consigo benefícios potenciais como menor tempo de internação, diminui reinternações e o estresse parental, aumenta a confiança dos pais no pós-alta e colabora no senso de satisfação da equipe de cuidados.

Tais princípios constituem alguns dos pilares centrais da Atenção Humanizada ao Recém-Nascido de Baixo Peso – Método Canguru (AHR-NBP-MC), programa do Ministério da Saúde que há alguns anos propicia uma grande discussão em relação a essas questões em nosso país. Criado de forma independente ao seu paralelo CCF, prevê o acolhimento e suporte à família do recém-nascido de muito baixo peso na UTI Neonatal, cuidados individualizados e desenvolvimentais para com os bebês, posição pele a pele, incentivo ao aleitamento materno e também cuidados com a equipe. Deve ser salientado que a mudança de paradigma provocada por essa política de governo explicita, de forma contundente, tanto em sua normatização, quanto na formação dos profissionais a preocupação com aspectos psicoafetivos relativos ao bebê e sua família. Encontramos no Manual de Treinamento deste programa, mais precisamente no módulo chamado "Aspectos Psicoafetivos", orientações sobre como a equipe pode contribuir para a formação de laços afetivos duradouros que lembram a proposta dos primeiros grupos de pais comentados acima. Segundo a orientação, para os pais é importante falar e se sentir compreendidos com relação a suas dúvidas e medos relativos a seu bebê, seus sentimentos, suas vivências do período gestacional, trabalho de parto, parto e pós-parto, bem como outras dificuldades que estejam enfrentando (Brasil, 2002). Portanto, é necessário continuarmos essa discussão e ampliarmos as possibilidades de intervenção, contando com a participação intensa das figuras familiares, já que "os pais que se encontram engajados num processo de parentalização de boa qualidade são aqueles que poderão absorver o impacto traumático deste nascimento e tornam-se disponíveis para o seu bebê" (Pavoine et al., 2004, p. 398).

Caminhos possíveis na parentalidade: O papel das redes de suporte

Atualmente nossas observações mostram que são várias as redes de suporte que podemos detectar durante a internação do bebê (Braga, 2008). A prática de identificar e respeitar a composição das tramas preexistentes e acolher o exercício das suas peculiaridades no ambiente de cuidados intensivos neonatais é o que passaremos a discutir. Nossa experiência aponta para formatações e funções diferentes de cada uma delas. E, em nosso entender, adotar esta ótica de rede para lidar com as formações atuantes durante a internação neonatal minimiza os riscos de que as redes preexistentes, anteriores ao nascimento do bebê pré-termo, não possam estar perto daqueles seus companheiros de rede, os quais, naquela hora, precisam mais do que nunca do seu suporte. Com esse cuidado se evita que as redes sejam "implodidas" porque essa seria a consequência, caso não houvesse possibilidade de apoio naquele momento de extrema necessidade. De acordo com Bronfman (2001), estudioso de redes de suporte no sistema de saúde, os integrantes de uma rede sempre têm a expectativa de receberem apoio de seus companheiros, seja em situações cotidianas, seja em momentos extraordinários como a hospitalização de um recém-nascido.

Temos a rede dos profissionais a qual oferece ao bebê e à sua família a experiência provinda de seu saber de cuidar nessa situação e capacitada a informar sobre como é esse bebê, quais são suas necessidades durante a hospitalização e a determinar e executar intervenções clínicas. Percebemos também a rede dos familiares, especialmente formada pelos pais dos pais, os irmãos dos pais e acompanhados pelos filhos já existentes para esse casal. Essa rede é capaz de oferecer registros de experiências familiares no enfrentamento dessas situações de risco, demonstrando um apoio afetivo, assim como auxiliar no cuidado da casa e dos demais filhos. Também exerce seu suporte ao facilitar a presença dos pais dos bebês no hospital, ao ajudar na sua alimentação, descanso e em longas conversas sobre o bebê. São igualmente relevantes a rede de amigos, ou como discutimos com frequência, as de compadrio e da vizinhança, capazes de acolher essa mãe ou esse casal, assumindo inclusive atividades que seriam da família de origem quando esta não se encontra presente, como escutar dúvidas e oferecer um lugar seguro para o desabafo, o choro, as críticas, mas também compartilhando as melhoras do bebê. Por último, uma rede de apoio formada espontaneamente pelas próprias mães e pais dos bebês internados, as ditas "redes internas". Por estarem vivenciando a mesma experiência, esses pais se aproximam e realizam atividades de apoio mútuo, como recepção aos novos pais, discussões espontâneas sobre particularidades da internação e ocorrências clínicas e comportamentais dos bebês. Todas, sejam elas redes de suporte dos profissionais, da família, as redes sociais preexistentes e aquela formada espontanemanete durante a internação de um filho, são de grande importância na construção da parentalidade. Uma mãe nos confirma: *"É um período muito difícil (a internação), o que ajudou bastante foi ver o carinho com que minha filha foi tratada pelas enfermeiras e pediatras, o contato e a troca de experiências com as outras mães, e principalmente o apoio de toda a família"* (mãe de B.). Para uma melhor compreensão do que estamos discutindo, acreditamos ser necessário uma apresentação de cada uma das redes a que nos referimos.

a. Rede de suporte dos profissionais

Quando um bebê nasce antes do tempo, não preparado para dar conta das exigências comuns aos recém-nascidos como respiração, temperatura, alimentação e imunologia, ele é separado dos pais para ser cuidado pela equipe, pois suas necessidades referentes a sobrevida são da maior relevância. Entretanto, não podemos esquecer que, para além de sua sobrevivência biológica, precisamos ajudar em suas aquisições afetivas. Como afirma Cyrulnik (2002), "não basta fazer uma criança vir ao mundo, temos também que fazê-la nascer" (p. 50). E neste nascer pensamos em sua inserção nos laços familiares que lhe oferecerão um lugar como pessoa e a ajudarão em suas aquisições subjetivas.

Ora, a experiência em hospitalizações precoces mostra que tornar o ambiente da UTI Neonatal acolhedor, tanto para o bebê quanto para seus pais, não é uma tarefa fácil para as equipes. Entretanto, todos sabem que isso favorece seus contatos iniciais. Se o nascimento prematuro é algo abrupto para o bebê, também o é para seus pais. Estes também podem ser considerados prematuros, haja vista que muito do que deveriam ter experimentado no período final da gestação também foi brutalmente interrompido.

O ambiente da UTIN é totalmente diferente de tudo que eles imaginavam para experimentarem proximidade e continuidade para com seu bebê. A arrumação do quarto ou do espaço do bebê, as roupas, o enxoval, pouca luz, uma música tranquila dá lugar a um ambiente de urgência, com barulhos e cheiros diferentes, com um ritmo diferenciado a cada momento. Tudo isso aliado a pouca informação e à falta de compreensão das necessidades reais do bebê, o que pode afastar os pais e colocá-los numa posição muito desconfortável em relação à equipe. O próprio Manual de Treinamento da AHRNBP – Método Canguru afirma que, para os pais, ver, tocar, o contato pele a pele, cheirar e cuidar do seu bebê contribui muito para o fortalecimento dos laços afetivos após o nascimento do bebê. Quando os pais sentem-se como pessoas estranhas dentro da UTI Neonatal, os laços afetivos podem ser perturbados. A equipe de saúde deve ter uma atitude acolhedora para facilitar o fortalecimento dos laços afetivos e o processo de maternalidade e paternalidade (Brasil, 2002).

Nesse sentido, a equipe deve favorecer uma participação ativa dos pais e facilitar uma comunicação com baixo ruído de informações sobre os procedimentos que o bebê necessita. Os pais reconhecem quando esse cuidado aparece: *"No início nada me agradava, ficar com bebê em uma UTI, você não sabe o que irá acontecer, então tudo era muito difícil. O que mais me ajudou foi a confiança que eu tinha nos médicos, e quando eu olhava para meu filho eu sentia que ele iria sair daquela situação que se encontrava. Meu marido demonstrava muita positividade e isso me fez muito bem"* (mãe de A.).

Muitas vezes, a equipe fica mobilizada com a presença dos pais e confusa no entendimento de suas demandas. Se por um lado o reconhecimento do sofrimento desses pais torna-se importante, sentir-se responsável por cuidados invasivos para com o bebê pode ser causador de culpa nos diferentes profissionais. Ao descobrir-se como propiciadora de experiências afetivas mais confortáveis para o bebê junto de seus pais, a equipe sente-se capacitada a resgatar junto a estes o caminho da vinculação. Pensando nisso, um grupo de profissionais médicos, psicólogos, enfermeiros que vinha há anos realizando intervenções isoladas em suas unidades visando uma nova forma de receber os bebês e suas famílias em cuidados intensivos neonatais, foi convidado a ser consultor junto ao Programa da Criança do Ministério da Saúde, visando difundir em todas as maternidades federais estas suas premissas. Para além dos cuidados clínicos do bebê, os novos paradigmas trazem a compreensão de que o cuidado dentro das propostas de humanização é um compromisso de trabalho hospitalar, tendo em vista o que solicita e necessita um bebê recém-chegado ao mundo. Cuidados pré-natais adequados, especialmente com a gestante de risco, e atenção ao primeiro encontro das díades ou tríades no ambiente de cuidados intensivos são os primeiros passos no auxílio à parentalidade. Isso ocorre, por exemplo, no primeiro encontro entre o bebê e seu pai, o bebê e a mãe ou mesmo num primeiro encontro entre os três, quando a equipe acompanha a visita e tem disponibilidade para escutar e informar o que for solicitado. Atribuindo significado e significando as condutas surgidas no corpo do bebê devido à proximidade dos pais com a incubadora ou mesmo a partir dos primeiros toques com essa pele que começa a sentir os efeitos de um mundo aeróbico, a equipe permite que representações preexistentes possam ser revisitadas e acabem tomando o rumo de melhores formatações.

A equipe colabora muito nesse período inicial ao mostrar aos pais que, apesar de seu filho estar precisando de equipamentos e conhecimentos médicos para sua sobrevida, a sabedoria que a dupla parental dispõe sobre os laços familiares traz à tona a pessoa do bebê, e não apenas suas questões corporais. Trazer à tona um bebê para além deste que se encontra submerso num espaço de aparelhagem e de muitas e extensivas manipulações mostra caminhos da parentalidade pelo resgate de um novo bebê imaginário, que por algum tempo da gestação povoou as representações maternas e paternas sobre o bebê que desejavam. Este novo bebê imaginário, surgido deste real que exige cuidados especiais, traz consigo um apoio às novas representações e poderá sustentar uma diferente proximidade parental, contida nesta história singular.

Isso continua em face à abertura da equipe para que os pais passem a executar cuidados corporais e ofereçam colo, proximidade física e privacidade. E principalmente ajudando-os a avaliar que o fazem de forma diferente daquela executada pela equipe. Com isso são fornecidas a eles experiências sobre o que o bebê experimenta com sua proximidade. As respostas do filho que os pais acompanham junto ao suporte da equipe os ajudam a compreender esta fase inicial da história de vida de seu bebê.

Além disso, as experiências decorrentes de sua maior participação nos cuidados hospitalares lhes permitem pensar e imaginar o que irá acontecer a partir da alta do bebê e quando puderem levar o filho para casa. Ocorre um resgate dos sonhos construídos para seu filho, temporariamente deixados de lado por conta da necessidade de dar conta desta dura realidade inesperada. A estabilidade clínica do bebê e sua melhora têm como coadjuvante uma retirada gradual do intensivismo praticado pela equipe. A proximidade da alta do bebê, cada vez mais cuidado pela família, se instala de forma gradativa e mais sólida se já houve um intenso envolvimento da família nos cuidados que qualquer bebê necessita. Já foi possível experimentar tudo isso entre as paredes do próprio hospital, o que permite que experiências de continuidade, fundamentais para a saúde mental das crianças e de seus pais, passem a fazer parte dos cuidados parentais. Ou seja, diminuem os riscos próprios de uma instalação rápida e sem maiores contornos destas tarefas no período pós-alta imediato da UTI.

Outra forma de facilitar o vínculo dos pais com seu bebê que está na UTI Neonatal é a Posição Canguru, que faz parte do Método Canguru. Esse contato precoce pele a pele da mãe e do pai com o bebê, onde experimentam uma proximidade física e intimidade tão em falta nos cuidados intensivos, oferece uma retomada gradual à grande maioria dos pais de sua competência na sustentação do desenvolvimento e crescimento deste bebê. Além de facilitar o vínculo entre pais e filho, traz vantagens como diminuir o tempo de separação entre eles, estimular o aleitamento materno, fazer com que os pais se sintam mais competentes e confiantes no manuseio de seu bebê, ao mesmo tempo em que diminui o estresse do bebê e de seus pais. Em pesquisa ainda não publicada, realizada pelo Ministério da Saúde (2006), foi possível observar que as mães que realizavam a posição canguru autonomeavam-se "mães" ainda durante o período de internação do bebê, o que não ocorria com as mães de UTIs Neonatais para quem a posição não era facilitada. Ao mesmo tempo, as mães que realizavam a Posição Canguru mostravam-se mais empoderadas e competentes em relação à alta do bebê.

b. Rede de suporte dos familiares

A importância da participação da família ampliada, como os avós e os irmãos dos bebês, está cada vez mais comprovada. Os avós são, antes de mais nada, pais dos pais dos bebês. O momento de chegada de um bebê traz consigo uma neoformação psíquica, uma verdadeira revolução sem equivalentes em outras etapas da vida para toda a família, de acordo com Stern (1997). Nesse sentido, este autor afirma que quando uma mulher se torna mãe dedica-se a preocupações que envolvem alguns temas como: vida-crescimento, relacionar-se primário, matriz de apoio e da reorganização da identidade. No caso das mães que aqui discutimos, especialmente os temas de vida-crescimento e do relacionar-se primário veem-se extremamente presentificados em seu contato com o bebê. Por outro lado, o tema de matriz de apoio nos faz pensar sobre que pessoas estariam capacitadas para auxiliarem a mulher, nesse processo. Vivendo o que este estudioso chamou de constelação da maternidade, três discursos aparecem: o discurso da mãe com sua própria mãe, seu discurso consigo mesma e seu discurso com o bebê. E é essa conversa com as representantes da maternagem que a mulher carrega dentro de si que precisa acompanhá-la na UTI Neonatal. Assim, a participação dos avós, especialmente a avó materna, na internação do bebê, torna-se muito importante para a nova mãe, assim como o pai-do-pai para esse novo pai. Os avós trazem consigo a história familiar a ser apresentada ao neto, tendo como bagagem os pontos chaves da história transgeracional, com as tradições e os mitos que passam de geração a geração (Brasil, 2002) e constituem uma família, com todas as suas vicissitudes. Ou seja, praticam a "maternagem ampliada" (Braga & Morsch, 2004).

"Ele é descendente de Samurai", disse uma avó materna, sobre seu neto (prematuro extremo), após visitá-lo pela primeira vez na Unidade de Tratamento Intensivo Neonatal. Com essa frase, garantiu possibilidade de sobrevida e de força deste pequeno bebê (neste momento com peso inferior a 700g), que possuía, em sua história de antepassados, alguns samurais. Para além de seu tamanho como bebê, seu legado familiar, trazido através de sua avó materna, lhe daria sustentação e competência sufi-

ciente para fazer frente a um nascimento tão precoce. Ao mesmo tempo a avó ajudava sua filha a acreditar no filho que havia gestado através de seu corpo, mesmo que por um período pequeno e insuficiente, e em sua competência face à situação. Todos eles, desta família, pertenciam a esta linhagem familiar, o que lhes garantia bravura e força para enfrentá-la.

Já em relação à figura paterna, premissas similares são verdadeiras. São muitas as formas de expressão dos cuidados próprios da função paterna que podem ser observados nos cuidados intensivos. O avô paterno cuidando de seu filho durante a internação do neto, permite que os caminhos da paternalidade sejam reforçados. Uma das experiências mais significativas que observamos nestas histórias refere-se à história de um bebê cujo nascimento trouxe consigo a detecção de sinais sindrômicos, ainda na sala de parto. Acompanhando sua filha, até a UTI, o pai chorava muito. Saindo da UTI acompanhado da equipe que pretendia auxiliá-lo, encontrou seu pai que o esperava na sala de espera. Ao ver o filho, ele o abraçou dizendo: "O importante, meu filho, é que ela está viva. Agora vamos fazer tudo que for possível para que ela seja feliz". Para a equipe, emoção e alívio por sentir a presença do apoio que os pais e o bebê necessitariam. Por outro lado, em função da precocidade da relação da família com a equipe, foi este avô que conseguiu palavras e braços que sustentassem seu filho, neste momento e em tantos outros, durante a internação.

c. Rede de suporte espontânea constituída pelos demais pais

Dentre as diversas redes que ajudam no momento da internação, com importante participação na parentalidade, destacamos uma que é formada pelos próprios pais dos bebês internados. Essa rede de pais pode ou não acontecer, na medida em que dependem de como se configuram as relações estabelecidas num determinado grupo de pais que frequenta, no mesmo período, uma instituição. Para além do estilo de comportamento social/relacional que encontramos em cada um deles, a constituição destas "redes internas" também depende da patologia e/ou grau de prematuridade dos bebês, uma vez que é exatamente o sentimento de que estão passando pelo mesmo sofrimento que os aglutina. Eles próprios afirmam a importância dessa rede e a avaliam: *"(...) conversar com as outras mães, era poder conversar a mesma linguagem, pessoas que entendiam o que eu estava falando: saturando 90% com 21% de oxigênio, essas coisas que ninguém de fora a não ser que seja médico entende"* (mãe de C.). *"Conseguimos dar força uns aos outros. (...) é impressionante o poder da palavra amiga de um outro pai/ mãe quando (...)"* (mãe de B.).

Quando os pais de bebês internados referem que só alguém que esteja na mesma situação é capaz de realmente compreendê-los, estão corretos. Anos de trabalho no cuidado com estes bebês não possibilitam à equipe vivenciar o que eles falam ao tentarem relatar preocupações, sofrimento e experiências surgidas em seu dia a dia. Uma profunda empatia de todos os profissionais facilita a escuta e condutas de acolhimento. Entretanto, não permite o saber que percorre os olhares que os pais dão entre si frente a diferentes situações nos cuidados hospitalares dos filhos, compartilhadas com outros pais. Essa rede que se configura de forma espontânea, baseada nas simpatias e na preocupação para com o outro que está passando por situação semelhante, possui regras de funcionamento particulares. Refere-se a condutas de cuidar e observar como estão os bebês das demais mães quando estas se afastam da incubadora, de se abraçarem e rezarem de mãos dadas, quando um bebê se encontra em estado grave, dividirem um lanche, trocarem fraldas que por ventura já não servem mais em seus filhos que cresceram, saírem juntas, almoçarem juntas, entre outras condutas. Já os pais cuidam uns dos outros, recebem os pais que chegam sozinhos para a primeira visita, aconselham e oferecem pequenas sugestões para os companheiros quando notam um desconforto no casal. Estimulam os mais novos a tocarem no bebê, estabelecendo assim novas formas de parentalidade que surgem por um tempo maior quando se encontram no hospital e trazem exemplos de suas próprias experiências, facilitando para que o mais novo (não em idade muitas vezes, mas em internação) se aproxime mais de seu bebê, divida suas novas experiências, bem como relatem seus desgastes estabelecendo pequenos pontos de referências quanto ao seu papel e função de pai. Este contato considerado *"intenso"* pelas mães e também pelos pais acaba se estendendo para outras atividades de rotina, como comemorar os aniversários de mês dos bebês ou irem juntas ao lactário para coleta do leite materno. E é durante essa tarefa exclusiva da mãe que o momento de aproximação dos homens é facilitado. Enquanto aguardam suas companheiras, permanecem na sala de espera conversando sobre suas preocupações. Essa proximidade, propiciada pela intimidade de uma experiência semelhante, cria um espaço capaz de favorecer a experiência de competência (*empowerment*) na formação da parentalidade. Mesmo após a alta, o contato permanece, seja por telefone, e-mail, encontros casuais ou participação nos aniversários dos bebês, sugerindo que compartilhar tais experiências estabelece um vínculo forte e capaz de servir como rede de apoio no período pós-alta dos bebês, como nos informam estes pais sobre suas experiências: *"(...) a amizade permanece até hoje. Nós nos ligamos e marcamos encontros para que possamos ver de perto o crescimento dos bebês"* (mãe de D.). *"O convívio com as outras mães foi muito gratificante para mim, no início eu não queria falar com ninguém, eu achava tudo muito estranho, eu estava muito apavorada, mas depois com o decorrer da semana é que eu percebi que elas estavam na mesma situação que eu e às vezes até pior"* (mãe de C.). *"Companhia, e ter com quem conversar sobre um assunto que era uma constante em minha vida: os avanços da minha filhinha na UTI e as expectativas para sua alta"* (mãe de A.).

Entendemos que são experiências intensas e especiais que determinam essa ligação, devendo ser estimuladas e apoiadas pela equipe, pois como afirma um pai de gemelares *"(...) parece mesmo que experiências intensas causam este tipo de ligação"* (pai de E. e F.)

Considerações finais

O acolhimento à família, especialmente a observação da mãe e do pai como capacitados a participar nos cuidados do bebê; a presença das redes familiares e sociais de suporte (Braga, 2006); o cuidado com os grupos espontâneos compostos por pais dos bebês internados e a permanência da mãe junto ao recém-nascido internado se mostram como medidas capazes de favorecer o encontro considerado como perdido por Mathelin (1999). Criam novos lugares e funções, favorecendo novas descobertas nesse caminho que começou de uma forma diferente da almejada e desejada por todos. Ou seja, podemos afirmar que estas medidas ou cuidados propiciam a formação da parentalidade numa situação que pode ser considerada como de risco para que seu alcance se tornasse possível.

Neste capítulo apresentamos ideias e conceitos que, esperamos, possam servir de estopim ou de ponto de partida para estudos e discussões posteriores, facilitando uma maior compreensão deste universo intensivista. É fundamental que consigamos mapear as relações que existem entre a formação da parentalidade e os cuidados disponibilizados pelas equipes nas Unidades de Cuidados Intensivos Neonatais. Por outro lado, precisamos conhecer melhor como se dá o papel destes novos personagens na história da parentalidade. O convite é que novas redes de profissionais dedicados a estas questões possam colaborar com suas experiências numa área tão nova de interface entre a Psicologia Hospitalar, a Psicologia do Desenvolvimento, processos de humanização do Atendimento e cuidados médicos com bebês com o intuito de oferecer a todos as melhores competências em situações que podemos considerar muito adversas.

Referências

Bowlby, J. (1982). *Formação e rompimento dos laços afetivos.* São Paulo: Martins Fontes Editora.

Braga N. & Morsch D. S. (2004). Cuidando da família: maternagem ampliada (pais, irmãos e avós), pp. 543-563. In: M. E. Moreira, J. M. Lopes & M. Carvalho. *O recém-nascido de alto risco, teoria e prática do cuidar.* Fiocruz: Rio de Janeiro.

Braga, N. A. (2006). *Redes sociais de suporte aos pais dos bebês internados na Unidade de Terapia Intensiva Neonatal.* Dissertação de Mestrado. Pós-Graduação em Saúde da Criança e da Mulher, Instituto Fernandes Figueira, Fundação Oswaldo Cruz, Rio de Janeiro, 136p.

Braga, N. A. (2008). Apresentação oral. *Redes sociais de suporte aos pais dos bebês em UTI neonatal.* Rio de Janeiro: Congresso Nacional da ABEBÊ.

Brasil. (2002). Ministério da Saúde. Secretaria de Políticas de Saúde. Área de Saúde da Criança. *Atenção humanizada ao recém-nascido de baixo peso: método mãe-canguru: manual do curso.* Secretaria de Políticas de Saúde. Área da Saúde da Criança. Brasília: Ministério da Saúde.

Bronfam, M. (2001). *Como se vive, se muere: família, redes sociales y muerte infantil.* Buenos Aires: Lugar Editorial.

Coutinho, H. R. B & Morsch, D. S. (2006). A paternidade em cuidados intensivos neonatais. *Revista da Sociedade Brasileira de Psicologia Hospitalar,* 9 (1): 55-69.

Cyrulnik, B. (2002). *Los patitos feos.* Barcelona: Gedisa Editorial.

Fernandes, R. (2009). *Tecendo as teias do abandono – além das percepções das mães de bebês prematuros.* Pós-Graduação em Saúde Materno-Infantil, Universidade Federal do Maranhão, 91p.

Johnston, A. M., Bullock, C. E., Graham, J. E. Reilly, M. C. (2006). Implementation and case-study results of potentially better practices for family-centered care: the family-centered care map, *Pediatrics,* 118, S108-S114.

Kislanov, S. (1983). *A importância do suporte emocional aos pais de bebês internados num CTI Pediátrico – Aspectos teóricos e práticos de um trabalho com grupos.* Dissertação de mestrado, Centro de Pós-Graduação em Psicologia, Instituto Superior de Estudos e Pesquisas Psicossociais, Fundação Getulio Vargas, Rio de Janeiro, 90p.

Klaus, M. & Kennell, J. (2000). *Vínculo*. Porto Alegre: Artes Médicas.

Lamour, M. & Barraco, M. (1998). *Souffrances autour du berceau*. Paris: Gaëtan Morin Éditeur.

Mathelin, C. (1999). *Le Sourire de la Joconde*. Paris: L'espace Analytique, Denöel.

Pavoine, S., Azémar, A., Rajon, J. & Raynaup, P. (2004). Parents d'enfant prématuré: quel devenir sur la premiére année de vie? *Neupsychiatrie de l'enfance et del adolescence* (vol. 52), issue 6, September, pp. 398-404.

Spitz, R. (1972). *El primer año de vida del niño*. Madrid: Aguilar.

Stern, D. N. (1997). *A constelação da maternidade*. Porto Alegre: Artes Médicas.

Stoleru, S. (1995). La parentificacion y sus problemas. In: Lebovici, S. & Halpern, F. W. *La psicopatologia del bebé*. México: Siglo XX.

Winnicott, D. (1988). *Textos selecionados da pediatria à psicanálise*. Rio de Janeiro: Francisco Alves.

Zornig, S., Morsch, D. S., Braga, N. (2004). Os tempos da prematuridade In: *Revista Latinoamericana de Psicopatologia Fundamental*, São Paulo, vol. VII, n. 4, p. 135-143.

CAPÍTULO QUATRO ■

Parentalidade no contexto da depressão pós-parto

Cesar Augusto Piccinini, Aline Grill Gomes, Cristiane Ajnamei dos Santos Alfaya, Daniela Delias de Sousa, Evanisa Helena Maio de Brum, Giana Bitencourt Frizzo, Milena da Rosa Silva e Rita de Cássia Sobreira Lopes[1]

O papel exercido pela depressão pós-parto tem sido abordado por inúmeras investigações nas últimas décadas, devido às evidências de que o estado depressivo da mãe possa repercutir negativamente no estabelecimento das primeiras interações com o bebê e, em consequência, no desenvolvimento afetivo, social e cognitivo da criança, bem como no relacionamento com o pai do bebê. Inicialmente serão apresentadas as características da depressão pós-parto, com destaque para sua incidência no contexto brasileiro e internacional, assim como os principais fatores de risco associados a esse transtorno. A seguir, serão revisados aspectos da maternidade e da conjugalidade nesse contexto, uma vez que esse transtorno tem sido associado a inúmeras dificuldades nos relacionamentos interpessoais da mãe deprimida. A paternidade nesse contexto também será examinada, a fim de explicitar o papel do pai, particularmente como fonte

---

[1] Os autores do presente capítulo integram o *Núcleo de Infância e Família* (NUDIF), da Universidade Federal do Rio Grande do Sul (www.psicologia.ufrgs.br/nudif) e participaram do projeto intitulado *"O Impacto da Psicoterapia Breve Pais-Bebê para a Depressão Materna e para a Interação Pais-Bebê: Estudo Longitudinal do Nascimento ao Segundo Ano de Vida do Bebê"* (Piccinini et al., 2004).

de apoio à mãe deprimida. Após, será abordado o impacto da depressão pós-parto no bebê, especialmente com relação ao seu desenvolvimento emocional. Por fim, destacam-se as várias abordagens que compõem o panorama atual da psicoterapia pais-bebê, que tem sido muito utilizada no tratamento dos distúrbios nas relações iniciais pais-bebê, com resultados positivos na melhora dos sintomas depressivos maternos e dos relacionamentos da mãe com o bebê, com o marido, com a família de origem e consigo mesma.

O puerpério como contexto das relações iniciais

A gravidez e o puerpério, assim como outras fases do ciclo vital, são períodos propensos a crises, por causa das mudanças físicas, psicológicas e sociais que os acompanham. Em especial, com a chegada do bebê, ocorrem tanto mudanças físicas, associadas ao luto do corpo grávido (Maldonado, 2000), como psíquicas, ligadas à reorganização da identidade (Likierman, 2003; Stern, 1997). Insatisfações quanto às mudanças corporais são muito comuns, podendo aparecer tanto na relutância em ser vista em público, como de ficar nua em frente ao parceiro ou ao espelho (Brockington, 2004). Já em relação à identidade, Stern (1997) destacou que a mulher precisaria mudar o centro de sua identidade, de filha para mãe e de profissional para também mãe de família. Tal reorganização é importante para que a mãe possa alterar seus investimentos emocionais, sua distribuição de tempo, energia e suas atividades.

Um dos desafios do pós-parto é o processo de desenvolver uma relação com o bebê (Brockington, 2004). Pode-se dizer que é no puerpério que se inicia mais concretamente o relacionamento mãe-bebê, e por isso esse período parece ter um significado psicológico fundamental para ambos (De Felice, 2000). Segundo Maldonado (2000), nesse início de interações, mãe e filho ainda não se conhecem direito, o que leva a uma relação pouco estruturada, não verbal e muito emocional entre eles. Nessa fase, o bebê constitui-se como um enigma a ser desvendado pela mãe e ela para o bebê. Aos poucos, a díade vai conhecendo-se melhor e vai descobrindo melhores formas de interação. Para a autora, a falta de conhecimento mútuo da díade mãe-bebê neste relacionamento incipiente oportuniza que a mãe faça muitas projeções de expectativas em relação ao bebê e a si mesma como mãe. Se por um lado, como diz Cramer (1997), essas projeções permitem que a mãe se familiarize com seu bebê, por outro Dunnewold (1997) aponta que é possível que, ao deparar-se com a não realização das expectativas não só em relação ao bebê, mas também quanto ao papel materno, de esposa e de dona de casa, a mãe possa sentir-se angustiada, deprimida, irritada, ansiosa e até culpar-se pelo fato de tais expectativas não corresponderem à realidade. Além disso, é bastante provável que expectativas excessivamente positivas ainda na gestação deixem-na despreparada para lidar com as mudanças que acontecem após o nascimento do bebê (Sherwen, 1991). De acordo com Brazelton (1988), não apenas a mãe volta sua atenção quase que integralmente para o bebê, como todos ao seu redor preocupam-se com as necessidades e dificuldades da mãe e de seu filho.

O nascimento de uma criança leva a uma mudança radical na organização familiar. As funções dos cônjuges devem se diferenciar, a fim de atender às exigências de cuidado e alimentação da criança e para manejar as restrições impostas ao tempo dos genitores. Essa reorganização pode requerer uma renegociação com a família mais ampla e com pessoas de fora do círculo familiar. Nesse momento, emerge uma ocasião para demonstrar a importância das ligações que unem a família e inscrever o bebê na história familiar, com consequentes rearranjos em seu funcionamento. Esse importante momento também exige uma readaptação de três famílias: a materna, a paterna e, no caso do primeiro filho, a nova família que surge com o seu nascimento (Souza & Daure, 1999). Portanto, inúmeras mudanças ocorrem quando do nascimento de um bebê e, se a mãe apresentar depressão nesse momento, algumas dessas readaptações podem ficar prejudicadas ou serem vivenciadas com dificuldade. Nesse sentido, é importante que se compreenda as características da depressão pós-parto.

Características da depressão pós-parto

A literatura basicamente diferencia três tipos de transtornos do pós-parto: a melancolia da maternidade (*baby blues*), a psicose puerperal e a depressão pós-parto (ver Frizzo & Piccinini, 2005; Schwengber & Piccinini, 2003, para revisões). Segundo Miller (1997), a melancolia da maternidade seria um estado mais reativo do que um estado de depressão propriamente dito e parece ser concomitante a mudanças neurofisiológicas comuns no puerpério. Esse quadro está presente na maioria das recém-mães (70% a 90%). Já a psicose puerperal caracteriza-se por ser uma desordem psiquiátrica bem menos frequente, mas muito grave, e que normalmente exige internação (O'Hara, 1997). Os episódios de psicose puerperal tendem a ser severos e caracterizam-se por estados de maior confusão, mania e desorientação do que as psicoses não puerperais (Attia, Downey & Oberman, 1997). Já a depressão pós-parto ocorre em torno de 10% das puérperas (Cooper & Murray, 1995; Dunnewold, 1996), embora estudos brasileiros tenham apontado prevalências mais altas, variando entre 19% (Moraes et al., 2006) e 37% (Cruz, Simões & Faisal-Cury, 2005). Quanto à duração, a depressão pode estender-se por um período de seis meses a um ano, com chance de reincidência de um novo episódio depressivo em torno de 50% (APA, 2002; Nonacs & Cohen, 2005).

Os critérios para o diagnóstico da depressão pós-parto são ainda bastante controversos. Segundo os manuais psiquiátricos mais utilizados, o DSM-IV e a CID-10, a depressão pós-parto não é um diagnóstico específico, mas um especificador de episódios depressivos que começam nas quatro primeiras semanas após o parto (DSM-IV) ou nas seis primeiras semanas (CID-10). No entanto, diversos autores sugerem que, por vezes, os sintomas da depressão pós-parto podem surgir em algum outro momento do primeiro ano de vida do bebê e não necessariamente nas primeiras semanas após o seu nascimento (Beck, Reynolds & Rutowsky, 1992; Klaus, Kennel & Klaus, 2000; Nonacs & Cohen, 2005). Embora os sintomas da depressão pós-parto se assemelhem a episódios depressivos em outros momentos de vida, uma especificidade desse quadro é o foco no vínculo da mãe com o bebê e na necessidade de atenção e apoio à díade (Riecher-Rössler & Fallahpour, 2003). Tendo em vista que os sintomas depressivos muitas vezes se estendem por vários meses após o nascimento do bebê, ou mesmo aparecem bem depois do puerpério, a expressão "depressão materna" aparece na literatura também para caracterizar esse quadro clínico.

A depressão pós-parto está comumente associada a alterações no apetite e sono, dificuldade de dormir, especialmente após amamentar o bebê, crises de choro, desatenção, problemas de concentração, e falta de energia e de interesse em atividades que antes eram consideradas agradáveis (DSM-IV, 2002; Dunnewold, 1997). Também podem ocorrer ideias de suicídio e sentimentos excessivos de culpa. Os sintomas tendem a ter uma duração razoável de tempo e prejudicam as atividades normais da mulher (O'Hara, 1997). O episódio deve ser acompanhado por sofrimento ou prejuízo clinicamente significativo no funcionamento social, profissional ou em outras áreas importantes de sua vida. Para algumas mães com episódios mais leves, o funcionamento pode parecer normal, mas exige um esforço acentuadamente aumentado. Talvez esse seja um dos motivos pelos quais a depressão pós-parto costuma ser subdiagnosticada, pois vários estudos mostram que menos de um terço das mães deprimidas busca ajuda e, quando o fazem, relatam que os sintomas depressivos iniciaram muitos meses antes. O grande risco de não buscar tratamento para a depressão é o agravamento dos sintomas depressivos, o desenvolvimento de um transtorno de humor mais crônico e refratário, além do seu impacto no desenvolvimento do bebê (Nonacs & Cohen, 2005).

A depressão pós-parto parece ser multideterminada, podendo estar associada a características genéticas (O'Hara, 1997), a mudanças fisiológicas (Hendrick & Altshuler, 1997), a fatores psicológicos (Frizzo, 2008; Frizzo & Piccinini, 2005; Schwengber & Piccinini, 2003) e até ao contexto cultural (O'Hara, 1997). Na revisão de literatura realizada por Schwengber, Alfaya, Lopes e Piccinini (2003), os principais fatores de risco psicossociais associados à depressão pós-parto foram agrupados em três categorias: qualidade dos relacionamentos interpessoais da mãe, a gravidez e o parto, e a ocorrência de eventos de vida estressantes, juntamente com as adversidades econômicas. Mais especificamente, alguns fatores de risco que podem predispor a mulher à depressão, como dificuldade de aceitar a gestação (Moraes et al., 2006), história pessoal e familiar de transtornos do humor (Cooper & Murray, 1995; Dunnewold, 1997; O'Hara, 1997), eventos adversos na vida, tais como abandono por parte do pai da criança ou ambivalência do pai do bebê durante a gravidez, grandes dificuldades financeiras (Cramer, 1993; Moraes et al., 2006), desemprego materno após a gestação (Souza & Daure, 1999), falta de apoio social (Likierman, 2003; O'Hara, 1997), conflito conjugal (Cooper & Murray, 1995; Cummings, Keller & Davies, 2005; Robila & Krishnakumar, 2005; Souza & Daure, 1999), além de características do bebê, tais como um temperamento difícil (Cutrona & Troutman, 1986). A presença destes fatores, quando associados à depressão pós-parto, pode afetar a experiência da maternidade, como será abordado abaixo.

Maternidade e depressão

Embora a experiência da maternidade de mulheres com sintomas depressivos após o nascimento do bebê seja ainda pouco explorada, alguns estudos são consistentes ao mostrar que mães deprimidas relatam mais dificuldades em exercer a maternidade do que mães não deprimidas (Downey & Coyne, 1990; Rutter, 1990; Lovejoy et al., 2000; Schwengber & Piccinini, 2005). Ao se descreverem como mães, algumas mulheres com depressão se definiram como menos competentes, menos ligadas emocionalmente às suas crianças, mais dependentes e isoladas socialmente (Milgron & McCloud, 1996). Além disso, relataram menos confiança e satisfação com o desempenho do papel materno do que mães não deprimidas (Anderson, Fleming & Steiner, 1994; Brown et al., 1994; Fowles, 1996; Panzarine, Slater & Scharps, 1995).

Por exemplo, ao examinarem o que mães deprimidas e não deprimidas teriam a dizer a respeito de suas experiências como mães quando os bebês tinham oito e nove meses de vida em um amplo estudo que investigou uma série de aspectos relacionados à experiência da maternidade entre australianas, Brown et al. (1994) verificaram que mães deprimidas enfatizavam temas relacionados à saúde da criança, necessidade de recuperação física devido à exaustão, isolamento, falta de apoio e problemas conjugais. Na continuação do estudo, dois anos após o parto, mulheres que estavam deprimidas aos oito e nove meses de vida do bebê demonstraram maior nível de estresse, insatisfação e mudanças de vida negativas. Além disso, consideravam-se pouco apoiadas por seus parceiros, relataram problemas em seus relacionamentos, estresse envolvendo mudanças em casa, dificuldades financeiras, doença ou morte na família, doença própria e desentendimentos com familiares ou amigos.

Corroborando esses resultados, uma investigação conduzida em contexto nacional revelou que mães com indicadores de depressão relataram mais dificuldades com o desempenho do papel materno do que mães sem depressão (Schwengber & Piccinini, 2005). Esse estudo examinou eventuais semelhanças e particularidades nas representações de mães com e sem depressão no final do primeiro ano de vida do bebê, encontrando entre as mães com depressão mais relatos sobre dificuldades no manejo com o bebê e mais insatisfação com o apoio do companheiro e de outras pessoas. Além disso, o estudo encontrou apenas no grupo de mães com depressão, relatos de estresse pela separação dos filhos devido ao retorno ao trabalho, de conflitos familiares e de dificuldades financeiras.

É interessante destacar que alguns dos estudos revisados apontaram também para uma tendência entre mães com depressão para descrever os seus bebês como crianças com temperamento difícil (Brown et al., 1994; Hopkins, Campbell & Marcus,1987; Mebert, 1991; Whiffen & Gotlib, 1989). Os resultados desses estudos mostraram que gestantes e mães deprimidas imaginaram e consideraram seus bebês como mais difíceis do que o fizeram gestantes e mães não deprimidas.

Assim, o caráter conflituoso das mudanças experimentadas a partir do nascimento de um bebê pode representar um fator de risco para a depressão pós-parto. Além disso, a literatura aponta para uma associação entre a presença da depressão e relatos mais negativos a respeito da experiência da maternidade. Neste contexto, torna-se também fundamental entender a paternidade.

Paternidade e depressão pós-parto

Os estudos que focalizam a paternidade em famílias em que a mãe apresenta depressão investigam basicamente quatro temas: o papel que o pai exerceria protegendo a saúde mental da mãe e diminuindo a probabilidade do desenvolvimento de um quadro depressivo; o papel do pai em proteger a saúde mental do bebê, agindo como um moderador dos efeitos da depressão pós-parto sobre o desenvolvimento infantil; as relações entre a depressão pós-parto e a saúde mental do pai; e o modo como se dá a participação do pai nas famílias em que a mãe apresenta depressão.

Os estudos que abordam o papel do pai como um fator de proteção – ou de risco – para a saúde mental da mãe têm enfocado o apoio por ele oferecido para as tarefas de cuidado com o bebê, a divisão do trabalho doméstico e o apoio emocional (Burke, 2003; Romito, Saurel--Cubizolles & Lelong, 1999). Esses estudos têm verificado que, quanto maior o envolvimento do pai com seu bebê, menor é o declínio experenciado pelas mães na qualidade do relacionamento conjugal, o que estaria ligado ao humor dessas mães (Levy-Shiff, 1994; Romito et al., 1999). De acordo com Levy-Shiff (1994), isto se deve principalmente a dois fatores: no nível prático, o envolvimento paterno nos cuidados do bebê reduz a sobrecarga da mãe e permite que ela realize outras atividades, que lhe deem prazer; no nível emocional, a mãe vê o envolvimento do pai com o bebê como um ato de amor e carinho também em relação a ela. O apoio emocional por parte do pai tem sido destacado como bastante importante para a mãe, sendo, inclusive, um dos principais preditores da evolução clínica do quadro de depressão pós-parto (Burke, 2003; Frizzo, 2008; Goering, Lancee e Freeman, 1992).

Quanto aos estudos que focam o papel do pai como moderador dos efeitos da depressão pós-parto sobre o desenvolvimento infantil, diversos autores (Burke, 2003; Field, 1998; Roggman, Boyce, Cook & Cook, 2002) afirmaram que um pai não deprimido e que atue como cuidador, proporciona ao bebê cuidados e estimulação adequados às suas necessidades, diminuindo os efeitos negativos da interação com uma mãe pouco responsiva ou intrusiva. Nesse sentido, Goodman e Gotlib (1999) afirmaram que os pais aumentariam os riscos de desenvolvimento de psicopatologias em filhos de mães com depressão, caso eles fossem ausentes, pouco participativos, ou também apresentassem psicopatologia. Em compensação, eles atuariam como um fator de proteção para a criança, caso fossem envolvidos, participativos e mentalmente saudáveis. Isto ocorreria porque pais saudáveis e envolvidos com os cuidados de seus filhos proporcionam um modelo positivo para as crianças, funcionam como cuidadores substitutos e exibem interações mais positivas e de melhor qualidade. Eles também proporcionam apoio emocional para a mãe, o que se reverte em uma melhor capacidade de maternagem.

O terceiro bloco de estudos enfatiza as possíveis relações entre esse quadro e a saúde mental do pai (Areias, Kumar, Barros & Figueiredo, 1996; Clark, Tluczek & Wenzel, 2003). De acordo com Meighan et al. (1999), sintomas como falta de comunicação, afastamento e perda da libido são comuns na depressão puerperal, e podem desconcertar o pai e dificultar o relacionamento do casal. Sentimentos de inadequação e ressentimentos podem resultar dessas dificuldades, além da necessidade de assumir os cuidados do bebê quando a esposa se encontra impedida pela depressão. De modo semelhante, Clark et al. (2003) afirmaram que os homens com esposas deprimidas relataram níveis mais altos de estresse quanto ao relacionamento conjugal e maiores preocupações a respeito dos filhos e da esposa, e se mostravam frustrados por não conseguirem fazer suas esposas saírem do episódio depressivo.

Os maridos de mulheres com depressão puerperal estão também em uma situação de risco para o desenvolvimento de psicopatologias, dentre elas a própria depressão (Burke, 2003; Clark et al., 2003). Nesse sentido, diversos estudos têm destacado a ocorrência de depressão pós-parto como o maior preditor do desencadeamento de depressão no pai durante o puerpério, embora a incidência de depressão pós-parto paterna varie enormemente entre os estudos (Areias et al., 1996a; Deater-Deckard et al., 1998; Goodman, 2004; Pinheiro et al., 2006).

Embora a paternidade no contexto da depressão pós-parto tenha começado a ser um tema de interesse para pesquisas em saúde mental, conforme demonstrado acima são ainda raros os estudos descrevendo o modo como se dá a participação do pai nessas famílias. Meighan et al. (1999) verificaram que a depressão da mãe gerava um aumento do envolvimento do pai nos cuidados dos filhos e nas atividades domésticas. Isso, no entanto, era avaliado pelos pais de forma negativa, pois eles se declararam exaustos em função desta rotina. Além disso, não sentiam seus esforços reconhecidos nem pela esposa, nem pela sua família extensa. Outro estudo (Hops et al., 1987) também verificou que pais cujas esposas apresentavam depressão pós-parto, expressaram mais carinho e comportamentos de cuidado em relação aos filhos, mas isso ocorria apenas quando não havia dificuldades no relacionamento entre pai e mãe. Contudo, os achados quanto a esse tema ainda não são consistentes, uma vez que Boyce et al. (2006) não encontraram qualquer correlação entre depressão pós-parto e o tipo de envolvimento paterno.

Em estudo de caso qualitativo realizado recentemente, Silva (2007) investigou a paternidade em duas situações de depressão pós-parto. O principal aspecto que se destacou nos dois casos analisados foi que os pais mostraram-se muitos presentes e ativos quanto à sua participação nos cuidados do bebê, mas com muitas dificuldades para apoiar emocionalmente as mães. A autora apontou que o envolvimento do pai com os cuidados da criança e seu auxílio à mãe em tarefas práticas seria bastante importante para proteger a saúde emocional da mãe, pois reduziria a sobrecarga sobre ela. Mas, ao menos no puerpério, isso parece não ser suficiente. É importante também que o pai possa se conectar às necessidades emocionais da mãe e dividir com ela a carga emocional desse período. Destaca-se, dessa forma, a importância da função paterna de apoio. Ou seja, durante o período puerperal, o pai teria uma função "continente" em relação às necessidades, angústias, fantasias e desejos da mãe, as quais estão exacerbadas e regredidas pelas características próprias desse momento especial. Mas, para que possa assumir tal papel, o pai precisa ter suficiente saúde emocional, podendo ser necessário em alguns casos apoio psicológico específico para ele. Esse estudo evidenciou, portanto, uma interação entre os funcionamentos de pai e mãe, que gerava a exacerbação das dificuldades emocionais de ambos. Diversos aspectos da paternidade parecem associar-se à depressão pós-parto, existindo uma influência mútua entre os papéis de pai e mãe nesse contexto. A inclusão do bebê e do marido no tratamento da depressão pós-parto pode reduzir a sobrecarga da mãe e apoiar o casal nos papéis de pais e cônjuges. Dessa forma, destacamos que o impacto da depressão pós-parto no pai pode vir a atingir a conjugalidade, como será visto a seguir.

Conjugalidade e depressão pós-parto

A depressão pós-parto também pode afetar a família através de um possível aumento de problemas no relacionamento conjugal (Cummings et al., 2005), que, por sua vez, pode afetar o afeto parental, além de ter consequências para as estratégias disciplinares para com a criança, com potencial para acarretar problemas no desenvolvimento infantil. Na verdade, a literatura tem sido consistente em afirmar que os ajustamentos conjugais após o nascimento do bebê tornam-se mais difíceis quando a mulher está deprimida.

De forma geral no pós-parto, todas as mães acabam tendo um grande envolvimento com o bebê, até mesmo por questões como a amamentação e por sua maior disponibilidade de tempo para cuidar do bebê, devido à licença-maternidade (Dunnewold, 1997). No entanto, se um dos cônjuges percebe o outro como ausente, distante ou pouco envolvido, criam-se ressentimentos e mágoas que podem gerar problemas futuros. Nesses casos, mesmo que a relação conjugal pareça não ser afetada, sentir-se emocionalmente vinculado a uma pessoa, como o cônjuge, pode ser essencial no alívio da depressão (Papp, 2002).

Dessa forma, considera-se que o relacionamento conjugal é uma importante dimensão a ser considerada quando a mulher está deprimida.

Independentemente de se tratar de um episódio depressivo no pós-parto ou em outro momento do ciclo vital, o impacto da depressão não se restringe ao indivíduo, pois cônjuges de pacientes deprimidos costumam relatar diminuição em suas atividades sociais e de lazer, queda na renda familiar e tensão na relação conjugal (Benazon & Coyne, 2000; Fritsch et al., 2005; Linares & Campo, 2000). Assim, conviver com uma pessoa deprimida pode ser uma fonte importante de tensão e angústia emocional para os cônjuges.

Especificamente sobre a associação entre depressão pós-parto e qualidade do relacionamento conjugal, Mayor (2004) descreveu algumas diferenças nas famílias com e sem depressão pós-parto. Nas famílias com mães deprimidas houve relatos de maiores dificuldades, tais como existência de conflitos, menor apoio do marido e maior insatisfação conjugal. No estudo de Frizzo, Brys, Lopes e Piccinini (2010), que comparou 10 casais com esposas com indicadores de depressão e 12 casais sem tais indicadores, no final do primeiro ano de vida do primeiro filho do casal os resultados revelaram que as esposas com indicadores de depressão relataram mais dificuldades em relação aos diversos aspectos da conjugalidade investigados pelos autores, como o companheirismo e o tempo para o casal, a comunicação e resolução de conflitos e a avaliação global da qualidade do relacionamento conjugal e sexual, quando comparadas ao grupo sem depressão. Tais resultados corroboram a literatura que destaca importantes dificuldades no relacionamento conjugal na presença de depressão de um dos cônjuges, no caso, a esposa deprimida.

O apoio conjugal foi entendido como essencial na recuperação de mães com depressão pós-parto, em um estudo que descreveu o processo psicoterápico de duas famílias (Frizzo, Prado, Linares & Piccinini, 2010). Embora o relato das duas mães inicialmente tenha sido de pouco apoio por parte dos maridos, ao final da psicoterapia, ambas relataram que se sentiam apoiadas por eles. Esse apoio foi relacionado tanto ao fato de os maridos terem se engajado no cuidado da casa e dos filhos – um apoio mais instrumental –, como por as terem acompanhado nas sessões de psicoterapia – um forte indicador de apoio emocional. Os resultados também revelaram que a conjugalidade estava sendo experienciada com dificuldades em ambas as famílias, mas de maneira particular em cada caso, especialmente com relação à comunicação do casal e à qualidade da relação conjugal (Frizzo et al., 2010). Uma possível explicação para isso poderia ser a qualidade da estrutura conjugal anterior ao nascimento do filho, a qual possui grande influência no ajustamento após o nascimento do filho, segundo Menezes e Lopes (2007). Para essas autoras, a história do casal e a qualidade de seu relacionamento afetivo podem deflagrar uma crise nesse momento. No estudo de Frizzo (2008; Frizzo et al., 2010), foram destacadas as dificuldades na organização do tempo do casal, na comunicação, na qualidade do relacionamento conjugal e sexual. Os resultados endossam a ideia de que, com frequência, algumas pessoas, durante a transição para a parentalidade, não conseguem preservar seus interesses pessoais e, principalmente, suas relações de casal. Algumas vezes isso é percebido como um sentimento de insuficiência, de fracasso, e de esgotamento (Cramer & Palacio-Espasa, 1993).

Partindo da investigação de diversas famílias com mulheres deprimidas, mães em sua maioria, Linares e Campo (2000) propuseram um modelo de entendimento relacional da depressão, onde destacam algumas características específicas do relacionamento conjugal, tais como: expectativas excessivas quanto ao cônjuge, sintomas como expressão de poder, controle e raiva, rigidificação dos padrões relacionais, sentimentos de não se sentir querido ou se sentir culpado, além de um estilo pessoal de priorizar as necessidades dos demais em relação às suas, que leva ao desequilíbrio entre o esforço da pessoa para ajudar os outros, que ela não sente receber de volta quando necessita de ajuda.

Além de a depressão afetar a qualidade do relacionamento conjugal diretamente, por exemplo, aumentando conflitos e insatisfação conjugal, é possível que seu impacto ocorra também de forma indireta e afete o relacionamento com os filhos, através de um "efeito de contaminação" (Frizzo, Kreutz, Schmidt, Piccinini & Bosa, 2005). Uma forma pela qual isso pode acontecer é através de uma transferência direta de humor, afetos e comportamentos de um subsistema, por exemplo, o conjugal para o subsistema pais-filhos. Assim, é bastante plausível que a diminuição de satisfação conjugal, muitas vezes associada à depressão pós-parto, possa ter implicações para as relações pais-bebê e, particularmente, mãe-bebê, com possível impacto no seu desenvolvimento, como será visto a seguir.

Depressão pós-parto e o desenvolvimento do bebê

Apesar das repercussões da depressão pós-parto no desenvolvimento infantil serem alvo de inúmeros estudos, os resultados mostram-se contraditórios e pouco consistentes, deixando dúvidas sobre a relação entre a depressão pós-parto e o desenvolvimento do bebê, em particular sobre alguns aspectos, como o comportamento exploratório do bebê, que será destacado nesta sessão.

De modo geral, assim como há estudos indicando repercussões negativas, como atrasos no desenvolvimento (Field, Estroff, Yando, Del Valle, Malphurs & Hart, 1996; Hart, Jones, Field & Lundy, 1999; Murray, Fiori--Cowley & Hooper, 1996; Tronick & Wainberg, 2000) e apego inseguro (Goodman & Gotlib, 2002), outras pesquisas não mostram prejuízos, em especial em relação ao desenvolvimento socioemocional no primeiro ano de vida do bebê (Field; Diego; Hernandez-Reif; Schanberg & Kuhn, 2003; Alfaya, Lopes & Prado, 2006). Também há estudos indicando a existência de diferenças na qualidade dos comportamentos interativos na díade mãe-bebê entre as mães com e sem indicadores de depressão. Na maioria dos estudos, as mães com indicadores de depressão apresentam comportamentos de intrusividade ou retraimento, pouca responsividade, e pouca expressão de afeto positivo (Field, 2000; Field, Healy, Goldstein & Guthertz, 1990; Hart, Field e Del Valle, 1998; Goodman & Gotlib, 2002; Tronick & Wainberg, 2000). Para Tronick e Wainberg (2000), tais comportamentos podem repercutir de maneira negativa para o desenvolvimento cognitivo e socioemocional do bebê, pois a estimulação e a modulação do estado de alerta que a mãe oferece seriam inadequados para a regulação emocional do bebê. Contudo, o estudo de Field, Diego,

Hernandez-Reif, Schanberg e Kuhn (2003) mostrou que as mães com indicadores de depressão podem apresentar, na situação de interação face a face com seus bebês de três meses, um padrão de interação caracterizado como de boa interação.

Dentre os estudos que indicam repercussões negativas da depressão na mãe para o desenvolvimento do bebê, destacam-se as pesquisas que mostram a presença predominante da expressão de afeto negativo, pouca vocalização, baixos níveis de atividade motora, e pouco contato visual com a mãe aos dois meses de vida, durante interação face a face com a mãe (Campbell, Cohn & Meyers, 1995; Cohn, Campbell, Matias & Hopkins, 1990; Field, Healy, Goldstein e Guthertz, 1990; Murray, Fiori-Cowley & Hooper, 1996). No estudo de Whiffen e Gotlib (1989), com mães com indicadores de depressão, os bebês de dois meses de vida apresentaram um desempenho abaixo da média nas questões cognitivas da escala mental das Escalas Bayley (BSDI-II), assim como expressaram mais afeto negativo e menos afeto positivo, ficando mais tensos e aflitos diante das situações de estresse durante a avaliação da Bayley. Na mesma direção, outros estudos mostraram que bebês de doze meses, de mães com indicadores de depressão, obtiveram escores mais baixos, especialmente nas escalas mental e motora da Bayley, em comparação aos bebês de mães sem indicadores de depressão (Field, 1997; Field, Estroff, Yando, Del Valle, Malphurs & Hart, 1996; Tronick & Wainberg, 2000).

No tocante ao desenvolvimento do comportamento exploratório, alguns estudos revelaram que, de forma geral, aos doze meses de vida, os bebês de mães com indicadores de depressão apresentavam um comportamento exploratório mais limitado, na situação de jogo livre, se envolvendo menos nas tarefas de exploração, levando mais tempo para olhar os brinquedos, manipulando menos, alcançando menos os brinquedos, evitando-os mais, assim como demonstraram menos expressões de afeto positivo e um maior número de expressões de afeto negativo (Field, Estroff, Yando, Del Valle, Malphurs & Hart, 1996; Hart, Field & Del Valle, 1998; Hart, Jones, Field & Lundy, 1999). O estudo de Alfaya, Lopes e Prado (2006) sugere que, em alguns casos, podem ainda estar presentes indicadores do comportamento exploratório do bebê. Nesse estudo, os bebês de mães com depressão pós-parto apresentaram indicadores de comportamento exploratório, como manipulação ampla e fina, assim como locomoção em direção ao ambiente e brinquedos, de acordo com o que se esperaria para suas idades. Além disso, esses bebês, quando avaliados pelas Escalas Bayley, que investigam o desenvolvimento socioemocional, cognitivo e motor, apresentaram classificação normal, de acordo com suas idades. Do ponto de vista emocional, pode-se pensar que tais comportamentos de exploração são importantes porque são considerados indicadores do desenvolvimento da autonomia intrapsíquica do bebê (Bowlby, 1989) em seu processo de separação-individuação (Mahler, Pine & Bergman, 1975/2002).

Em relação aos comportamentos das mães, diversos estudos indicaram a presença de diferenças na qualidade dos comportamentos interativos na díade mãe-bebê, entre as mães com e sem indicadores de depressão. Por exemplo, destacaram que as mães com indicadores de depressão interagiam com seus bebês de maneira peculiar, apresentando comportamentos indicadores de intrusividade ou retraimento (Cummings & Davies, 1994; Field, 2000; Hart, Field & Del Valle, 1998; Tronick & Wainberg, 2000). Essas mães também se mostravam pouco envolvidas com o bebê (Field, Healy, Goldstein & Guthertz, 1990; Tronick & Wainberg, 2000), apresentavam pouca expressão de afeto positivo, um maior número de expressões de afeto negativo (Campbell, Cohn & Meyers, 1995; Cohn, Campbell, Matias & Hopkins, 1990; Cummings & Davies, 1994; Field, Healy, Goldstein & Guthertz, 1990; Goodman & Gotlib, 2002; Murray, Fiori-Cowley & Hooper, 1996; Tronick & Wainberg, 2000) e olhavam, tocavam e conversavam menos com seus bebês (Cohn, Campbell, Matias & Hopkins, 1990), quando comparadas às mães que não tinham indicadores de depressão. Queixas sobre a dificuldade para cuidar do bebê tendem a ser também observadas nessas mães (Whiffen & Gotlib, 1989), bem como menos comportamentos de facilitação para que o bebê mantenha interesse e atenção em um brinquedo (Stein, Gath, Bucher, Day & Cooper, 1991).

A importância do estado emocional da mãe, assim como sua influência para o desenvolvimento socioemocional da criança, também foi destacada por Mahler, Pine e Bergman (1975/2002), que consideraram fundamental a expressão contínua do sentimento de confiança e expectativa em relação aos comportamentos de exploração da criança em seu ambiente. Na mesma direção, Brazelton e Cramer (1992) ressaltaram a importância da regularidade dos comportamentos de permissão e encorajamento da mãe para o desenvolvimento do sentido de competência e controle voluntário do bebê em suas interações sociais.

Ao longo do desenvolvimento do bebê, por volta dos quatro meses ocorre o surgimento da autonomia, que segundo Brazelton e Cramer (1992) é definido pela capacidade do bebê de ter adquirido um sentido de competência e de controle voluntário sobre o ambiente, o que paradoxalmente depende da capacidade da mãe de permitir e encorajar o bebê em seus comportamentos de exploração. A noção de permanência do objeto pode ser ainda rudimentar nesse período, contudo, no segundo semestre de vida o bebê vai se destacando na criação de jogos, tomando iniciativa nas brincadeiras e pode direcionar a interação com seus parceiros. O controle sobre a atenção do parceiro durante as interações permite que o bebê comece a se separar e a se tornar mais independente e a constatação, por parte do bebê, de seu próprio poder de controle o conduz à exploração do ambiente. Na medida em que a sincronia, o encadeamento e as respostas contingentes da mãe reforçam capacidades diferentes, o bebê de cinco meses percebe que é capaz de influenciar a interação, por vezes dominando os comportamentos da mãe por meio de sua capacidade de iniciar e interromper a interação. A exploração do ambiente do bebê nasce da certeza da emissão, por parte da mãe, de respostas previsíveis, o que exige uma regularidade dos comportamentos maternos. Para Brazelton e Cramer (1992), o comportamento autônomo por parte do bebê nessa idade seria sinal de um relacionamento saudável, e sua ausência, uma aparente simbiose ou fusão, indicando uma deficiência no apego. Isso pode estar presente particularmente nas situações de depressão pós-parto, o que exigiria atenção especial para essas díades.

Psicoterapia pais-bebê e depressão pós-parto

Considerando o que foi dito acima, sobre as consequências da depressão pós-parto para a maternidade, paternidade, conjugalidade e para o desenvolvimento infantil, destacamos nesta seção a importância da busca do tratamento frente a esse quadro clínico. Dentre os tratamentos possíveis, destacam-se a psicoterapia e o uso de fármacos, tanto de forma individual como integradamente, dependendo do caso. Como cada uma dessas intervenções, por vezes, tem uma função específica, nem sempre é possível a substituição de uma pela outra. Porém, vale ressaltar que no pós-parto, que envolve geralmente a amamentação, a medicação apresenta várias contraindicações, o que tende a deixar a psicoterapia pais-bebê como uma opção bastante recomendada, e não raro a mais viável. Tal técnica vem se mostrando um importante tipo de tratamento que pode contribuir tanto na melhora dos sintomas maternos, quanto na melhora da qualidade das relações.

A partir de autores interessados nos aspectos relacionais do desenvolvimento emocional (Fraiberg, Adelson & Shapiro, 1994; Lebovici 1987), alguns modelos de psicoterapia breve pais-bebê propriamente ditos foram sendo elaborados, tais como o de Stern (1997), Dolto (2002), Cramer e Palacio-Espasa (1993). Dentre essas várias abordagens teóricas e técnicas que compõem o panorama atual das psicoterapias pais-bebê, os autores do presente capítulo realizaram pesquisas sobre a psicoterapia pais-bebê no contexto da depressão pós-parto, com base na abordagem psicodinâmica de Cramer e Palacio-Espasa (1993), juntamente com conceitos de Stern (1997) e da abordagem familiar-sistêmica (Prado, 1996a), que serão brevemente expostos a seguir.

A psicoterapia breve denominada mãe-bebê, desenvolvida por Cramer e Palacio-Espasa (1993), destaca que as psicopatologias do bebê instauram-se a partir de perturbações relacionais no contexto mãe-bebê. Essa técnica busca efetuar nas sessões a conexão temática entre os conflitos atuais e infantis da mãe e a interação mãe-bebê, gerando importantes mudanças psíquicas. O número de sessões tende a variar entre quatro e doze, uma vez por semana, com duração de, aproximadamente, sessenta minutos. Já a abordagem denominada psicoterapia pais-bebê, desenvolvida por Stern (1997), que também visa modificar as representações parentais, considera que os comportamentos interativos observados nas sessões, e frequentemente até filmados, são o ponto de partida para a busca e mudança do mundo representacional da mãe. Por sua vez, a abordagem familiar-sistêmica, tanto o histórico do indivíduo como o seu ambiente de desenvolvimento são incluídos no estudo da família (Prado 1996a) e na codeterminação das patologias psíquicas. Assim, o modelo de intervenção breve e focal das terapias pais-bebê possui várias semelhanças com a terapia familiar, na medida em que age direta ou indiretamente para reconectar o mundo representacional da mãe (e do pai) ao do bebê (Prado, 1996b; Stern, 1997).

É importante salientar que a psicoterapia breve pais-bebê é indicada nos casos de distúrbios psicofuncionais, como de sono e alimentação, em angústias de separação, nos distúrbios de apego e nos distúrbios relacionais pais-bebê, assim como para as depressões desencadeadas pela maternidade (Cramer & Palacio-Espasa, 1993; Prado, 1996b; Stern, 1997). Está contraindicada nos casos de psicose e graves transtornos de personalidade (Cramer & Palacio-Espasa, 1993; Prado, 1996b).

Algumas pesquisas têm avaliado o impacto da psicoterapia breve pais-bebê sobre a depressão pós-parto, como os importantes estudos de eficácia realizados por Cramer e colegas (Cramer et al., 1990; Cramer, 1993; 1997). Um dos primeiros artigos publicados pelo grupo de Cramer (Cramer et al., 1990) investigou o impacto de dois tipos de psicoterapia mãe-bebê (orientação interacional e a terapia psicodinâmica conjunta mãe-bebê) para as representações maternas, para a qualidade da interação mãe-bebê e para os sintomas psicofuncionais do bebê. Participaram desse estudo 38 mães suíças de bebês de até 30 meses, os quais apresentavam algum sintoma psicofuncional como problemas de sono, alimentação, e de comportamento – irritabilidade e choro excessivo. Foram feitas avaliações antes do início da psicoterapia e, uma semana, seis e doze meses após o seu término. Os resultados indicaram mudanças significativas nos aspectos examinados.

De forma geral os sintomas dos bebês desapareceram em poucas sessões. As interações mãe-bebê tornaram-se mais harmoniosas, com diminuição da intrusividade e aumento da sensibilidade materna, além de um aumento na reciprocidade interacional da díade mãe-bebê. Já as representações maternas não sofreram muitas mudanças. As representações sobre o bebê e sobre o companheiro foram alteradas, mas não as da mãe como mãe e em relação à sua própria mãe (avó materna do bebê). Os autores justificaram que talvez as representações sobre si estivessem associadas a estruturas mais profundas e inconscientes, do que outras representações. Ou ainda, pode-se pensar que quando se consegue modificar as representações das relações objetais da mãe, isso consequentemente provoca uma modificação simultânea no nível pessoal e interativo (Cramer & Palacio-Espasa, 1993), que também pode trazer benefícios para as relações mãe-bebê e para as relações com os demais membros da família.

Nos estudos seguintes, Cramer (1993, 1997) continuou comparando os dois tipos de psicoterapia, corroborando o estudo anterior de Cramer et al. (1990). Os estudos revelaram que, após ambas as psicoterapias, houve melhoras na interação mãe-bebê, nas dificuldades dos bebês para dormir e na autoestima da mãe. Já o estudo de Evelyn e Jacoby-Miller (1985) investigou o processo psicoterápico pais-bebê, envolvendo uma mãe americana que apresentava depressão pós-parto severa e que tinha um bebê de quatro meses. Um dos focos do tratamento foram os processos transgeracionais entre a mãe e sua própria mãe. A psicoterapia, segundo os autores, ajudou a fortalecer o ego materno, estabilizar e organizar defesas precárias e favoreceu uma melhor relação da mãe com seu bebê, descartando a necessidade inicial de internação hospitalar e revelando uma criança ativa e saudável.

Cabe também destacar aqui os estudos realizados no doutoramento de várias das autoras do presente capítulo, alguns dos quais já destacados acima, que investigaram o impacto da psicoterapia breve pais-bebê em diversos contextos envolvendo a depressão pós-parto. Por exemplo, o estudo de Schwengber (2007) investigou os efeitos nas representações acerca da maternidade em duas mães com indicadores de depressão ao longo de uma psicoterapia breve pais-bebê. Os temas da constelação da maternidade de Stern (1997), vida e crescimento, relacionar-se primário, matriz de apoio e reorganização da identidade tornaram-se os eixos interpretativos das entrevistas e sessões de psicoterapia avaliadas. Os resultados revelaram que em ambos os casos as mudanças nas representações das mães acerca do relacionamento com suas próprias mães desempenharam um papel central na reelaboração de esquemas a respeito de si mesma, do bebê e do relacionamento conjugal. Também utilizando os mesmos temas da constelação da maternidade de Stern (1997), Gomes (2007) investigou o impacto da psicoterapia breve pais-bebê nas representações maternas em uma mãe deprimida no contexto de malformação do bebê que apresentava sérias dificuldades cardíacas. Os resultados apontaram para mudanças nas representações maternas ao longo da psicoterapia. A visão sobre o bebê passou de parcial e idealizada para mais integrada, indicando que a mãe pode entender o potencial de evolução e vulnerabilidade de seu bebê. A relação com o bebê ficou mais próxima, pois a mãe pode tolerar mais a dependência do bebê e a sua necessidade de cuidados especiais, sem se sentir tão incompetente e culpada. Por fim, a mãe se aproximou de sua família de origem e do marido, reforçando sua rede de apoio.

Já o estudo de Silva (2007) investigou a participação do pai na psicoterapia breve pais-bebê de duas famílias cuja mãe apresentava depressão pós-parto. Os resultados revelaram que a presença concreta do pai na sessão permitiu que fossem trabalhados aspectos relativos à paternidade, auxiliando-o a apoiar emocionalmente e instrumentalmente a mãe, o que se refletiu não apenas na satisfação e saúde emocional do pai, mas também da mãe. A mãe apresentou redução na sensação de ser a única responsável pelo processo de mudança da família. A presença do pai permitiu à terapeuta não somente visualizar a interação entre a tríade e as duplas pai-mãe e pai-bebê no tratamento, mas trabalhá-las no "aqui e agora" da sessão, com maior acesso às informações sobre o funcionamento familiar, pois o pai, muitas vezes, abordava conteúdos não expostos pela mãe, ou expostos de um ponto de vista distinto. Essas características são especialmente importantes por se tratar de uma abordagem terapêutica breve, pois dão agilidade ao tratamento.

Soma-se a esses estudos o de Frizzo (2008), que examinou as relações familiares no contexto de depressão pós-parto, ao longo de uma psicoterapia breve pais-bebê em duas famílias. Apesar das particularidades de cada família atendida, os resultados da psicoterapia foram bastante positivos, com relatos de mudanças tanto na conjugalidade como na parentalidade. Nos dois casos também se observou que eventos significativos na história de vida das mães estavam intimamente relacionados com as dificuldades após o nascimento do bebê, reforçando a importância de se considerar fatores relacionais durante o tratamento de mães deprimidas.

Por fim, o estudo de Brum (2010) investigou o processo psicoterápico através da análise das intervenções do terapeuta e dos *insights* associados a elas durante uma psicoterapia pais-bebê, em duas famílias em que a mãe apresentava depressão pós-parto. Todas as sessões foram filmadas e a análise das intervenções baseou-se em cinco categorias: 1) intervenções para obter informações, que incluiu intervenções de assinalamento e de confrontação; 2) intervenções utilizadas para informar o paciente, que incluiu intervenções de informação propriamente dita, esclarecimento e interpretação; 3) intervenções de apoio; 4) intervenções de encenação; e 5) intervenções de interpretação transgeracional. *Os insights*, por sua vez, foram classificados em três tipos: cognitivos, afetivos e pragmáticos. Os resultados revelaram que as intervenções de interpretação, esclarecimento e encenação estiveram associadas a um maior número de mudanças ao longo da psicoterapia, e se constituem em importantes fatores no tratamento de pais e seus bebês. As demais intervenções examinadas também se mostraram relevantes, principalmente nas situações em que as mudanças ocorreram como resultado de um conjunto de intervenções e não apenas de uma intervenção específica. Além disso, a terapeuta moldou sua forma de intervir para se adequar ao funcionamento de cada família investigada.

Juntos os estudos descritos acima, indicam que no contexto da depressão pós-parto, a psicoterapia breve pais-bebê pode ser uma alternativa para o alívio dos sintomas no bebê, nos pais e nas relações entre os membros da família. Além disso, por se tratar de uma intervenção realizada nos momentos iniciais da vida do bebê, tem um importante potencial preventivo e de promoção da saúde mental, particularmente frente à depressão pós-parto, com grande potencial para melhorar a qualidade de vida das famílias com bebês.

Considerações finais

O nascimento de um bebê coloca a mãe diante de um processo de reorganização da sua identidade, o que, em algumas situações, pode acarretar a ocorrência de sintomas depressivos. A depressão pós-parto é um transtorno multideterminado que pode afetar a família de diferentes maneiras, afetando, por exemplo, a interação mãe-bebê e o relacionamento conjugal. Pode também apresentar repercussões negativas para o desenvolvimento socioemocional, cognitivo e motor do bebê, tendo em vista a qualidade e o padrão de interação estabelecido entre a díade mãe-bebê. A saúde emocional do pai também pode ser afetada. Porém, o pai pode exercer um papel protetor quanto à saúde emocional da mãe e o desenvolvimento do bebê, especialmente quando presente na relação e com condições emocionais para apoiar a esposa. Nos casos em que o casal consegue manter uma relação de apoio, esta parece ser fundamental para a remissão do episódio depressivo da mãe e para a qualidade da relação conjugal.

Nesse contexto, a psicoterapia pais-bebê constitui-se em uma importante alternativa para o tratamento da depressão pós-parto, especialmente porque a indicação do tratamento costuma ser de psicoterapia breve e focada nas interações familiares, em especial nos comportamentos interativos da díade mãe-bebê, que são observados e trabalhados nas sessões, com a presença do bebê. Além disso, a orientação bifocal do psicoterapeuta, de olhar os comportamentos interativos durante a escuta do discurso dos pais, permite ao profissional reunir conteúdos do presente e da história de vida, favorecendo os *insights*. Assim, a psicoterapia breve pais-bebê pode trazer uma contribuição relevante para as famílias em que a mãe apresenta depressão, intervindo e amenizando os sintomas no bebê, nos pais e/ou nas relações entre os membros da família. Além disso, por se tratar de uma intervenção realizada nos momentos iniciais da vida do bebê, tem um importante potencial na promoção da saúde mental da criança.

Referências

Alfaya, C., Lopes, R. S., Prado, L. C. (2006). *O comportamento exploratório dos bebês de mães com depressão materna durante uma psicoterapia breve mãe-bebê*. Tese de Doutorado não publicada, Curso de Pós-Graduação em Psicologia do Desenvolvimento, Universidade Federal do Rio Grande do Sul, Porto Alegre, RS.

American Psychiatric Association (2002). *Manual Diagnóstico e Estatístico dos Transtornos Mentais – DSM-IV*. Porto Alegre: Artmed.

Anderson, V., Fleming, A. & Steiner, R. (1994). Mood and the transition to motherhood. *Journal of Reproductive and Infant Psychology, 12* (2), 69-77.

Andolfi M. (1984). *Por trás da máscara familiar – um enfoque em terapia familiar*. Porto Alegre: Artmed.

Areias, M., Kumar, R., Barros, H. & Figueiredo, E. (1996a). Comparative incidence of depression in women and men, during pregnancy and after childbirth: validation of the Edinburgh Postnatal Scale in Portuguese Mothers. *British Journal of Psychiatry, 169* (1), 30-35.

Areias, M., Kumar, R., Barros, H. & Figueiredo, E. (1996b). Correlates of postnatal depression in mothers and fathers. *British Journal of Psychiatry, 169* (1), 36-41.

Attia, E., Downey, J. & Oberman, M. (1999). Postpartum psychoses. In: L. J. Miller. *Postpartum mood disorders* (pp. 99-118). Washington, DC: American Psychiatric Press.

Beck, C. T., Reynolds, M. A. & Rutowsky, P. (1992). Maternity blues and postpartum depression. *Journal of Obstetric, Gynaecology and Neonatal Nursing, 21* (4), 287-293.

Benazon, N. R. & Coyne, J. C. (2000). Living with a depressed spouse. *Journal of Family Psychology, 14*, 71-79.

Boyce, W. T., Essex, M. J., Alkon, A., Goldsmith, H. H., Kraemer, H. C. & Kupfer, D. J. (2006). Early father involvement moderates biobehavioral susceptibility to mental problems in middle childhood. *Journal of the American Academy of Child and Adolescent Psychiatry, 45* (12), 1510-1520.

Brazelton, T. B. (1988). *O desenvolvimento do apego: uma família em formação*. Porto Alegre: Artes Médicas.

Brazelton, T. & Cramer, B. (1992). *As primeiras relações*. (M. B. Cipolla, trad.). São Paulo: Martins Fontes. (Original publicado em 1990).

Brown, S., Lumley, J., Small, R. & Astbury, J. (1994). *Missing voices: the experience of motherhood*. New York: Oxford University Press.

Brockington, I. (2004). Postpartum psychiatric disorders. *Lancet, 24*, 303-310.

Brum, E. (2010). *Psicoterapia pais-bebê no contexto da depressão pós-parto: investigando o processo psicoterápico*. Tese de Doutorado não publicada, Curso de Pós-Graduação em Psicologia, Universidade Federal do Rio Grande do Sul, Porto Alegre, RS.

Buist, A., Morse, C. & Durkin, S. (2002). Men's adjustment to fatherhood: implications for obstetric health care. *Journal of Obstetric, Gynecology and Neonatal Nursing, 32* (2), 172-180.

Burke, L. (2003). The impact of maternal depression on familial relationships. *International Review of Psychiatry, 15*, 243-255.

Campbell, S., Cohn, J. & Meyers, T. (1995). Depression in first time mothers: mother-infant interaction and depression chronicity. *Developmental Psychology, 31* (3), 349-357.

Clark, R., Tluczek, A. & Wenzel, A. (2003). Psychotherapy for postpartum depression: a preliminary report. *American Journal of Orthopsychiatry, 73* (4), 441-454.

Cohn, J., Campbell, S., Matias, R. & Hopkins, J. (1990). Face to face interactions of postpartum depression and nondepressed mother-infant pairs at 2 months. *Developmental Psychology, 26* (1), 15-23.

Cooper, P. J. & Murray, L. (1995). Course and recurrence of postnatal depression: evidence for the specificity of the diagnostic concept. *British Journal of Psychiatry, 166*, 191-195.

Cramer, B. G. (1993). Are postpartum depressions a mother-infant relationship disorder? *Infant Mental Health Journal, 14*, 283-297.

Cramer, B. G. Palacio-Espasa, F. (1993). *Técnicas psicoterápicas mãe-bebê*. Porto Alegre: Artes Médicas.

Cramer, B. G. (1997). Psychodynamic perspectives on the treatment of postpartum depression. In: Murray L., Cooper P.J, (Eds.). *Postpartum depression and child development*, pp. 237-261. New York: The Guilford Press.

Cramer, B. G., Robert-Tissot, C., Stern, D. N. Serpa-Rusconi, S., Muralt, M., Besson, G., Palacio-Espasa, F., Bachmann, J.P., Knauer, D., Berney, C. & D'arcis, U. (1990). Outcome evaluation in brief mother-infant psychotherapy: a preliminary report. *Infant Mental Health Journal, 11 (3)*, 278-300.

Cruz, E. B. S., Simões, G. L. & Faisal-Cury, A. (2005). Rastreamento da depressão pós-parto em mulheres atendidas pelo Programa de Saúde da Família. *Revista Brasileira de Ginecologia e Obstetrícia, 27*, 181-188.

Cummings, M. E., Keller, P. S. & Davies, P. T. (2005). Towards a family process model of maternal and paternal depressive symptoms: exploring multiple relations with child and family functioning. *Journal of Child Psychology and Psychiatry, 46*, 479-489.

Cummings, M. E. & Davies, P. T. (1994). Maternal depression and child development. *Journal of Child Psychology and Psychiatry, 35*, 73-112.

Cutrona, C., Troutman, B. (1986). Social support, infant temperament, and parenting self-efficacy: a mediational model of postpartum depression. *Child Development, 57*, 1507-1518.

Deater-Deckard, K., Pickering, K., Dunn, J. & Golding, J. (1998). Family structure and depressive symptoms in men preceding and following the birth of a child. *American Journal of Psychiatry, 155 (6)*, 818-823.

De Felice, E. M. (2000). *A psicodinâmica do puerpério*. São Paulo: Vetor.

Dolto, F. (2002). *Tudo é linguagem*. São Paulo: Martins Fontes.

Downey, G. & Coyne, J. C. (1990). Children of depressed parents: an integrative review. *Psychological Bulletin, 108*, 50-76.

Dunnewold, A. L. (1997). *Evaluation and treatment of postpartum emotional disorders*. Sarasota, FL: Professional Resource Press.

Evelyn, S. & Jacoby-Miller, L. (1985). Successful treatment of the mother-infant relationship in a mother suffering from severe postpartum depression. *Infant Mental Health Journal, 6 (4)*, 210-213.

Field, T., Sandberg, D., Garcia, R., Vega-Lahr, N., Goldstein, S. & Guy, L. (1985). Pregnancy problems, postpartum depression, and early mother-infant interactions. *Developmental Psychology, 21,* 1152-1156.

Field, T., Healy, B., Goldstein, S. & Guthertz, M. (1990). Behavior-state matching and synchrony in mother-infant interactions of non-depressed versus depressed dyads. *Developmental Psychology, 26,* 7-14.

Field, T., Estroff, D., Yando, R., Del Valle, C., Malphurs, J. & Hart, S. (1996). Depressed mothers's perceptions of infant vulnerability are related to later development. *Child Psychiatry and Human Development, 27* (1), 43-53.

Field, T. (1997). Depressed mothers and their infants. In: L. Murray & P. Cooper (Orgs.). *Postpartum depression and child development* (pp. 221-236). New York: Guilford Press.

Field, T. (1998). Maternal depression effects on infants and early interventions. *Preventive Medicine, 27,* 200-203.

Field, T. (2000). Infant of depressed mothers. In: S. Johnson, A. Hayes, T. Field, N. Schneiderman & P. McCabe (Orgs.). *Stress, coping and depression* (pp. 3-22). London: Lawrence.

Field, T., Diego, M., Hernandez-Reif, M., Schanberg, S. & Kuhn, C. (2003). Depressed mothers who are good interaction partners versus who are withdrawn or intrusive. *Infant Behavior and Development, 26,* 238-252.

Fowles, E. (1996). Relationships among prenatal attachment, presence of postnatal depressive symptoms and maternal role attainment. *Journal of the Society of Pediatric Nurses, 1* (2), 75-82.

Fraiberg, S., Adelson, E. & Shapiro, V. (1994). Fantasmas no quarto do bebê. *Publicação CEAPIA, 7,* 12-34.

Fritsch, R., González, J., Barrientos, X., Montt, M. E., Larraguibel, M., González, M. I. & Rojas, G. (2005). Calidad de la vida familiar y armonía matrimonial en parejas de madres deprimidas. *Revista de Psiquiatria Clínica (Santiago de Chile), 42,* 23-31.

Frizzo, G. B. (2008). *Contribuições da psicoterapia breve pais-bebê para a conjugalidade e para a parentalidade em contexto de depressão pós-parto.* Tese de Doutorado não publicada, Curso de Pós-Graduação em Psicologia, Universidade Federal do Rio Grande do Sul, Porto Alegre, RS.

Frizzo, G. B., Brys, I., Lopes, R. C. S. & Piccinini, C. A. (2010). Conjugalidade em contexto de depressão da esposa no final do primeiro ano de vida do bebê. *Aletheia, 31 (3),* 66-81.

Frizzo, G. B., Kreutz, C. M., Schmidt, C., Piccinini, C. A. & Bosa, C. A. (2005). O conceito de coparentalidade e suas implicações para a pesquisa e para a clínica. *Revista Brasileira de Crescimento e Desenvolvimento Humano, 15 (3),* 84-94.

Frizzo, G. B. & Piccinini, C. A. (2005). Interação mãe-bebê em contexto de depressão materna: aspectos teóricos e empíricos. *Psicologia em Estudo, 10,* 47-55.

Frizzo, G. B., Prado, L. C., Linares, J. L. & Piccinini, C.A. (2010). Depressão pós-parto: evidências a partir de dois casos clínicos. *Psicologia: Reflexão e Crítica, 23 (10),* 46-55.

Goering, P., Lancee, W. & Freeman, J. (1992). Marital support and recovery from depression. *British Journal of Psychiatry, 160,* 76-82.

Gomes, A. (2007). *Malformação do bebê e maternidade: impacto de uma psicoterapia breve pais-bebê para as representações da mãe.* Tese de doutorado não publicada. Instituto de Psicologia, Universidade Federal do Rio Grande do Sul, Rio Grande do Sul, Brasil.

Goodman, J. H. (2004). Paternal postpartum depression, its relationship to maternal postpartum depression, and implications for family health. *Journal of Advanced Nursing,* 45 (1), 26-35.

Goodman, J. H. (2005). Becoming an involved father of an infant. *Journal of Obstetric, Gynecology and Neonatal Nursing,* 34 (2), 190-200.

Goodman, S. H. & Gotlib, I. (2002). Transmission of risk to children of depressed parents: integrations and conclusions. In: S. Goodman & I. Gotlib (Orgs.). *Children of depressed parents* (pp. 307-326).

Goodman, S. H. & Gotlib, I. H. (1999). Risk for psychopathology in the children of depressed mothers: a developmental mode for understanding mechanisms of transmission. *Psychological Review, 3,* 458-490.

Hart, S., Field, T. & Del Valle, C. (1998). Depressed mother's interactions with their one year old infants. *Infant Behavior and Development, 21 (3),* 519-525.

Hart, S., Jones, N., Field, T. & Lundy, B. (1999). One-year-old infants of intrusive and withdrawn depressed mothers. *Child Psychiatry and Human Development, 30* (2), 111-120.

Henderson, A. D. Sayer, T. V. & Horne, A. M. (2003). Mothers and sons: a look at the relationship between child behavior problems, marital satisfaction, maternal depression and family cohesion. *The Family Journal: Counseling andTherapy for Couples and Families, 11*, 33-41.

Hendrick, V. & Altshuler, L. L. (1997). Biological determinants of postpartum depression. In: L. J. Miller (Ed.). *Postpartum mood disorders* (pp.65-82). Washington, DC: American Psychiatric Press, Inc.

Hopkins, J., Campbell, S. B., & Marcus, M. (1987). Role of infant-related stressors in postpartum depression. *Journal of Abnormal Psychology, 96*, 237-241.

Hops, H., Biglan, A., Sherman, L., Arthur, J., Friedman, L. & Osteen, V. (1987). Home observations of family interactions of depressed women. *Journal of Consulting and Clinical Psychology, 55* (3), 341-346.

Jacob, T. & Johnson, S. (1997). Parent-child interaction among depressed fathers and mothers: impact on child functioning. *Journal of Family Psychology, 11* (4), 391-409.

Johnson, S. & Jacob, T. (1997). Marital interaction of depressed men and women. *Journal of Consulting and Clinical Psychlogy, 65* (1), 15-23.

Klaus, M. H., Kennell, J. H. & Klaus, P. (2000). *Vínculo: construindo as bases para um apego seguro e para a independência.* Porto Alegre: Artes Médicas.

Klitzing, K. (2003). From interactions to mental representations: psychodynamic parent-infant therapy in a case of severe eating and sleep disorders. *Journal of Child Psychotherapy, 29* (3), 317-333.

Lebovici, S. (1987). *O bebê, a mãe e o psicanalista.* Porto Alegre: Artes Médicas.

Levy-Shiff, R. (1994). Individual and contextual correlates of marital change across the transition to parenthood. *Developmental Psychology, 30* (4), 591-601.

Lieberman, A. F. & Pawl, J. H. (1993). Infant-parent psychoterapy. In: C. Zeanah (Ed.). *Handbook of infant mental health*, pp. 427-42. New York: Guilford.

Likierman, M. (2003). Post natal depression, the mother's conflict and parent-infant psychotherapy. *Journal of Child Psychotherapy,* 29, 301-315.

Linares, J. L. & Campo, C. (2000). *Tras la honorable fachada: los transtornos depresivos desde una perspectiva relacional.* Barcelona: Paidós.

Lovejoy, M. C., Graczyk, P. A., O'Hare, E. & Neuman, G. (2000). Maternal behavior and parenting behavior: a meta-analytic review. *Clinical Psychology Review,* 20, 561-592.

Mahler, M., Pine, F. & Bergman, A. (2002). *O nascimento psicológico da criança.* Porto Alegre: Artes Médicas. (Original publicado em 1975.)

Maldonado, M. T. (2000). *Psicologia da gravidez.* São Paulo: Saraiva.

Maldonado, M. T., Dickstein, J. & Nahoum, J. C. (1997). *Nós estamos grávidos.* (10ª ed.). Porto Alegre: Artes Médicas.

Mayor, I. M. B. (2004). *A qualidade do relacionamento conjugal no contexto da depressão materna.* Dissertação de Mestrado não publicada, Curso de Pós-Graduação em Psicologia do Desenvolvimento, Universidade Federal do Rio Grande do Sul, Porto Alegre, RS.

Mebert, C. J. (1991). Dimensions of subjectivity in parent's ratings of infant temperament. *Child Development,* 62, 352-361.

Meighan, M., Davis, M., Thomas, S. & Droppleman, P. (1999). Living with postpartum depression: the father's experience. *American Journal of Maternal-Child Nursing,* 24 (4), 202-208.

Menezes, C. C. & Lopes, R. C. S. (2007). Relação conjugal na transição para parentalidade: gestação até dezoito meses do bebê. *Psico-USF,* 12, 83-93.

Milgron, J. & McCloud, P. (1996). Parenting stress and postnatal depression. *Stress Medicine,* 12 (3), 177-186.

Miller, L. M. (1997). *Postpartum mood disorders.* Washington, DC: American Psychiatric Press, Inc.

Miller, L. M. & Rukstalis, M. (1997). Beyond the "blues": Hypotheses about postpartum reactivity. In: L. J. Miller (Ed.). *Postpartum mood disorders.* (pp. 3-20). Washington, DC: American Psychiatric Press, Inc.

Moraes, G. S. M., Pinheiro, R. T., Silva, R. A., Horta, B. L., Sousa, P. L. R. & Faria, A. D. (2006). Prevalência da depressão pós-parto e fatores associados. *Revista de Saúde Públicas,* 40 (1), 65-70.

Murray, L., Fiori-Cowley, A. & Hooper, R. (1996). The impact of postnatal depression and associated adversity on early mother-infant interactions and later infant outcome. *Child development, 67,* 2512-2526.

Murray, L. & Cooper, P. (1997). The role of infant and maternal factors in postpartum depression mother-infant interactions, and infant outcomes. In: L. Murray & P. Cooper (Orgs.). *Postpartum depression and child development* (pp. 111-135). New York: Guilford Press.

Nonacs, R. & Cohen, L. S. (2005). Postpartum psychiatric syndromes. In: B. J. Sadock & V. Sadock (Eds.). *Kaplan & Sadock's Comprehensive Textbook of Psychiatry (8. ed.).* Lippincott: Williams & Wilkins.

O'Hara, M. W. (1997). The nature of postpartum depressive disorders. In: L. Murray & P. J. Cooper. *Postpartum depression and child development* (pp. 3-34). New York: The Guilford Press.

O'Hara, M. W., Neunaber, D. J. & Zekoski (1984). A prospective study of postpartum depression: prevalence, course and predictive factors. *Journal of Abnormal Psychology, 93,* 158-171.

O'Hara, M. W., Zekoski, E. M., Phillips, L. H. & Wright, E. J. (1990). Controlled prospective study of postpartum mood disorders: comparision of childbering and nonchildbearing women. *Journal of Abnormal Psychology, 99,* 3-15.

Panzarine, S., Slater, E. & Sharps, P. (1995). Coping, social support and depressive symptoms in adolescent mothers. *Journal of Adolescent Health, 17* (2), 113-119.

Papp, P. (2002). As diferenças de gênero e a depressão: a depressão dele e a depressão dela. In: *Casais em perigo: Novas diretrizes para terapeutas* (pp.145-166). Porto Alegre: Artmed.

Parry, B. L. (1997). Postpartum depression in relation to other reproductive cycle mood changes. In: L. J. Miller (Ed.). *Postpartum mood disorders* (pp. 21-46). Washington, DC: American Psychiatric Press.

Pinheiro, R. T., Magalhães, P. V. S., Horta, B. L., Pinheiro, K. A. T., Silva, R. A. & Pinto, R. H. (2006). Is paternal postpartum depression associated with maternal postpartum depression? Population-based study in Brazil. *Acta Psychiatrica Scandinavica, 113,* 230-232.

Prado, L. C. (1996a). Pontes entre concepções psicanalíticas e sistêmicas. In: L. C. Prado (Ed.). *Famílias e terapeutas,* pp. 17-36. Porto Alegre: Artes Médicas.

Prado, L. C. (1996b). O bebê inaugura a família: a terapia pais-bebê. In: L. C. Prado (Ed.). *Famílias e terapeutas*, pp.97-130. Porto Alegre: Artes Médicas.

Ramchandani, P., Stein, A., Evans, J., O'Connor, T. & ALSPAC study team. (2005). Paternal depression in the postnatal period and child development: a prospective population study. *Lancet, 365,* 2201-2205.

Riecher-Rössler, A. & Fallahpour, M. H. (2003). Postpartum depression: do we still need this diagnostic term? *Acta Psychiatrica Scandinavica, 108,* 51-56.

Robila, M. & Krishnakumar, A. (2005). Effects of economic pressure on marital conflict in Romania. *Journal of Family Psychology, 19,* 246-251.

Roggman, L. A., Boyce, L. K., Cook, G. A. & Cook, J. (2002). Getting dads involved: predictors of fathers involvement in early head start and with their children. *Infant Mental Health Journal, 23* (1-2), 62-78.

Romito, P., Saurel-Cubizolles, M. & Lelong, N. (1999). What makes new mothers unhappy: psychological distress one year after birth in Italy and France. *Social Science & Medicine, 49,* 1651-1661.

Rutter (1990). Commentary: some focus and process considerations regarding the effects of parental depression on children. *Developmental Psychology, 26,* 60-67.

Scherwen, L. N. (1991). Fantasy state during pregnancy. A psychoanalitic account. *Pre-and Peri-Natal Psychology Journal, 6,* 55-71.

Schwengber, D. D. S., Alfaya, C., Lopes, R. C. S. & Piccinini, C. A. (2003). A orientação interacional como alternativa de intervenção precoce pais-bebê no contexto da depressão materna: algumas reflexões iniciais. *Psico, 34,* 297- 316.

Schwengber, D. D. S. & Piccinini, C. A. (2003). O impacto da depressão pós-parto para a interação mãe-bebê. *Estudos de Psicologia-Natal, 8,* 403-411.

Schwengber, D. D. S. & Piccinini, C. A. (2005). A experiência da maternidade no contexto da depressão materna no final do primeiro ano de vida do bebê. *Estudos de Psicologia-Natal, 22,* 143-156.

Schwengber, D. D. S. (2007). *Representações acerca da maternidade em mães com indicadores de depressão ao longo de uma psicoterapia breve pais-*

-bebê. Tese de Doutorado não publicada. Instituto de Psicologia, Universidade Federal do Rio Grande do Sul, Rio Grande do Sul, Brasil.

Silva, M. R. (2007). *Paternidade e depressão pós-parto materna no contexto de uma psicoterapia breve pais-bebê*. Tese de Doutorado. Universidade Federal do Rio Grande do Sul.

Souza, I. & Daure, S. (1999). Importância da família na prevenção da depressão pós-parto. *Psicologia Clínica, 11,* 117-132.

Stein, A., Gath, D. H., Bucher, J., Bond, A., Day, A. & Cooper, P. (1991). The relationship between post-natal depression and mother-child interaction. *British Journal of Psychiatry, 158,* 46-52.

Stern, D. (1997). *A constelação da maternidade: o panorama da psicoterapia pais/bebê*. Porto Alegre: Artes Médicas.

Tronick, E. Z. & Weinberg, M. K. (2000). Gender differences and their relation to maternal depression. In: S. Johnson, A. Hayes, T. Field, N. Schneiderman & P. McCabe (Orgs.). *Stress, coping and depression* (pp. 23-34). London: Lawrence.

Whiffen, V. E. & Gotlib, I. H. (1989). Infants of postpartum depressed mothers: temperament and cognitive status. *Journal of Abnormal Psychology, 98,* 274-279.

CAPÍTULO CINCO ■

A investigação das relações de apego: Diferentes paradigmas e metodologias atuais

Pompéia Villachan-Lyra e Maria da Conceição Diniz Pereira de Lyra

Este capítulo tem por objetivo apresentar como as relações pais-bebê/criança vêm sendo concebidas ao longo do século XX e início do século XXI. Em particular, são abordadas as perspectivas teóricas, as principais estratégias de investigação utilizadas e os resultados advindos de estudos empíricos que focalizam as relações afetivas de apego pais-bebê/criança no início da vida. Finalmente, é resumida a proposta dos *"frames* de apego", como uma nova opção teórico-metodológica para o estudo dessas relações.

Na primeira metade do século XX, e também durante boa parte da segunda metade, as pesquisas em psicologia do desenvolvimento infantil tinham como objetivo principal o estabelecimento de normas comportamentais para cada idade. Essas normas eram obtidas a partir da investigação das diversas competências da criança, cuja aquisição deveria seguir uma ordem preestabelecida (por exemplo, Gesell, 1934). Considerando, particularmente, as relações de apego, tais estudos ilustram uma *perspectiva unidirecional* do desenvolvimento e das relações pais-criança, segundo a qual determinados comportamentos e atitudes dos pais podem desempenhar um forte impacto no desenvolvimento de determinadas habilidades por parte da criança. Por volta da década de 1970, uma outra perspectiva surge. Esta destaca o papel ativo assumido pelo bebê e pela criança em seu processo de desenvolvimento. Passou, assim, a ser gradativamente considerado e, posteriormente, tornou-se inquestionável o papel ativo do bebê ou da criança. Instala-se, então uma *concepção bidirecional* do desenvolvimento.

Nesta nova concepção, a criança é considerada um parceiro ativo, mas um parceiro que está inserido na interação. Este fato dá lugar para o destaque e importância da interação diádica desde o início da vida; a figura materna é ressaltada como tendo forte influência no desenvolvimento futuro do bebê. Por outro lado, a Psicanálise, sobretudo os trabalhos de Melanie Klein (1975) e Donald Winnicott (1960/1983), apoiam este destaque do papel da mãe para o desenvolvimento do bebê, desde as primeiras interações. Neste contexto, em 1969, Bowlby publica o primeiro volume (Apego) da sua trilogia "Apego, Separação e Perda", e dá início a uma tradição de estudos e pesquisas interessadas na investigação da relação afetiva precoce estabelecida entre o bebê e o responsável pelos seus cuidados iniciais – geralmente a figura materna.

É interessante observar que as contribuições de Bowlby sofreram transformações ao longo do tempo. Segundo Valsiner (2000), antes de formular a sua teoria do apego, as investigações de Bowlby (influenciado por sua formação psicanalítica) aproximavam-se de uma visão sistêmica, relacional e dinâmica das relações afetivas mãe-bebê. Suas investigações eram realizadas a partir de seu trabalho clínico, com base em observações naturalísticas, realizado durante os anos em que trabalhou como psiquiatra infantil na *Tavistock Clinic*. As relações de apego eram, então, concebidas como um contínuo processo de mútua influência entre a mãe, a criança e o meio físico e social que os cercavam. Com o desenvolvimento posterior de instrumentos padronizados para a investigação do apego, diversos estudos passaram a reduzir o apego mãe-criança às observações do comportamento da criança ou, mais especificamente, às respostas das crianças a tarefas estruturadas que adquiriram o papel de instrumentos de medição (como é o caso, por exemplo, do procedimento de situação estranha, do *attachment*

Q-sort ou das histórias de apego incompletas, que serão discutidos posteriormente neste capítulo). Fazendo uso de tais instrumentos, o objetivo primeiro da maior parte dos estudos nesta área passou a ser a classificação dos estilos de apego da criança, concebidos como uma característica do indivíduo e a investigação da estabilidade de tais padrões de apego ao longo da infância, como pontuam Lopes e Piccinini (1992).

A partir da década de 1980 pode-se observar um crescente movimento na literatura na área de desenvolvimento na primeira infância que passa a investigar a interação mãe-bebê como um sistema dinâmico, corregulado e mutuamente dependente de trocas entre os parceiros relacionais (Shaffer, 1977; Fogel, 1993; Lyra & Rossetti-Ferreira, 1989). De acordo com esta visão, tais trocas constroem e, ao mesmo tempo, carregam a história construída pelo sistema de relações entre os parceiros, de forma partilhada, ao longo do tempo. A partir de uma visão baseada na teoria dos sistemas dinâmicos, as relações entre pais e crianças são concebidas como sistemas em constante desenvolvimento, auto-organizados em momentos de estabilidade e mudança ao longo de sua história. Alguns autores têm destacado que esta perspectiva pode também se apresentar como bastante útil para a investigação das relações de apego no início da vida (Coleman e Watson, 2000, Fogel, 2000; Laible & Thompson, 2000; Thompson, 1997; Villachan-Lyra, 2008; Villachan-Lyra, Pantoja & Silva, no prelo). Desta forma, temos por objetivo específico no presente capítulo discutir brevemente as diferentes maneiras como as relações de apego pais-bebê/criança vêm sendo concebidas e estudadas nas últimas décadas, bem como suas repercussões nas estratégias de investigação adotadas pelos pesquisadores da área. Em particular, serão destacadas três concepções das relações de apego que chamaremos de: (1) bidirecional; (2) multifacetada e, finalmente, a (3) perspectiva sistêmica, relacional e dinâmica.

Perspectiva bidirecional do apego

Nesta perspectiva, uma das principais funções do comportamento de apego é a manutenção da proximidade física e emocional entre a criança em desenvolvimento e o seu principal responsável, geralmente a mãe. Assim, a segurança quanto à disponibilidade materna e a possibilidade de retomada do contato com esta figura de apego se apresentam como importantes características das relações de apego. Sendo, também, influenciado pela etologia (além da Psicanálise), Bowlby (1969/1984) argumenta que esta proximidade física e emocional tem como origem evolucionária a sobrevivência do bebê e a sua futura adaptação às demandas do ambiente. Além disso, o vínculo de apego estabelecido entre o bebê e a figura materna tende a funcionar como uma espécie de modelo que, potencialmente, influenciará as futuras relações sociais estabelecidas pela criança ao longo de sua vida.

Assim sendo, concebendo o apego como um fenômeno que emerge da relação, Bowlby e Ainstworth ressaltam a importância de enfatizar a natureza bidirecional do desenvolvimento do apego (Bowlby, 1969/1984; Ainsworth, 1989). Bowlby (1969/1984, p. 218) destaca que "Ainsworth está entre os numerosos observadores que chamam a atenção para o papel muito ativo do bebê humano". Baseada em suas observações naturalísticas, Ainsworth ressaltou que um importante aspecto que a impressionava foi o quão ativos eram os bebês e o como, muitas vezes, eram os próprios bebês que tomavam a iniciativa em suas relações com suas mães (Ainsworth & Wittig, 1969; Blehar et al., 1977; Ainsworth, 1989). Ao mesmo tempo, Bowlby (1969/1984) claramente ressaltou o papel central assumido pelo principal responsável pelos cuidados com o bebê (ou principal figura de apego), na medida em que este participa da coconstrução diária do desenvolvimento social e emocional da criança, o qual inclui a construção da relação de apego.

Esta visão bidirecional, que destaca o papel ativo do bebê, apresentou-se como uma nova maneira de conceber os bebês nas décadas de 1950 e 1960. Desta forma, desde o momento inicial da vida do bebê, é iniciado o estabelecimento de uma relação, na qual se articulam dois papéis distintos e complementares: por um lado, o bebê em busca de atenção e cuidados que lhe proporcionem a satisfação de suas necessidades básicas, de segurança, proteção e carinho; por outro, o adulto, geralmente a figura materna, que, através da prestação de cuidados, encontra-se disponível e capaz de responder às solicitações da criança. Assim, ressaltamos que em sua origem, a construção do apego é concebida como um processo relacional, que tem origem no início da vida do bebê e envolve a participação ativa e a influência de ambos os parceiros diádicos ao longo dos primeiros anos de vida da criança (Ainsworth & Marvin, 1994; Bowlby, 1952, 1969/1984; Bretherton, 1992; 1995; Thompson, Connell & Bridges, 2002; Raikes e Thompson, 2005, Vondra et al., 2001).

Apego como um sistema multifacetado

Segundo Bretherton (1995), a maior parte dos estudos que utilizam instrumentos padronizados para a investigação das relações de apego tende a negligenciar suas características multidimensionais e relacionais. Isto porque instrumentos padronizados tendem a se restringir à observação de alguns elementos específicos do sistema de apego, os quais, muitas vezes, focalizam o comportamento de um dos parceiros, ou da mãe ou da criança. Essa autora, discutindo o comportamento de base segura, defende que para compreender as suas variações é importante proporcionar informações mais detalhadas a respeito dos padrões de comportamento de apego exibidos pela díade mãe-criança, em diferentes ambientes e ao longo do tempo. Um dos exemplos mais claros de tal foco mais restrito e menos relacional refere-se aos estudos que buscam demonstrar uma relação causal-linear entre a sensibilidade/responsividade materna e o tipo de apego mãe-criança (Blehar, Lieberman & Ainsworth, 1977; Braungart-Rieker, Garwood, Powers & Wang, 2001; Pederson et al., 1990). Nos estudos sobre apego, esse conceito de sensibilidade materna é um construto central, sendo concebido como a capacidade desta figura de apego de perceber os sinais do seu bebê de forma precisa, e responder prontamente e de forma adequada a tais sinais (Ainsworth, Bell & Stayton, 1974). Ainsworth et al. (1978) foram os primeiros autores a destacar a existência de uma relação de causalidade entre sensibilidade materna e o desenvolvimento de um estilo de apego seguro. Desde então, esta proposição tornou-se uma das principais proposições da teoria do apego. Embora reconheçamos a importância da sensibilidade materna para o desenvolvimento infantil, de modo geral, e em particular para as relações de apego, questionamos se este elemento deveria ser concebido como o único ou mesmo necessariamente mais importante aspecto da relação de apego, sendo ele o determinante da qualidade dessa relação.

Por volta da metade da década de 1980, com o objetivo de estudar apego como um sistema relacional e multifacetado, diversos estudos começaram a repensar a importância central e exclusiva atribuída ao conceito de sensibilidade/responsividade materna. Tais estudos propõem a existência de uma relação não linear entre a sensibilidade materna e a qualidade da relação de apego mãe-criança. Ou seja, a sensibilidade materna passou a ser concebida como um importante aspecto que compõe o sistema de apego, mas não o único aspecto, nem, necessariamente, o mais importante. Por exemplo, um estudo baseado em uma análise microgenética das interações de díades euro-americanas e da América Central sugeriu que sensibilidade/responsividade em excesso pode ser uma forma de superestimulação que pode estar relacionado com o apego inseguro do tipo resistente (Leyendecker, Lamb, Fracasso, Scholmerich, & Larson, 1997).

Nesta mesma direção, outros estudos têm ressaltado diversos aspectos envolvidos no processo de interação mãe-bebê/criança que também parecem exercer um papel importante na construção das relações de apego. Alguns exemplos incluem: a expressividade emocional da mãe e do bebê (Isabella & Belsky, 1991; Izard, Haynes, Chishol, & Baak, 1991; True, Pisani & Oumar, 2001), a sincronia interacional indicando uma resposta interativa em um momento adequado (Belsky, Isabella & Von Eye, 1989; Haft & Slade, 1989; Isabella & Belsky, 1991), a atribuição por parte da mãe dos pensamentos, intenções e desejos do bebê ou da criança (Koren-Karie, Oppenhein, Dolev, Sher & Etzion-Carasso, 2002; Villachan-Lyra, 2002), variáveis situacionais, tal como suporte social materno (Izard et al., 1991), temperamento do bebê e personalidade materna (Mangelsdorf et al., 1990; Seifer & Schiler, 1995; Seifer, Schiler, Resnick & Riordan, 1996; Bosa & Piccinini, 1994), regulação afetiva (Braungart-Rieker et al., 2001) e o próprio ambiente de cuidados e suporte materno no período pós-natal (Rocha, Simpionato & Mello, 2003).

Assim, ressaltando serem as relações de apego pais-criança multifacetadas, Thompson (1997) destaca outros componentes importantes na investigação dessas relações, além dos comportamentos da criança e da sensibilidade materna. Por exemplo, além de promover conforto e afetos positivos na criança, os pais assumem também o papel disciplinar, intervindo quando a criança, por exemplo, engaja-se em comportamentos potencialmente perigosos ou inadequados. De acordo com esta visão, a qualidade das relações entre os pais e seus filhos é construída baseada não apenas em trocas emocionalmente positivas entre eles, mas, também, em experiências de conflito e desacordo, dependendo da maneira como estes parceiros relacionais irão corregular suas ações nestas situações. Todas essas diferentes facetas das relações pais-criança irão, de alguma forma, participar e compor o processo de estabelecimento e manutenção/mudança das relações de apego coconstruídas por tais parceiros ao longo do tempo. Assim, dependendo da situação (aflitiva *versus* não aflitiva para a criança), a sensibilidade materna e/ou paterna pode contribuir de modo mais ou menos relevante para o desenvolvimento do apego seguro. Ou seja, sensibilidade/responsividade materna pode ser mais crucial quando a criança está com medo, ansiosa ou aflita do que quando ela está relaxada e engajada em uma atividade de brincadeira.

Thompson (1997) também ressalta que a sensibilidade materna na resposta às necessidades do bebê varia consideravelmente de acordo com a idade dele. Na medida em que este se torna mais velho, suas necessidades mudam de modo a favorecer também a mudança na maneira como a mãe irá responder às necessidades da criança. Em outras palavras, a sensibilidade materna para responder às demandas específicas da criança em uma determinada faixa etária (por exemplo, uma resposta imediata diante das necessidades de uma criança pequena *versus* um suporte mais sutil em casos de crianças mais velhas) pode se apresentar como um importante fator a considerar quando examinando o desenvolvimento de uma relação de apego segura.

Finalmente, como discutido anteriormente, a sensibilidade materna deve ser considerada de modo contextualizado, mais do que em termos absolutos. Fatores como história pessoal, valores culturais e sistema de crenças, assim como o contexto da atividade e fatores sociais afetarão, consideravelmente, a maneira com que os pais irão responder às demandas da criança. Desta forma, muitos fatores, de ordem individual, relacional e contextual, podem influenciar o desenvolvimento de um apego seguro entre os pais e seus filhos. Assim, nesta perspectiva, a sensibilidade materna não deve ser considerada como o único fator – ou o mais determinante – para o estabelecimento de uma relação de apego segura. No entanto, ressaltamos que considerar a existência e importância desses outros fatores não nega a importância da sensibilidade materna. Como destacam Pederson, Gleason, Moran e Bento (1998, p. 930):

> A sensibilidade materna, concebida como a habilidade da mãe de reconhecer e responder de forma eficaz às necessidades e sinais comunicativos da criança, é vista como um aspecto importante destas interações; porém, outros aspectos dos comportamentos interativos mãe-criança também deveriam ser acrescidos na busca da compreensão das relações de apego.

Os dados acima discutidos apontam para a importância de conceber o apego mãe-criança como um sistema composto por vários elementos que se influenciam mutuamente, de uma maneira não linear. Assim, concebendo apego como um fenômeno dinâmico e relacional, não parece frutífero isolar as ações de cada parceiro diádico e ressaltar algumas características dessas ações (como, por exemplo, a sensibilidade materna ou a relação de apego que a mãe construiu com a sua própria mãe) como um determinante primário do apego, ou seja, da qualidade do apego mãe--criança. Ao mesmo tempo, se o objetivo consiste em compreender o processo de coconstrução e a qualidade das relações de apego, se faz necessário investigar *como* os diferentes elementos que compõem o sistema de apego interagem em um processo de corregulação. Com este objetivo, uma recente tradição de pesquisa começa a se delinear, propondo a investigação das relações de apego à luz da perspectiva dos sistemas dinâmicos.

Um olhar dinâmico e histórico-relacional para o fenômeno do apego

Tal como mencionado anteriormente, alguns estudos na área do apego vêm questionando a relevância central atribuída à sensibilidade e responsividade materna na construção do apego mãe-criança, ressaltando a importância de se empreender uma visão multifacetada e sistêmica do fenômeno do apego (Coleman & Watson, 2000; Fogel, 2000; Laible & Thompson, 2000; Ontai & Thompson, 2008; Thompson, 2005, Thompson & Lagattuta, 2005, Thompson & Raikes, 2003, Thompson et al., 2005, Villachan-Lyra, 2008; Villachan-Lyra, Pantoja & Souza, 2008). Tais estudos propõem que o processo de coconstrução de uma relação de apego se dá a partir da interação entre múltiplos elementos que constituem o sistema de apego. É através da mútua influência que tais elementos exercem entre si, bem como da entrada de novos elementos no sistema, que o sistema de apego se auto-organiza ao longo do tempo em determinados padrões de apego. De acordo com esta concepção, o apego mãe-criança é concebido como um sistema aberto, sendo necessário, portanto, compreendê-lo enquanto inserido em um determinado contexto. Também, ele é composto por diversos elementos, além da sensibilidade materna. No entanto, ainda são escassos os estudos empíricos que se propõe, explicitamente, a utilizar a perspectiva dos sistemas dinâmicos para a realização de uma investigação empírica do fenômeno do apego.

Ressaltando a natureza processual das relações de apego, Coleman e Watson (2000) e Laible e Thompson (2000) realizaram uma análise teórica focalizando a pertinência e as contribuições decorrentes da utilização da perspectiva dos sistemas dinâmicos como referencial teórico-metodológico para a investigação do apego mãe-criança. Destacando noções centrais da teoria dos sistemas dinâmicos, esses autores defendem que essa perspectiva pode se apresentar como um paradigma teórico-metodológico bastante útil à investigação do apego. Nesta visão, apego é concebido como um sistema aberto, portanto em interação também com o meio (ou contexto) no qual está inserido, e composto por várias dimensões, tais como: (1) o uso da figura de apego como uma base segura, cuja presença favorece o comportamento exploratório da criança, (2) o uso da figura de apego enquanto promotora de conforto durante uma situação de medo ou tristeza, (3) comportamentos de sintonia emocional entre os parceiros diádicos, (4) busca de proximidade com a figura de apego, (5) expressões emocionais e tons de voz usados pelos parceiros relacionais, (6) gestos e posturas corporais, dentre outros. Outras influências contextuais também são destacadas, tais como disponibilidade de suporte social familiar, níveis de estresse em um dado momento e assim por diante. Segundo estes autores, todos estes elementos compõem o sistema de apego e estão intrinsecamente relacionados. Desta forma, a interação entre estes diversos elementos irá resultar na manutenção e/ou reorganização do sistema de apego, favorecendo a emergência potencial da mudança nas relações de apego.

> Por exemplo, se uma mãe que é geralmente sensível e responsiva nos cuidados do seu filho, repentinamente começa a se preocupar com um evento de vida estressor, como a possibilidade iminente de desemprego ou a morte de uma pessoa querida, e passa a demonstrar menos sensibilidade para com as necessidades da criança, mudanças qualitativas no sistema de apego podem ocorrer. O comportamento da mãe pode ser interpretado pela criança como falta de preocupação ou atenção, podendo desencadear uma mudança na qualidade do sistema de apego como um todo. (Coleman & Watson, 2000, p. 304)

Assim, com base nos princípios da teoria dos sistemas dinâmicos, Laible e Thompson (2000) sugerem que o modelo de auto-organização pode ser útil para a compreensão da dinâmica envolvida nas relações de apego mãe-criança. De acordo com uma visão sistêmica dessas relações, tanto a mãe como a criança estão simultaneamente coatuando e construindo a sua comunicação e a história de suas relações de apego ao longo do tempo. A partir dessa visão, as relações de apego mãe-criança são concebidas como sistemas abertos em desenvolvimento, que apresentam momentos de estabilidade e mudança ao longo do tempo.

Diferentemente de uma visão uni e bidirecional do apego, "a partir da teoria dos sistemas dinâmicos, a sensibilidade parental é um dos muitos potencialmente importantes elementos do sistema de apego" (Laible & Thompsom, 2000, p. 311). Assim, nessa perspectiva defende-se que, para uma melhor compreensão da dinâmica relacional do sistema de apego mãe-criança, se faz necessário considerar diferentes características da criança, da mãe e também do contexto no qual esta relação ocorre. Em outras palavras, através do processo de corregulação, a auto-organização dos elementos que compõem o sistema de apego irá favorecer a construção de padrões de coatividade (ou configurações atratoras, usando os termos da teoria dos sistemas dinâmicos) que irão caracterizar a qualidade das relações de apego mãe-criança. Essas configurações atratoras poderão ser comparadas aos tipos de apego seguro e inseguro, previamente identificados pela literatura. Entretanto, a partir da teoria dos sistemas dinâmicos, essas configurações atratoras não são concebidas como traços individuais, mas sim como padrões relacionais, construídos e modificados a partir das relações diádicas em tempo real. Ou seja, os padrões de apego refletem uma qualidade dinâmica das relações de apego mãe-criança e não uma característica estática do sujeito, no caso, da criança.

A ênfase no reconhecimento do efeito da mútua influência entre mãe, criança e demandas do ambiente redireciona nossa atenção para a importância de conceber esta relação de apego como um sistema aberto, composto, ao mesmo tempo, por elementos característicos dos indivíduos engajados na relação e também do ambiente social e cultural no qual tal relação está inserida. Conceber o sistema de apego dessa forma apresenta-se como de suma importância para a compreensão do funcionamento do sistema como um todo, ou seja, dependente de ambos os parceiros interacionais e, também, situado no contexto específico onde emerge e se desenvolve. Nas palavras de Coleman e Watson (2000, p. 307),

É imperativo que os pesquisadores que investigam o fenômeno do apego não busquem apenas identificar os principais elementos (tal como eventos maturacionais, comportamentos da mãe e do bebê, processos interativos e estímulo ambiental) que definem o sistema de apego, mas eles também deviam fazer um esforço para investigar o funcionamento do sistema de apego como um todo.

Fogel (2000) ratifica a ênfase dada por Coleman e Watson, sobre a importância de compreender o apego como um sistema relacional e dinâmico, argumentando que a investigação das ações da mãe e da criança como contribuições isoladas não se apresenta como uma estratégia metodológica pertinente com a adoção da perspectiva dos sistemas dinâmicos, nem com a concepção do apego como um sistema complexo. Ao invés disso, este autor defende que as atividades de ambos (mãe e criança) precisam ser vistas como orquestradas (ou, nas palavras de Fogel, correguladas), agindo em conjunto, em um contexto específico, para constituir um sistema multidimensional e dinâmico. Nesse sentido, enfatiza a natureza complexa, dinâmica e aberta do sistema de apego mãe-criança, considerando, sobretudo, a história relacional coconstruída entre eles. Comentando a contribuição de Coleman e Watson (2000), Fogel afirma:

> Eles [Coleman e Watson] referem-se à teoria dos sistemas dinâmicos como uma perspectiva 'antielementarista', enfatizando as conexões e relações entre os componentes, assim como as mútuas interações existentes entre os vários subsistemas. Estas são concepções teóricas poderosas e devem ser cuidadosamente consideradas pelos pesquisadores interessados nas relações pais-criança e no processo de mudança característico dessas relações. (Fogel, 2000, p. 318)

Segundo esses autores, a perspectiva dos sistemas dinâmicos apresenta-se como uma ferramenta conceitual e metodológica útil para investigar a dinâmica e complexidade do desenvolvimento do sistema de apego. No entanto, a realização de estudos empíricos para a investigação do sistema de apego à luz da perspectiva dos sistemas dinâmicos se coloca como um grande desafio visto ser este um campo de investigação ainda incipiente. Desta forma, para a compreensão da dinâmica de funcionamento do sistema de apego, inicialmente se faz necessário definir o sistema e os principais elementos que o compõe; que elementos são de maior centralidade para a descrição do sistema de apego? Em seguida, as regularidades identificáveis e os processos de corregulação; que regularidades podem ser identificadas na coconstrução do sistema de apego em questão? É possível identificar tais regularidades com configurações atratoras do sistema (ou padrões de apego)? Como os diferentes elementos que constituem o sistema se corregulam para a emergência de tais padrões relacionais? Essas são perguntas fundamentais para a investigação das relações de apego sob essa lente paradigmática que precisaram começar a serem respondidas na busca de uma compreensão sistêmica das relações de apego mãe-criança.

A partir do exposto, fica claro que a investigação das relações de apego vem sendo alimentada por diferentes paradigmas teórico-metodológicos. Desses paradigmas decorrem diferentes opções metodológicas. Serão destacadas, a seguir, algumas das principais estratégias metodológicas usadas nos estudos que se dedicam à investigação do apego.

Procedimento da situação estranha

O primeiro estudo empírico sobre apego foi realizado por Ainsworth em Uganda (Ainsworth & Wittig, 1969). Ainsworth desenvolveu um estudo longitudinal, no qual observou 26 famílias e seus bebês em suas casas, duas vezes por semana, durante duas horas, ao longo de um período de nove meses. Baseando-se nos dados provenientes desse estudo, foram identificadas diferenças individuais na qualidade das relações mãe-bebê que pareciam estar associadas com diferentes padrões de apego. Especificamente, foram identificados três padrões de apego: 1. Bebês apegados de modo seguro – são bebês que choram pouco e frequentemente exploram o ambiente na presença da sua mãe; 2. Bebês apegados de modo inseguro – são bebês que choram com frequência e geralmente apresentam pouco comportamento de exploração do ambiente, mesmo quando a mãe está por perto e 3. Bebês ainda não apegados, que mostram comportamentos indiferentes em relação a sua mãe (Ainsworth & Wittig, 1969, Bretherton, 1992).

Foram realizadas descrições detalhadas das visitas realizadas nas casas dos participantes e, posteriormente, tais narrativas foram utilizadas como base para o desenvolvimento do Procedimento de Situação Estranha (*Strange Situation Procedure* – SSP). Esse procedimento refere-se à observação do comportamento do bebê diante de um estranho, em uma série de oito situações que envolvem a partida e o retorno da mãe do quarto onde está o bebê. O objetivo deste instrumento consiste em provocar respostas por parte do bebê que são concebidas como indicativas da qualidade da relação de apego estabelecida entre o bebê e sua principal figura de apego – geralmente a mãe. Algumas das questões que guiam as observações dos pesquisadores neste procedimento incluem: Quão perto da mãe o bebê está durante o período inicial de interação? Como o bebê responde quando uma figura estranha se aproxima dele? Como o bebê responde à partida da mãe? E como ele se comporta quando a mãe retorna ao ambiente onde o bebê está presente? (Ainsworth & Wittig, 1969).

Segundo Ainsworth, apesar das classificações do apego serem realizadas tendo por base os comportamentos apresentados pelo bebê durante o procedimento padronizado de laboratório, a compreensão do significado de cada comportamento específico baseou-se, também, nas observações dos diferentes padrões de interações mãe-criança observados no ambiente natural (na casa dos participantes). "No sentido mais fundamental, a classificação tem por base o que nós aprendemos nas observações naturalísticas" (Ainstwoth & Marvin, 1994, p. 12).

Especificamente, a análise de Ainstworth mostrou o papel complementar entre os seus dados provenientes das observações em laboratório (SSP) e das observações naturalísticas. Por exemplo, os bebês que foram classificados no SSP como apresentando comportamentos ambivalentes/ resistentes em relação a sua mãe durante os momentos de reunião, tenderam a manter menos relações harmoniosas com suas mães em casa, quando comparados com aqueles bebês que procuraram proximidade, interação ou contato durante tais momentos. Desta forma, utilizando o SSP e baseando suas conclusões nas observações das relações diádicas realizadas nas casas dos participantes, Ainsworth (1982) posteriormente identificou três tipos de apego, de certa forma semelhante às suas observações em Uganda: apego seguro, apego inseguro ansioso/resistente e apego inseguro ansioso-ambivalente.

Durante o procedimento de situação estranha, bebês apegados de modo seguro mostram-se aflitos em uma situação de separação da figura materna e usualmente não são facilmente confortados por figuras estranhas. Durante momentos de reunião com a figura materna, estes bebês mostram entusiasmo com a proximidade da mãe e são rapidamente confortados por elas. Os bebês do tipo ansiosos/resistentes apresentam comportamentos de extrema aflição quando a figura materna deixa o ambiente no qual o bebê se encontra, mostram-se ansiosos pelo reestabelecimento do contato físico com ela, mas são dificilmente tranquilizados e mantêm-se ansiosos diante de longo período de separação da figura materna. O terceiro tipo de apego – ansioso-ambivalente – envolve os bebês que não demonstram ansiedade diante da ausência da figura materna. Se eles se angustiam, podem ser facilmente confortados por estranhos. No entanto, diante do retorno da figura materna, os bebês classificados como inseguros ansiosos-ambivalentes não apresentam comportamentos ativos na tentativa de retomar o contato com a mãe. Um quarto tipo de apego – denominado de desorganizado/desorientado – foi posteriormente identificado por Main e Solomon (1990) e inclui aqueles bebês que não apresentam padrões de comportamentos específicos de resposta e mostram-se bastante confusos durante o procedimento de situação estranha. É como se esses bebês não apresentassem estratégias visíveis para lidar com a situação de angústia causada pelo procedimento de situação estranha.

Instrumentos atuais para a investigação do apego

Oppenheim e Waters (1995) ressaltam que até metade da década de 80 o apego era predominantemente investigado usando-se métodos padronizados de observação, tais como o SSP descrito acima. Elaborado posteriormente, outro conhecido instrumento para investigar apego, agora destinado à investigação do apego em crianças e não mais apenas com bebês de 12 meses (como o era na sua origem), é denominado *Attachment Q-Sort*. Esse instrumento consiste em 90 cartões que descrevem comportamentos específicos de crianças entre 12 e 48 meses. O procedimento de classificação do estilo de apego consiste na observação, por parte de um pesquisador treinado, do comportamento da criança em interação com sua figura de apego. Depois de duas horas de observação, o pesquisador organiza tais cartões tomando por base o critério de "mais descritivo da criança" e "menos descritivo da criança". O estilo de apego da criança é então definido a partir das observações de dois pesquisadores. Geralmente, as descrições do *Q-Sort* são fornecidas por observadores treinados ou pelas mães, e são frequentemente comparados com os resultados obtidos com bebês de 12 meses, no SSP, como uma forma de identificar a continuidade do tipo de apego das crianças investigadas (Posada, Waters, Crowell & Lay, 1995; Vaughn et al., 1992; Waters, Vaughn, Posada, Kondo-Ikemura, 1995). Mais recentemente, o uso de narrativas de crianças em um contexto no qual um adulto coordena a situação tem se tornado um importante instrumento para classificar o estilo de apego em crianças mais velhas (Bretherton Ridgeway & Cassidy, 1990; Bretherton, 1995; e Oppenheim & Waters, 1995). Cassidy (1988) desenvolveu o primeiro instrumento para investigar o estilo de apego de crianças, baseando-se na análise das narrativas construídas por crianças a partir dos 6 anos de idade. Posteriormente, Bretherton et al. (1990) desenvolveram a tarefa de histórias de apego incompletas, com o objetivo de investigar as narrativas de crianças de três anos de idade. A premissa básica desse procedimento consiste na classificação do apego a partir da análise das respostas apresentadas pela criança na criação das histórias sobre temas preestabelecidos, apresentados pelo investigador. O foco da análise nesta tarefa é direcionado para o envolvimento da criança na criação das narrativas, sendo elaborados temas com o objetivo de evocar diferenças individuais nas representações mentais (ou seja, modelo interno de funcionamento) de eventos relacionados ao apego. Bretherton et al. (1990) elaboraram um sistema de classificação desta tarefa, baseando-se no conteúdo das narrativas e no nível de envolvimento da criança no processo de criação das narrativas para indicar o estilo de apego da criança.

Todavia, pode-se afirmar que não restam dúvidas que nas ultimas décadas diversos pesquisadores da psicologia do desenvolvimento tem voltado sua atenção para o uso de instrumentos padronizados para o estudo do apego (por exemplo, *Strange Situation, Q-Sort, Incomplete Attachment Stories, Adult Attachment Interview*). De fato, a criação destes instrumentos estimulou a realização de diversos estudos empíricos na área do apego. Especificamente, vários estudos têm mostrado, de forma consistente, a existência de uma relação entre o tipo de apego da criança e algumas características maternas, tais como (1) sensibilidade/responsividade da mãe diante dos sinais apresentados por seu filho (Ainsworth & Wittig, 1969; Ainsworth, 1989; Blehar et al., 1977; Braungart-Rieker, et al., 2001; Pederson et al., 1990); (2) depressão materna (Beck, 1995; 1996; Carter, Garrity-Rokous, Chazan-Cohen, Little & Briggs-Gowan, 2001; Martins & Gaffan, 2000; Teti, Gelfand, Messinger & Isabella, 1995) ou (3) o tipo de apego que as mães estabeleceram com as suas próprias mães (Fonagy, Steele & Steele, 1991; Zeanah, et al., 1993). Nessa mesma direção, e frequentemente utilizando o SSP como estratégia de mensuração do estilo de apego da criança, vários estudiosos vêm realizando pesquisas transculturais, com o objetivo de investigar a incidência dos padrões de apego acima mencionados (Van Ijzendoorn & Kroonenherg, 1988) e o tipo de comportamento de base-segura (Posada et al., 1995) observado em diversos contextos culturais.

Apesar da inquestionável importância dos instrumentos padronizados de investigação na pesquisa sobre apego, alguns autores vêm ressaltando que o desenvolvimento de tais instrumentos tem ajudado a direcionar o foco de investigação do apego para uma concepção caracteristicamente individual e estável. Encontramos na literatura autores que criticam essa ênfase em características individuais e estáveis. Esses autores vêm realizando estudos que se contrapõem a uma visão individual e estática do apego e buscam ressaltar o caráter relacional e dinâmico deste fenômeno. Segundo esses autores, a investigação da dinâmica da interação das relações de apego mãe-criança em ambientes naturais (ou seminaturais), contexto original do qual emergiu a própria concepção de apego, vem sendo substituída pela investigação de diferenças individuais e pela classificação de estilos de apego estáticos e individuais, em um ambiente de laboratório (Ainsworth & Marvin, 1994; Coleman & Watson, 2000; Posada at al., 1995; Waters et al., 1995). Pederson & Moran (1995, p. 111) expressam esta crítica no trecho abaixo:

> O sucesso do Procedimento de Situação Estranha conduziu os pesquisadores para fora do domínio naturalístico da casa dos participantes, para dentro de um mundo de separações e reuniões estruturadas, onde existem poucas oportunidades para o estudo da dinâmica das interações mãe-bebê.

A mudança para um paradigma sistêmico, relacional e dinâmico traz consigo algumas vantagens e desvantagens. Segundo esses autores, por um lado, o uso de métodos padronizados de investigação alcançou um enorme sucesso entre os pesquisadores do apego na medida em que permite identificar diferenças individuais e estabelecer uma relação preditiva entre padrões de apego apresentados pela criança e futuros produtos do seu desenvolvimento. Por outro lado, inibiu o estudo da dinâmica do estabelecimento, manutenção e mudança das relações de apego mãe-criança, da origem deste vínculo de apego em um contexto naturalístico, e da investigação do apego enquanto um fenômeno relacional e multifacetado. Discutindo o uso posterior atribuído ao procedimento de situação estranha, Ainsworth declara:

> De fato, eu [Ainsworth] tenho ficado desapontada que tantos pesquisadores na área do apego tenham utilizado a Situação Estranha em detrimento da investigação do que acontece em casa, em um ambiente natural – como eu disse antes, isto demarca um afastamento do "campo de trabalho" e eu não acho isto prudente. (Ainsworth & Marvin, 1994, p. 12)

Desta forma, de acordo com Ainsworth, um importante aspecto nos estudos sobre apego consiste na investigação de *como* diferentes padrões de relacionamentos são coconstruídos no curso das experiências particulares das crianças ao utilizarem suas mães como base de segurança. Em momentos iniciais da teoria do apego, a principal maneira de estudar esse aspecto do apego era através de observações das relações mãe-bebê em contexto naturalístico ou seminaturalístico. Para Ainsworth e Marvin (1994), tais observações em ambiente natural ou seminatural são concebidas como um aspecto decisivo para a compreensão da dinâmica das relações de apego mãe-bebê, que não pode ser capturada em um ambiente de laboratório. Por exemplo, fatores socioecológicos e a dinâmica da relação mãe-criança em um contexto que não cause ansiedade (tal como em uma situação de brincadeira) são menos prováveis de serem observados quando do uso de métodos padronizados em um ambiente de laboratório. Desta forma, as observações realizadas nas casas das díades (tal como em um momento de brincadeira, nas rotinas de dormir e em atividades de alimentação) favorecem a compreensão de algumas características relacionais que compõe o sistema de apego da díade mãe-criança, somente identificáveis nesses contextos naturais. Além disso, pesquisas recentes têm demonstrado relações entre observações realizadas em casa e em ambiente de laboratório, sugerindo que observações em laboratório podem ser enriquecidas quando relacionadas com observações mais naturalísticas (Belsky, Garduque & Hencir, 1984; Bretherton, 1995, Pederson & Moran, 1995).

Faz-se, todavia, necessário ressaltar que a opção por um determinado método de investigação (por exemplo, aplicação de um instrumento padronizado em ambiente de laboratório ou observação microgenética realizada na casa das díades) precisa ser coerente com o foco de atenção da pesquisa a ser realizada, bem como com a maneira como o fenômeno é concebido. Por exemplo, se a proposta do estudo consiste em identificar os tipos de apego da criança, e o apego é concebido como o sistema comportamental da criança, que a guia na busca de proximidade com a figura materna, então o procedimento de situação estranha e outros métodos de investigação padronizados parecem ser satisfatórios. No entanto, se a proposta da pesquisa baseia-se na compreensão da dinâmica de coconstrução, manutenção e/ou mudança da relação de apego, então é importante utilizar-se de observações microgenéticas das relações diádicas, em um ambiente que favoreça uma maior aproximação da realidade cotidiana das díades investigadas.

"*Frames* de apego"

Enraizada nesta segunda tradição metodológica que enfatiza a investigação da dinâmica de interação mãe-criança como um importante aspecto a ser abordado na busca de uma melhor compreensão das relações de apego mãe-criança, Villachan-Lyra (2008) propôs a noção de "*frames* de apego". *Frames* são concebidos como padrões relacionais recorrentes, coconstruídos a partir da relação interpessoal, envolvendo formas particulares de mútua coorientação entre os participantes (Fogel, 1993; Fogel, Garvey, Hhsu & West-Stroming, 2006; Pantoja, 1998). São padrões comunicativos (verbais e/ou não verbais), cocriados pelos parceiros, possuindo um tema específico e uma determinada orientação corporal e emocional entre os parceiros relacionais. Desta forma, a auto-organizacão dos elementos constituintes de um *frame* poderá favorecer a emergência de características relacionais distintas em sistemas comunicativos desenvolvido por diferentes parceiros relacionais. Inserido em um contexto comunicativo, podemos ressaltar como possíveis componentes de um *frame*: a fala, a entonação da voz dos participantes, seus gestos, vocalizações, expressões faciais (por exemplo, sorrisos e choramingos), posições específicas de seus corpos, maneiras de coorientação, tópicos (não necessariamente verbais) de comunicação, artefatos envolvidos na interação, dentre outros.

No que se refere, especificamente, ao fenômeno do apego, propõe-se que este não é algo delimitado concretamente, apenas, nas ações específicas dos parceiros, mas sim algo que pode ser inferido a partir da observação das relações interpessoais em um contexto comunicativo. Mais especificamente, nesta perspectiva, apego se refere ao desenvolvimento de um senso de cuidado e segurança (ou insegurança) tanto em si como em seu parceiro relacional, construído, modificado ou mantido a partir do estabelecimento de diversas relações comunicativas, historicamente construídas (Lyra, 2000) entre os parceiros interacionais. Desta forma, padrões de relações de apego (convencionalmente chamados na literatura por apego seguro ou inseguro) são efetivados na interação diádica através da emergência e manutenção de situações que envolvam: (1) a necessidade de *cuidado* e proteção e (2) a *separação* e o *reencontro* com as figuras de apego. Na proposta dos *"frames* de apego", o foco de atenção está voltado para as características dinâmicas da relação diádica que participam na coconstrução destes temas de cuidado, separação e reencontro, incluindo as ações comunicativas de cada parceiro para a construção desta relação.

A investigação das relações de apego, a partir da análise dos *frames* de apego, permite uma investigação microgenética da dinâmica de coconstrução, manutenção e/ou modificação do sistema de apego, sendo possível investigar a contribuição de cada parceiro na coconstrução da história da sua relação de apego. À luz da teoria dos sistemas dinâmicos, a investigação dos *frames* de apego pode ser útil para a compreensão do sistema de apego, considerando a organização deste sistema tanto ao longo do tempo do desenvolvimento como também a auto-organização de seus elementos constituintes em uma dimensão de tempo real (segundo a segundo). Essa noção de *frames* de apego permite, também, investigar o fenômeno do apego a partir da análise da relação diádica, e não da atuação de um indivíduo tomado isoladamente. Em outras palavras, a análise microgenética da contribuição de cada parceiro relacional, ao longo da interação diádica e da dinâmica de corregulação por eles assumida, possibilita analisar o fenômeno do apego a partir da investigação do processo de coconstrução de um senso de segurança e confiança por parte dos parceiros, que está em contínuo processo de modificação ou manutenção. Permite investigar, também, o movimento exploratório assumido pelos parceiros relacionais, bem como o papel de cada um deles neste movimento.

À luz da teoria dos sistemas dinâmicos, outro importante conceito para a investigação das relações de apego é aquele chamado de "parâmetro controle". Este conceito se refere ao componente do sistema que age como o responsável principal da reorganização específica do sistema, em um dado momento histórico deste sistema. Ou seja, que componente do sistema possibilitou a deflagração de uma demonstração de segurança da criança que a conduz a explorar mais o ambiente? Por exemplo, o desenvolvimento motor da criança, permitindo que ela ande mais velozmente, ou a mudança afetiva da mãe que passa a cooperar com a criança. Lembramos que "parâmetro controle" não é concebido como um elemento causador desta reorganização, nem tão pouco o principal elemento do sistema, mas como aquele que possibilitou a nova reorganização das relações diádicas identificadas. A nova configuração emerge mediante, apenas, a interação harmônica dos componentes do sistema, e não como resultado da mudança exclusiva do "parâmetro controle" identificado. Trata-se de um elemento catalisador da mudança ou da reorganização do sistema em uma dada configuração atratora. Essa concepção é importante porque permite considerar diferentes caminhos de desenvolvimento e, assim, aceitar a variabilidade, mesmo que esta se deva a diferenças geralmente classificadas como patologias.

Ainda exemplificando o conceito de "parâmetro controle", pode-se demonstrar que, a partir de uma análise microgenética das relações de apego e utilizando a noção dos *frames* de apego, podemos identificar que a sensibilidade materna (cuidado com a criança por parte da mãe) se configurou como um parâmetro controle no sistema de apego de uma díade. Este pode se constituir como um importante elemento do sistema, que pode conduzi-lo a uma reorganização sempre que tais cuidados se fizerem necessários e também favorecer a manutenção de um senso de confiança e segurança por parte dos parceiros relacionais (uma configuração atratora neste sistema). No entanto, ressaltamos que isto não implica em se adotar uma visão de causalidade linear entre sensibilidade materna e aquisição de um determinado estilo de apego ou padrão relacional de apego. Concebendo o sistema de apego como dinâmico e histórico-relacional, embora a sensibilidade materna possa se apresentar como um importante elemento neste sistema, a dinâmica do fluxo interacional e a emergência de uma dada configuração relacional vai depender da interação dinâmica entre os vários elementos do sistema. Ressaltamos também que, dependendo do contexto da atividade, da história do sistema ao longo do tempo e da modificação dos elementos do sistema (por exemplo, a idade da criança), a função deste elemento (sensibilidade materna) no sistema pode ser modificada. Desta forma, um determinado elemento pode funcionar como parâmetro controle de um sistema em um determinado momento e, em um momento posterior, outro elemento emergir e assumir a função de parâmetro controle (Thelen & Smith, 1994).

Considerações finais

De acordo com a perspectiva tradicional na investigação do apego, o comportamento do principal cuidador – em especial a sensibilidade materna às necessidades do bebê – tende a favorecer a construção de um padrão de apego seguro ou inseguro por parte da criança. Nessa perspectiva, as mães que interpretam com precisão os sinais de seus filhos e atendem apropriada e prontamente a tais sinais tendem a ter filhos apegados de modo seguro. Esta se apresenta como uma visão unidirecional do apego mãe-criança, que corresponde a uma ideia de causalidade única e linear. Nela atribui-se à mãe o papel de causador elaborando-se a seguinte premissa: "se a mãe é sensível aos cuidados com seu filho, então a criança irá desenvolver um estilo de apego seguro" (Bretherton, 1993; Crittenden, 1992).

Mais recentemente, alguns pesquisadores têm sugerido que determinadas características do bebê (como temperamento, por exemplo) também podem influenciar a relação diádica e, consequentemente, o apego da criança. De acordo com essa visão, algumas vezes as figuras parentais influenciam no comportamento da criança e em outros momentos é o comportamento da criança que influencia o comportamento dos pais. Neste contexto, tanto as ações dos pais como as ações da criança são respeitadas, mas concebidas como unidades separadas ou discretas. Embora se aceite que tanto as ações dos pais como as ações da criança se influenciam mutuamente ao longo do tempo, esta é uma visão bidirecional do apego. De acordo com essa perspectiva, através das interações mãe-criança em tempo real e dependendo da sensibilidade materna e de determinadas características da criança esta irá construir modelos representacionais (*internal working models*) informativos sobre si mesma, sobre sua principal figura de apego e sobre o próprio ambiente no qual está inserido. Tais modelos irão guiar os comportamentos futuros da criança. Laible e Thompson (2000, p. 304) destacam existir uma robusta literatura interessada na investigação do apego da criança que defende que:

> (...) se o cuidador responder carinhosamente para a criança, a proteger e respeitar suas necessidades de exploração autônoma com suporte, a criança irá construir um modelo interno de si mesma como adorável, protegida e capaz e irá responder ao seu parceiro com afeição e carinho.

Esses estudos assumem uma visão de causalidade ainda linear, embora bidirecional, segundo a qual o estilo de apego seguro é determinado pela sensibilidade materna que, por sua vez, pode também ser influenciada por características da criança. De acordo com esta perspectiva de causalidade, é possível, inclusive, prever futuras aquisições no desenvolvimento social e da personalidade da criança a partir da definição de tal estilo de apego. Essa também se apresenta como uma abordagem conservadora do apego, segundo a qual embora seja possível a ocorrência de pequenas mudanças em tais modelos ao longo do tempo, estes tendem a se manter estáveis ao longo da vida da criança. No entanto, as pesquisas realizadas sob esta lente paradigmática não explicam *como* estas mudanças ocorrem. Da mesma forma não trabalham com a possibilidade de que diferentes caminhos podem levar a resultados análogos nem que diferentes resultados podem se dever a processos semelhantes. Diversas questões ficam sem possibilidade de resposta ao se adotar essa abordagem bidirecional. Por exemplo: como os comportamentos de apego se organizam em padrões de apego? Como, a partir da interação mãe-criança, a díade constrói uma um senso de segurança entre os parceiros relacionais? Quais os elementos que constituem um sistema de apego mãe-criança? Como estes elementos constroem, mantém e/ou modificam determinados padrões relacionais?

Questões como essas parecem ser respondidas, pelo menos em parte, se adotado um modelo sistêmico e relacional para a investigação das relações de apego mãe-criança. Algumas das contribuições deste modelo à investigação das relações de apego vêm sendo destacadas por alguns autores em artigos teóricos, tais como os de Coleman e Watson (2000), Fogel (1995, 2000) e Laible e Thompson (2000). De acordo com essa abordagem dinâmica e sistêmica, ambos, tanto a criança como a mãe, estão simultaneamente coatuando e coconstruindo a sua relação de apego através de processos comunicativos. Nessa perspectiva, a relação de apego mãe-criança é concebida como um sistema em desenvolvimento, com momentos de quase-estabilidade (uma estabilidade dinâmica) e mudança, ao longo do tempo (real e daquele chamado do desenvolvimento (Fogel et al., 2006); tanto a mãe como a criança, assim como o contexto no qual a atividade relacional ocorre, mutuamente interagem e se modificam, constituindo o sistema de apego.

Através das trocas relacionais entre os parceiros diádicos, os elementos constituintes do sistema de apego irão se auto-organizar e favorecer a coconstrução de uma configuração atratora que caracteriza a qualidade das relações de apego da díade mãe-criança. Essa configuração atratora pode ser comparada ao que, em uma perspectiva tradicional, seria chamada de estilos de apego. Ressaltamos que, a partir da teoria dos sistemas dinâmicos e da perspectiva histórico-relacional, essas configurações atratoras não são concebidas como uma característica pessoal e estática de personalidade, mas, ao contrário, como um padrão relacional, coconstruído e modificado através das interações diádicas em uma dimensão de tempo real. Destacamos, ainda, que essas configurações atratoras são dinamicamente estáveis. Ou seja, "embora preservem o seu caráter de constante transformação ao longo do tempo e sejam criadas e mantidas por meio da dinâmica cooperativa do sistema, podem ser persistentes e padrões altamente regulares para os quais o sistema ativamente retorna" (Fogel, 1995, p. 223).

Dependendo do quão profundo e estável seja a configuração atratora, a mudança em um dos elementos do sistema ou a entrada de um novo elemento pode conduzir o sistema para outro padrão de apego (outra configuração atratora) ou para manter a configuração atual, perpetuando o padrão de apego existente. Por exemplo, pensemos em um determinado evento como o fato da figura materna passar a trabalhar os três expedientes, ficando, desta forma, mais tempo longe da criança. Dependendo do grau de estabilidade e profundidade de uma determinada configuração atratora (por exemplo, um senso de confiança mútua entre os parceiros relacionais), este novo elemento no sistema de apego (ausência prolongada da mãe) pode tanto conduzir o sistema para uma nova configuração atratora (gerando, por exemplo, um senso de insegurança e desconfiança), como pode auto-organizar seus elementos e manter a configuração atratora já existente (preservando o senso de confiança existente).

Assim, a concepção advinda dos *"frames* de apego", concebendo a complexidade e historicidade inerente às relações de apego, concorda com Lopes e Piccinini (1992, p. 89), quando afirmam que "os sistemas de classificação se beneficiarão de estudos realizados em outros contextos que não esta situação de laboratório clássica (...) seria importante que se buscasse desenvolver um sistema de classificação que envolvesse a díade mãe-criança". Mais especificamente, concordamos também com Laible e Thompson (2000) quando afirmam que as pesquisas nesta área precisam rever alguns de seus achados, usando ferramentas empíricas apropriadas para investigar sistemas dinâmicos. É justamente neste paradigma teórico-metodológico que se ancora a proposta dos *"frames* de apego". O que se almeja ao utilizar esta nova estratégia teórico-metodológica é responder a questões que admitem, sobretudo, a flexibilidade e a variabilidade do funcionamento psicológico, dos seus padrões relacionais e na sua plasticidade histórica.

Referências

Ainsworth, M. (1982). Attachment: retrospect and prospect. In: C. M. Parkes & J. Stevenson-Hinde (Eds.). *The place of attachment in human behavior.* New York: Basic Books.

Ainsworth, M. D. S. (1989). Attachments beyond infancy. *American Psychologist, 44,* 709-716.

Ainsworth, M. D. S. & Marvin. (1994). On the shaping of attachment theory and research: an interview with Mary D. S. Ainsworth. In: E. Waters, B. E. Vaughn, G. Posada & K. Kondo-Ikemura (Eds.). *Monographs of The Society for Research in Child development, serial 244,* vol. 60, n. 2-3, 3-21.

Ainsworth, M., Bell, S. & Stayton, D. (1974). Infant-mother attachment and social development: "socialization" as a product of reciprocal responsiveness to signals. In: P.M. Richards (Ed.). *The integration of a child into a social world* (99-135). Cambridge: Cambridge University Press.

Ainsworth, M., Blehar, M., Waters, E. & Wall, S. (1978). *Patterns of attachment: a psychologicalstudy of the strange situation.* Hillsdale, NJ: Erlbaum.

Ainsworth, M. D. S. & Wittig, B. A. (1969). Attachment and exploratory behavior in one-year-olds in a strange situation. In: B. M. Foss (Ed.). *Determinants of infant behavior,* cap. 4 (pp. 111-136). London: Methuen.

Beck, C. T. (1995). The effects of postpartum depression on maternal--infant interaction: a meta analysis. *Nursing Research, 44,* 5, 298-304.

Beck, C. T. (1996). Postpartum depressed mothers' experiences interacting with their children. *Nursing Research, 45,* 2, 98-104.

Belsky, J., Garduque, L. & Hencir, E. (1984). Assessing performance: competence, and executive capacity in infant play: Relations to home environment and security of attachment. *American Psychologycal Association, 20,* 3, 406-417.

Belsky, J., Isabella, R. A. & von Eye, A. (1989). Origins of infant-mother attachment: an examination of interactional synchrony during the infant's first year. *Developmental Psychology,* 25 (1), 12-21.

Blehar, M. C., Lieberman, A. F. & Ainsworth, M. D. S. (1977). Early face-to-face interaction and its relation to later infant-mother attachment. *Child Development, 48,* 182-194.

Bosa, C. A. & Piccinini, C. A. (1994). Temperamento infantil e apego mãe-criança: considerações teóricas. *Psicologia: Teoria e Pesquisa*, 10 (2), 193- 212.

Bowlby, J. (1952). *Maternal Care and Mental Health. Reporte prepared on behalf of the World Health Organization*. Geneva: World Health Organization.

Bowlby, J. (1969/1984). *Apego e perda – vol.1: Apego*. São Paulo: Martins Fontes.

Braungart-Rieker, J. M., Garwood, M. M., Powers B. P. & Wang, X. (2001). Parental sensitivity, infant affect, and affect regulation: predictors of later attachment. *Child Development*, 72, p. 252.

Bretherton, I. (1992). The origins of attachment theory: John Bowlby and marry Ainsworth. *Developmental Psychology*, 28, 759-775. Reprinted in from R. Parke, P. Ornstein, J. Reiser & C. Zahn-Waxler (Eds.). (1994). *A century of developmental psychology* (pp. 431- 471).

Bretherton, I. (1993). From dialogue to internal working models: the co-construction of self in relation. In: C. Nelson (Ed.). Minnesota Symposium on Child Psychology (vol. 26). Memory and affect in development (pp. 237- 263). Hillsdale, NJ: Erlbaum.

Bretherton, I. (1995). Commentary – communication perspective on attachment relationships and internal working models. In: E. Waters, B. E. Vaughn, G. Posada & K. Kondo-Ikemura (Eds.). *Monographs of The Society for Research in Child development*, serial 244, vol. 60, n. 2-3, pp. 310-329.

Bretherton, I., Ridgeway, D. & Cassidy, J. (1990). Assessing internal working models in the attachment relationship: an attachment story completion task for 3-year-olds. In: M. T. Greenberg, D. Cicchetti & E. M. Cummings (Eds.). *Attachment during the preschool years* (pp. 272- 308). Chicago: University of Chicago Press.

Carter, A. S., Garrity-Rokous, F. E., Chazan-Cohen, R., Little, C. & Briggs-Gowan, M. J. (2001). Maternal depression and co morbidity: predicting early parenting, attachment security, and toddler social-emotional problems and competencies. *Journal of the American Academy of Child & Adolescent Psychiatry*, 40, 18-26.

Cassidy, J. (1988). Child-mother attachment and the self in six-year-olds. *Child Development*, 59, 121-134.

Coleman, P.K. & Watson, A. (2000). Infant attachment as a dynamic system. Human Development, 43, 295-313.

Crittenden, P. M. (1992). Quality of attachment in the preschool years. Development and Psychopathology, 4, 209-241.

Fogel, A. (1993). Developing through relationships. Chicago: the University of Chicago Press.

Fogel, A. (1995). A relational perspective on attachment. In: W. Koops, J. B. Hoeksma e van den Boon (Eds.). Development of interaction and attachment: traditional and non-traditional approaches. Amesterdan: Royal Netherlands Academy of Arts and Sciences.

Fogel, A., Garvey, A. P., Hsu, H. & West-Stroming, D. (2006). Change processes in relationships: relational-historical research on a dynamic system of communication. Cambridge: Cambridge University Press.

Fogel, A. (2000). Systems, attachment, and relationships. Human Development, 43, 314-320.

Fonagy, P., Steele, H. & Steele, M. (1991). Maternal representations of attachment during pregnancy predict the organization of infant-mother attachment at one year of age. Child Development, 62, pp. 891- 915.

Gesell, A. (1934). An atlas of infant behavior: a systematic delineation of the forms and early growth of human behavior patterns. New Haven: Yale University Press.

Haft, W. L. & Slade, A. (1989). Affect attunement and maternal attachment: a pilot study. Infant Mental Health Journal, 10 (3), 157-172.

Isabella, R. A. & Belsky, J. (1991). Interactional synchrony and the origins of infant-mother attachment: a replication study. Child Development, 62 (2), p. 373-412.

Izard, C. E., Haynes, O. M., Chishol, G. & Baak, K. (1991). Emotional determinants of infant-mother attachment. Child Development, 62, 906-917.

Klein, M. (1975). Love, guilt, and reparation, and other works, 1921-1925. Nova York: The Free Press.

Koren-Karie, N., Oppenheim, D., Smadar, D., Efrat, S. & Etzion-Carasso, A. (2002). Mothers' insightfulness regarding their infants' internal experience: relations with maternal sensitivity and infant attachment. Developmental Psychology, 38 (4), 534-543.

Laible, D. J. & Thompson, R. (2000). Attachment and self-organization. In: M. D. Lewis & I. Granic. *Emotion, development and self-organization: dynamic systems approaches to emotional development* (pp. 298-323). Cambridge: Cambridge University Press.

Leyendecker, B., Lamb, M. C., Fracasso, M. P., Scholmerich, A. & Larson, C. (1997). Playful interaction and the antecedents of attachment: a longitudinal study of Central American and Euro-American mothers and infants. *Merrill-Palmer Quarterly*, 43 (1), 24-47.

Lopes, R. C. & Piccinini, C. (1992). Procedimentos metodológicos da pesquisa em apego: problemas e perspectivas. *Psicologia: Reflexão e crítica*: 5 (2), 79-90.

Lyra, M. C. D. P. (2000). Desenvolvimento de um sistema de relações historicamente construído: contribuições da comunicação no início da vida. *Psicologia Reflexão e Crítica*, 13 (2), 257-268.

Lyra, M. C. D. P. & Rossetti-Ferreira, M. C. (1989). Processos dialógicos e a construção da partilha na díade mãe-bebê. *Cadernos de Estudos Linguísticos (UNICAMP)*, 16, 47-64.

Main, M. & Solomon, J. (1990). Procedures for identifying infants as disorganized/disoriented during the Ainsworth Strange Situation. In: M. Greenberg, D. Cicchetti & E. M. Cummings (Eds.). *Attachment during the preschool years* (pp. 121-160). Chicago: Univ. Chicago Press.

Mangelsdorf, S., Gunnar, M., Kestenbaum, R., Lang, S., & Andreas, D. (1990). Infant proness-to-distress temperament, maternal personality, and mother-infant attachment: Associations and goodness of fit. *Child Development*, 61, 820-831.

Martins, C. & Gaffan, E. A. (2000). Effects of early maternal depression on patterns of infant-mother attachment: a meta-analytic investigation. *Journal of Child Psychology & Psychiatry & Allied Disciplines*, 41, 737-746.

Ontai, L. L., & Thompson, R. A. (2008). Attachment, parent-child discourse, and theory of mind development. *Social Development*, 17, 47-60.

Oppenheim, D. & Waters, H. S. (1995). Narrative processes and attachment representations: issues of development and assessment. In: E. Waters, B.E. Vaughn, G. Posada & K. Kondo-Ikemura (Eds.). *Monographs of The Society for Research in Child development, serial 244*, vol. 60, n. 2-3, 197-215.

Pantoja, A. P. F. (1998). *Emotional life development from a relational-historical approach: the story of one mother-infant dyad.* Tese de Doutorado, apresentada ao Departamento de Psicologia da Universidade de Utah.

Pederson, D. & Moran, G. (1995). A categorical description of infant--mother relationships in the home and its relation to q-sort measures of infant-mother interaction. In: E. Waters, B.E. Vaughn, G. Posada & K. Kondo-Ikemura (Eds.). *Monographs of the society for research in child development, serial 244*, vol. 60, n. 2-3, 111-132.

Pederson, D. R., Moran, G., Sitko, C. & Campbell, K. (1990). Maternal sensitivity and the security of infant-mother attachment: a Q-sort study. *Child Development, 61,* 1974-1983.

Perderson, D. R., Gleason, K. E., Moran, G. & Bento, S. (1998). Maternal attachment representations, maternal sensitivity, and the infant-mother attachment relationship. *Developmental Psychology,* 34 (5), 925-933.

Posada, G., Goa, Y., Wu, F., Posada, R., Tascon, M., Schoelmerich, A., Sagi, A., Kondo-Ikemura, K., Haaland, W. & Synnevaag, B. (1995). The secure-base phenomenon across cultures: children's behaviour, mother's preferences and experts concepts. In: E. Waters, B. E. Vaughn, G. Posada, & K. Kondo-Ikemura (Eds.). *Monographs of the Society for Research in the Child Development,* 60, 27-47.

Posada, G., Waters, E. Crowell, J. & Lay, K. (1995). Is it easier to use a secure mother as a secure base? Attachment Q-sort correlates of the adult attachment interview. In: E. Waters, B. E. Vaughn, G. Posada, & K. Kondo-Ikemura (Eds.). *Monographs of The Society for Research in Child development, serial 244,* vol. 60, n. 2-3, 133-145.

Raikes, H. A. & Thompson, R. A. (2005). Relationships past, present, and future: reflections on attachment in middle childhood. In: K. Kerns & R. Richardson (Eds.). *Attachment in middle childhood* (pp. 255-282). New York: Guilford.

Rocha, S. M. M., Simpionato, E., Mello, D. F. (2003). Apego mãe-filho: estudo comparativo entre mães de parto normal e cesárea. *Rev. Bras. Enfermagem,* 56 (2), 125-129.

Schaffer, H. R. (1977). (Org.). Studies in mother- infant interaction. London: Academic Press.

Seifer, R. & Schiller, M. (1995). The role of parenting sensitivity, infant temperament, and dyadic interaction in attachment theory and assessment. In: E. Waters, B. E. Vaughn, G. Posada, & K. Kondo-Ikemura (Eds.). *Monographs of The Society for Research in Child development, serial 244*, vol. 60, n. 2-3, 146-174.

Seifer, R., Schiller, M., Sameroff, A. J., Resnick, S. & Riordan, K. (1996). Attachment, maternal sensitivity, and infant temperament during the first year of life. *Developmental Psychology, 32*, 12-25.

Teti, D. M., Gelfand, D. M., Messinger, D. S. & Isabella, R. (1995). Maternal depression and the quality of early attachment: An examination of infants, preschoolers, and their mothers. *Developmental Psychology, 31*, 364-376.

Thelen, E. & Smith, L. B. (1994). *A dynamic systems approach to the development of cognition and action*. Massachusetts: MIT Press.

Thompson, R. A. (1997). Sensitivity and security: new questions to ponder. *Child Development, 68*, 595-597.

Thompson, R. A. (2005). Multiple relationships multiply considered. *Human Development, 48,* 102-107.

Thompson, R. A. & Lagattuta, K. (2005). Feeling and understanding: early emotional development. In: K. McCartney & D. Phillips (Ed.). *The Blackwell handbook of early childhood development*. Oxford, UK: Blackwell.

Thompson, R. A. & Raikes, H. A. (2003). Toward the next quarter-century: conceptual and methodological challenges for attachment theory. *Development and Psychopathology, 15,* 691-718.

Thompson, R. A., Braun, K., Grossmann, K. E., Gunnar, M., Heinrichs, M., Keller, H., O'Connor, T., Spangler, G., Voland, E. & Wang, S. (2005). Early social attachment and its consequences: the dynamics of a developing relationship. In: C. Carter, L. Ahnert, K. E., Grossmann, M. Lamb, S. Porges & N. Sachser (Eds.). *Attachment and bonding: A new synthesis* (Dahlem Workshop report 92). Cambridge, MA: The MIT Press.

Thompson, R. A., Connell, J. & Bridges, L. (2002). Temperament, emotion, and social interactive behavior in the Strange Situation: a component process analysis of attachment system functioning. *Child Development, 59,* 1102-1110.

True, M. M., Pisani, L. & Oumar, F. (2001). Infant-mother attachment among the Dogon of Mali. *Child Development, 7* (5), 1451(16).

Valsiner, J. (2000). *Culture and human development*. London: Sage Publications.

Van Ijzendoorn, M. H. & Kroonenherg, P. M. (1988). Cross-cultural patterns of attachment: a meta-analysis of the Strange Situation. *Child Development, 59,* 147-156.

Vaughn, B., Stevenson-Hinde, J., Waters, E., Kotsaftis, A., Lefever, G., Shouldice, A., Trudel, M. & Belsky, J. (1992). Attachment security and temperament in infancy and early childhood: some conceptual clarifications. *Developmental Psychology, 28,* 463-473.

Villachan-Lyra, P. (2002). *Estilos de apego, peculiaridades interacionais e aquisição da teoria da mente*. Unpublished master's thesis. Federal University of Pernambuco, Brazil.

Villachan-Lyra, P. (2008). *Relações de apego mãe-criança: um olhar dinâmico e histórico-relacional*. Recife: Editora Universitária da UFPE.

Villachan-Lyra, P., Pantoja, A.P.F. & Silva, M. S. (no prelo). Attachment co-creation in the third year of life: a relational-historical approach. In: C. Lightfoot & M. C. D. P. Lyra (Eds.). *Challenges and strategies for studying human development in cultural contexts*. Roma: Carlo Amori Edizioni.

Vondra, J., Shaw, D., Swearingen, L., Cohen, M. & Owens, E. (2001). Attachment stability and emotional and behavioral regulation from infancy to preschool age. *Development and Psychopathology, 13,* 13-33.

Waters, E., Vaughn, B. E., Posada, G. & Kondo-Ikemura, K. (1995). Apendix D – Scoring key for Q-Sort criteria and derived scales in the attachment Q-Set and the attachment Q-Set for infant macaques item sets. In: E. Waters, B. E. Vaughn, G. Posada, & K. Kondo-Ikemura (Eds.). *Monographs of The Society for Research in Child development, serial 244,* vol. 60, n. 2-3, 280-299.

Winnicott, D. (1960/1983). *O ambiente e os processos de maturação*. Porto Alegre: Artes Médicas.

Zeanah, C. H., Benoit, D., Barton, M., Regan, C., Hirshberg, L. M. & Lipsitt, L. P. (1993). Representations of attachment in mothers and their one-year-old infants. *Journal of the American Academy of Child and Adolescent Psychiatry 32* (2), 278(9).

CAPÍTULO SEIS ■

A fala dirigida à criança e o desenvolvimento da linguagem infantil

Nádia Maria Ribeiro Salomão

A perspectiva da interação social destaca que a experiência da criança com a linguagem, a partir da interação com outros, promove a inclusão desta na sua cultura. São nas primeiras relações estabelecidas entre as crianças e o seu contexto interativo, que surgem os primeiros enunciados e a base para o desenvolvimento linguístico. Considera-se, então, a interação diádica mãe-criança como essencial para o desenvolvimento da linguagem. Nesse sentido, destaca-se a importância de, em um livro sobre parentalidade, discutir o papel da fala dirigida à criança no desenvolvimento da linguagem infantil.

A fala dirigida à criança está relacionada à produção e compreensão das palavras e evidencia a importância da comunicação inicial para o aprendizado da linguagem. Os pais, principalmente as mães, são considerados os parceiros conversacionais mais habilidosos para facilitar o desenvolvimento de seus filhos. Durante os anos iniciais os pais são os agentes sociais que melhor compreendem as intenções comunicativas de seus filhos e, portanto podem oferecer o melhor suporte para seu desenvolvimento linguístico.

O objetivo deste capítulo é discutir aspectos da fala dos pais dirigida à criança que teriam possíveis funções facilitadoras, quais sejam: atenção conjunta, sintonia (*fine tuning*), *feedback* e reformulações e suas influências nas habilidades sociocomunicativas dos bebês e crianças. Esses aspectos serão discutidos a partir da perspectiva da interação social dos estudiosos da linguagem.

A relevância dos aspectos sociais da interação para o processo da aprendizagem da linguagem é indiscutível e existem vários estudos que demonstram a influência recíproca existente entre a mãe e a criança desde os primeiros contatos (Bloom, 1991). As crianças aprendem a regular o comportamento e atenção maternas nestas interações, primeiro gestualmente e depois verbalmente na forma de comentários e requisições (Snow, 1994).

O desenvolvimento da comunicação é fundamentalmente interacional. A criança esforça-se para se comunicar usando os recursos existentes em cada estágio do desenvolvimento. Os adultos com os quais a criança interage interpretam os comportamentos da criança a partir de sua estrutura linguística e cultural e respondem de formas que refletem para a criança a interpretação de seu comportamento. A forma e o conteúdo dessa resposta fornecem informações à criança sobre o sistema de comunicação e sua relação com o mundo, além de possibilitar que a criança aumente e modifique seus recursos comunicativos. Entretanto, as formas como os adultos se comunicam com as crianças variam de cultura para cultura, refletindo, assim, diferentes padrões interativos, visto que, em algumas culturas, as crianças são percebidas pelos adultos ou pessoas mais velhas como meros ouvintes, sem capacidade de compreender e de participar das conversas, enquanto em outras culturas, as crianças são envolvidas, ativamente, nas conversas e suas falas são percebidas como carregadas de intenções e significados pelos adultos (Ochs & Schieffelin, 1999).

A linguagem é considerada a primeira forma de socialização da criança e, na maioria das vezes, é efetuada, experimentalmente, pelos pais através das interações verbais durante as atividades diárias. Essas interações têm, inicialmente, um papel fundamental no desenvolvimento humano, uma vez que é o veículo essencial para a transmissão dinâmica de conhecimento cultural e histórico e constitui um papel efetivo no processo do desenvolvimento, especialmente no que concerne à aquisição das habilidades comunicativas (Garton, 1992).

A perspectiva da interação social dos estudiosos da linguagem destaca que a experiência da criança com a linguagem, a partir da interação com outros, promove a inclusão desta na sua cultura. São nas primeiras relações estabelecidas entre as crianças e o seu contexto interativo que surgem os primeiros enunciados e a base para o subsequente repertório dos sujeitos. Nesse sentido, considera-se a interação diádica mãe-criança como essencial para o desenvolvimento da linguagem (Snow, 1999).

Alguns estudos têm demonstrado que as mães adequam sua linguagem intuitivamente em relação à linguagem de seus filhos (Green, Gustafson & West, 1980; Stella Prorock, 1983). Parece que os adultos que oferecem um bom suporte para a aprendizagem são aqueles que são sensíveis para as necessidades conversacionais da criança e são capazes de adequar suas contribuições às capacidades da criança (Wells, 1981; Wood, 1988). Por sua vez, nos anos pré-escolares, as crianças se tornam mais capazes de compartilhar responsabilidades conversacionais e adaptar seus enunciados às necessidades do ouvinte e da situação (Shatz, 1994).

Embora haja consenso quanto à noção de que a interação social é pré-requisito para o desenvolvimento normal da linguagem e de outras áreas, existe muita controvérsia sobre quais aspectos do ambiente social da criança são importantes e como eles operam para facilitar o desenvolvimento da linguagem. Snow (1989) sugeriu que não é suficiente concentrar nas sentenças produzidas pelas crianças se queremos entender como ocorre a aquisição da linguagem. Devemos considerar estas sentenças no contexto linguístico e não linguístico em que elas ocorrem.

Em relação à natureza da fala dirigida à criança, Snow (1989) propôs que as adequações maternas ocorrem em função da fala da criança. De acordo com esse modelo, o principal objetivo do adulto ao conversar com a criança é manter contato social. Assim, o adulto adapta seu comportamento comunicativo para obter respostas da criança.

Aspectos facilitadores da fala dirigida à criança

Tem sido amplamente demonstrado que existem diferenças sistemáticas entre a fala do adulto dirigida à criança e a fala entre adultos. A fala dirigida à criança é composta, geralmente, de frases curtas e bem elaboradas, contém poucas hesitações e inclui poucas sentenças complexas (Phillips, 1973; Snow, 1972). A fala do adulto dirigida à criança é também caracterizada por uma entonação exagerada e é mais pausada do que a fala dirigida ao adulto (Guarnica, 1977). A fala é também redundante, como se vê pela incidência de repetições parciais ou gerais (Broen, 1972, Snow, 1972) e emprega vários aspectos especiais de discurso que servem para envolver a criança na interação e para clarificar a contribuição da criança (Snow, 1977).

Muitos aspectos da fala dirigida à criança que teriam possíveis aspectos facilitadores foram propostos tanto para o período pré-linguístico como no período inicial da aquisição da linguagem. Serão discutidos a seguir os aspectos que apresentam uma literatura mais consistente a seu respeito, tanto em relação aos pares mãe-criança com desenvolvimento normal como aos pares mãe-criança que apresentam problemas de desenvolvimento: atenção conjunta, sintonia (*fine tuning*), *feedback,* reformulações, e pedidos de esclarecimentos e diretividade.

Atenção conjunta

Atenção conjunta pode ser definida como a habilidade de coordenar a atenção entre um parceiro social e um objeto de interesse mútuo (Tomasello & Carpenter, 2007). Atenção conjunta eficaz implica em o adulto monitorar o foco de atenção da criança e ter a habilidade de prever o nível de informação que seria mais adequado as suas capacidades.

Tomasello e Todd (1983) hipotetizaram que situações que envolvem atenção conjunta entre os pais e a criança constituem oportunidade para a aprendizagem de palavras. Eles mostraram através de estudos correlacionais que a frequência de atenção conjunta prediz o crescimento do vocabulário. Além disso, em um estudo experimental, foi demonstrado que as palavras apresentadas durante o período de atenção conjunta eram mais bem aprendidas do que aquelas apresentadas isoladamente (Tomasello & Farrar, 1986).

Evidências substanciais sugerem que a linguagem é melhor aprendida quando adulto e criança estão em um estado de atenção compartilhada. O desenvolvimento mais rápido do vocabulário em crianças, principalmente aquelas com menos de 18 meses, está associado à fala materna que segue ao foco de atenção da criança (Carpenter, Nagell, Tomasello, 1998).

Tomasello (2003) defende uma relação estreita entre a habilidade de atenção conjunta e a dimensão sociocomunicativa da linguagem e supõe que existem tipos de indivíduos que apresentam algum déficit biológico nesta habilidade de prestar atenção a objetos junto com outras pessoas (atenção conjunta), destacando as crianças autistas. Estudos indicam que déficits nas habilidades de atenção conjunta estão entre os mais fortes preditores de comprometimento do desenvolvimento infantil, em especial do autismo (Bosa, 2002; Lampreia, 2007).

Sintonia

Sintonia (*fine-tuning*) refere-se à adequação do nível de complexidade da fala do adulto em relação ao nível de complexidade da fala e/ou do nível de compreensão da criança. O efeito facilitador da sintonia é geralmente visto como derivado de discrepância adequada entre o nível de compreensão da criança e o nível do *input*. Esta discrepância adequada deve ser pequena o suficiente para a criança entender, pelo menos em parte, o significado da sentença, mas também grande o suficiente para permitir que novas estruturas sejam apresentadas à criança (Snow, Pellman & Nathan, 1987). Esta característica do *input* ser um pouco mais avançado do que o nível da criança está também implícito no conceito de Vygotsky (1987) de Zona de Desenvolvimento Proximal (ZPD). O que é vital para o conceito de Zona de Desenvolvimento Proximal é a presença de um adulto conhecedor interagindo como uma criança em desenvolvimento e facilitando seu aprendizado.

Diversos estudos têm sugerido que as interações mãe-criança são altamente sintonizadas. Existem evidências que o MLU (extensão média do enunciado) materno aumenta com a idade da criança, com o MLU da criança e com o nível de compressão da criança (Bellinger, 1980). Furrow, Nelson e Benedict (1979) encontraram que para crianças no estágio de uma palavra, a fala simplificada dirigida à criança poderia prever um crescimento mais rápido nos seis meses futuros. Nestes estudos as crianças que apresentaram um maior progresso foram aquelas cujas mães falaram com um MLU menor, em contraste com as mães que usaram sentenças longas. Porém, outros estudos não conseguiram replicar esse resultado (Nelson et al., 1984; Hoff-Ginsberg, 1990) provavelmente devido às diferenças metodológicas nos estudos e a variabilidade que o MLU apresenta enquanto medida.

Feedback

A maior parte das abordagens sobre o desenvolvimento da linguagem, mesmo aquelas de caráter inatista, reconhece o valor do *feedback*, especialmente aquele dirigido às sentenças ou enunciados mal formulados (Snow, 1989). O *feedback* imediato na linguagem pode ajudar a criança a testar hipóteses sobre regras linguísticas e conceitos. Porém, alguns pesquisadores têm argumentado que as crianças não usam *feedback* para aprender a linguagem, pois as mães não fornecem *feedback* contingente à gramática da fala da criança mas sim referente à veracidade (ou não) da fala da criança. (Brown & Hanlon, 1970; Wexler, 1982). De acordo com Snow et al. (1987) a conclusão de que o *feedback* não é usado pela criança está baseada em um conceito simplificado de *feedback*, pois *feedback* em relação à aquisição da linguagem pode ser visto de várias formas. Extensões, reformulações, paráfrases e outras estratégias que são usadas pelos pais como continuação do tópico podem servir como *feedback* linguístico para a criança. Em conversação, o mesmo enunciado pode ter várias funções pragmáticas além de dar informações linguísticas. Por exemplo, um enunciado que dá continuidade ao tópico pode ser um diretivo, um pedido de informação, um comentário e ter muitas outras funções no contexto do diálogo.

Reformulações

Segundo Nelson (1980), a criança avança no desenvolvimento da linguagem principalmente através da análise de sentenças mais complexas do que aquelas já existentes em seu sistema linguístico. Por sua vez, parceiros da conversação que usam tais sentenças em respostas que dão continuidade ao tópico do enunciado da criança podem facilitar a aquisição da linguagem. Reformulações, por definição, fornecem contrastes semânticos e estruturais entre a fala anterior da criança e a resposta do adulto.

Estudos experimentais têm demonstrado que reformulações podem promover aquisição sintática trazendo evidências sobre o valor do *input* adequado (Baker & Nelson, 1984; Nelson et al., 1984). Barnes, Gutfreund, Satterly e Wells (1983) verificaram que a contingência semântica está relacionada com avanços na linguagem de crianças inglesas de diferentes níveis socioeconômicos. Outros pesquisadores também relataram efeitos positivos de reformulações, ou outro aspecto similar do discurso, na aquisição da linguagem pela criança (Nelson, 1987; Wells, 1981).

Devemos ressaltar, porém, que alguns estudos correlacionais não encontraram efeitos positivos do uso de reformulações (Hoff-Ginsberg, 1990; Scarborough, 1986). Esta inconsistência sugere que outros fatores, tais como a prontidão cognitiva e linguística, podem moderar sua eficácia.

Que fatores estariam relacionados aos efeitos positivos das reformulações? Nelson (1980) argumentou que os componentes das modificações presentes nas reformulações ajudam a criança a aprender novas construções sintáticas porque ressaltam as diferenças entre a sentença da criança com a resposta sintaticamente mais complexa do adulto. Por exemplo, se a criança diz "nenê chora" e a mãe responde "Sim, o nenê está chorando" a criança pode notar a discrepância entre os dois enunciados e começar a adquirir o auxiliar e o gerúndio. É claro que a criança não atende sempre a essas discrepâncias. Fatores tais como foco de atenção, limitações da memória e o nível linguístico da criança influenciarão seu comportamento.

O efeito facilitador das respostas semanticamente contingentes aos enunciados da criança tem sido demonstrado em vários estudos. Snow

(1984), por exemplo, verificou que respostas semanticamente contingentes relacionadas ao foco de atenção de crianças pequenas eram preditores poderosos do seu vocabulário em estágios posteriores.

Observações da interação mãe-criança durante o primeiro estágio da aquisição da linguagem têm demonstrado consistentemente que as mães respondem contingentemente aos enunciados e ações de seus filhos. Além disso, crianças pequenas têm maior probabilidade de responder à continuação do tópico do que a um novo tópico (Yoders & Davis, 1990).

Estudos também têm demonstrado que a fala da mãe é contingente à atenção da criança ou atividade mesmo quando dirigida à criança no estágio pré-linguístico (Tomasello & Farrar, 1986) e que a contingência materna ao tópico da fala da criança aumenta com a idade e o nível linguístico da criança.

Pedidos de Esclarecimento

A correção explícita de erros sintáticos e morfológicos da criança é pouco frequente. Porém, dentro do conceito de que os enunciados da criança são intencionalmente comunicativos, pode-se afirmar que os pedidos de esclarecimentos podem ser uma fonte poderosa de *feedback* negativo precisamente porque o efeito da intenção da criança tem que ser postergado. Os pedidos de esclarecimento deixam claro para a criança que a formulação original do enunciado foi inadequada. Porém, devemos considerar que enunciados bem formulados recebem ocasionalmente pedidos de esclarecimento e muitos enunciados mal formulados podem não receber (Snow, 1989).

A habilidade para fazer e responder a pedidos de esclarecimento implica em um grau de competência interacional e linguística. Considera-se que o uso de pedidos de esclarecimento tem um efeito positivo no desenvolvimento da competência comunicativa ao demonstrar às crianças a existência assim como a solução dos problemas de comunicação. Tem sido demonstrado que existem algumas modificações das funções dos pedidos de esclarecimento dependendo da idade da criança. O estudo de McTear (1985) revelou que para as crianças mais novas (2-3 anos) a função dos pedidos de esclarecimento mais comum era a de reconhecimento, para as crianças mais velhas (cinco anos) a função mais frequente era a de demonstrar surpresa (McTear, 1985).

Diretividade

Certas características, como por exemplo o uso de reformulações, têm sido associadas com efeitos positivos no desenvolvimento da linguagem. Outras características têm sido relacionadas como inibidoras do desenvolvimento. Várias pesquisas têm indicado a fala materna de estilo diretivo como inibidora do desenvolvimento linguístico da criança (Tomasello & Todd, 1983; Rappas, Jones & Adamanson, 1987). Porém, o estudo de Barnes, Gutfreund, Satterly e Wells (1983), utilizando uma definição funcional de diretivos, indicou uma correlação positiva entre o seu uso e o desenvolvimento da linguagem da criança. Portanto, o uso de diretivos pode ser positivo para o desenvolvimento da linguagem em alguns estágios. Resultados que mostram tendências distintas podem ser explicados pelo modo como o diretivo é definido. Nelson (1987), por exemplo, definiu diretividade através de aspectos sintáticos. Tomaselho e Todd (1983), por sua vez, definiram diretividade através de controle de atenção. Além disso, características das crianças como idade e nível linguístico podem influenciar o uso de diretivos (Salomão & Conti-Ramsden, 1994).

Estudos sobre interação mãe-criança com problemas de desenvolvimento, como por exemplo aqueles que envolvem crianças com distúrbio específico de linguagem, têm verificado que em comparação às mães de crianças com desenvolvimento normal estas mães utilizaram uma maior proporção de diretivos (Conti-Ramsden1993; Salomão,1996). Um estilo de linguagem mais diretivo, por parte das mães de crianças com distúrbio específico de linguagem, pode estar refletindo as tentativas maternas de manter conversações com uma criança que inicia pouco e que apresenta dificuldades para manter a interação.

Considerações finais

Os estudos citados refletem a necessidade de um modelo interacional para analisar a fala dirigida à criança. Mais do que apenas analisar a complexidade, a adequação e a escolha do vocabulário presentes nos enunciados dos adultos os pesquisadores começam a enfocar as relações entre a fala do adulto e a da criança. Acompanhando esta mudança da análise do *corpus* para uma análise da conversação surgiu também um crescente interesse nas funções sociais e pragmáticas dos enunciados dos adultos.

No início do desenvolvimento da linguagem, as crianças apenas repetem algumas palavras das sentenças dos adultos; posteriormente as crianças apresentam uma frequência maior de fala espontânea e são capazes de introduzir novos tópicos relacionados ao tópico anterior. Conclui-se então que as crianças podem influenciar ativamente os tipos de oportunidades de aprendizagem que são apresentadas na linguagem que executam.

Embora a maioria das crianças aprenda a falar, há uma grande variabilidade no desenvolvimento linguístico. Crianças diferem em relação ao domínio do vocabulário, em relação à complexidade das estruturas linguísticas que apresentam e também na habilidade de comunicação. Pergunta-se qual o papel do ambiente social ao explicar essas diferenças individuais. O nível socioeconômico, uma multivariável que inclui nível educacional, prestígio ocupacional e renda familiar, parece ter um papel importante. Destaca-se o nível educacional materno como a variável mais importante principalmente nos estudos sobre desenvolvimento infantil. Mães com instrução superior falam mais com seus filhos, usam um vocabulário mais rico com suas crianças, apresentam respostas mais contingentes e apresentam um número menor de diretivos (Hoff, 2006). Diferenças no aspecto sociopragmático da fala também devem ser consideradas. Pais de nível socioeconômico mais alto encorajam e dão mais informações a seus filhos do que pais de nível socioeconômico mais baixo (Hoff, 2003; Pan, Rowe, Singer & Snow, 2005).

Primogênitos têm uma atenção diferenciada e a fala materna se modifica quando a mãe está interagindo com uma ou com duas crianças.

A vantagem para o primogênito é que ele teria uma maior exposição à fala dirigida especificamente para ele (Oshima-Takane & Robson, 2003). Interessante destacar que, embora os primogênitos apresentem um vocabulário e a sintaxe melhor desenvolvidos, os outros filhos apresentam um melhor desempenho nas habilidades conversacionais. Isso acontece provavelmente pelas oportunidades de interações tríadicas onde as habilidades sociopragmáticas seriam mais exigidas.

Pais e mães são geralmente a primeira fonte de experiência da linguagem para a maioria das crianças e a comunicação depende de engajamento mútuo. Algumas mães são mais responsivas e como consequência seus filhos têm vocabulário superior e começam a falar antes do que crianças cujas mães sejam menos responsivas (Tamis-Le Monda, Bornstein & Baumwell, 2001).

Ao se analisar os estilos comunicativos paterno e materno, defende-se a ideia de complementaridade, visto que pai e mãe desempenham funções distintas e integrantes e, portanto, essenciais para o pleno desenvolvimento linguístico da criança (Fonseca & Salomão, 2006). Tomasello e Farrar (1986) afirmam que o pai, por ser uma figura menos familiar, se comparado à mãe, e mais familiar do que outras pessoas do contexto não familiar, teria uma função de "ponte", ou seja, desempenharia um papel intermediário entre a linguagem materna e a dos parceiros menos familiares, facilitando a aquisição linguística.

Parece haver também uma relação entre as crenças parentais sobre desenvolvimento e a maneira como os pais se comunicam com seus filhos (Harkness & Super, 1996) e este seria um aspecto a ser considerado em termos de proposta de intervenção que tenha como objetivo promover interações pais-filho que favoreçam o desenvolvimento linguístico. Para Reznick e Schwartz (2001), a percepção dos pais acerca da linguagem e da intencionalidade infantil influencia o tipo de *input* e respostas que os pais apresentam, o prazer em interagir com a criança e o sentimento dos pais de eficácia em relação à criança. Segundo Rowe (2008), os pais que apresentam ideias sobre desenvolvimento infantil que estão mais de acordo com as informações dadas por especialistas, pediatras e livros são pais que falam mais com seus filhos e usam um vocabulário mais diversificado, assim como um menor número de diretivos. Esses seriam aspectos da fala dirigida à criança considerados promotores do desenvolvimento infantil. Outros fatores relacionados ao contexto social também devem ser considerados, como, por exemplo, as atividades que os pais escolhem para interagir com suas crianças. Ler livros com e para seus filhos tem uma influência positiva no seu desenvolvimento. Este e outros aspectos apresentados neste capítulo devem dar suporte às discussões sobre o papel do contexto social, e, em especial, da fala parental dirigida à criança, no desenvolvimento infantil.

Referências

Baker, N. D. & Nelson, K. E. (1984). Recasting and related conversational techniques for triggering syntactic advances by young children. *First Language*, 3-22.

Barnes, S., Gutfreund, M., Satterly & Wells, G. (1983). Characteristics of adult speech which predict children's language development. *Journal of Child Language*, 10, 65-84.

Bellinger (1980). Consistency in the pattern of change in mother's speech: some discriminant analysis. *Journal of Child Language*, 7, 469-487.

Bloom, L. (1991). *Language development from one to two*. Cambridge: University Press.

Bosa, C. (2002). Atenção compartilhada e identificação precoce do autismo. *Psicologia: Reflexão e Crítica*, 15 (1), 77-88.

Broen, R. (1972). *The verbal environment of the language learning child*. (Monograph n. 17).Washington DC: American Speech and Hearing Association.

Brown, R., Hallon, C. (1970). *Derivational cumulative complexity and order of acquisition in child speech*. In: J. R. Hayes (Ed.). Cognition and the development of language. New York: Wiley.

Carpenter, M., Nigel, K. & Tomasello, M. (1998). Social cognition, joint attention and communication competence from 9 to 15 months of age. *Monographs of the Society for Research in child development*, 63 (4), 1-175.

Chapman, R. S. (1999).*Desenvolvimento da linguagem em crianças com Síndrome de Down*. In: P. Fletcher & MacWhinney (Eds.). Compêndio da linguagem da criança (pp. 271-289). New York: Academic Press Inc.

Conti-Ramsden, G. (1993). *Language Interaction with atypical language learners*. In: B. Richards & C. Gallaway (Eds.). Input and interaction in language acquisition (pp. 183-196). Cambridge: University Press.

Fonseca, P. N. & Salomão, N. M. R. (2006).Contingência semântica da falas maternal e paterna: uma análise comparativa. *Psicologia: Reflexão e Crítica*, 19 (1), 91-97.

Furrow, D., Nelson, K. & Benedict, H. (1979). Mothers' speech to children and syntact development: some simple relationships. *Journal of Child Language*, 6, 423-442.

Garnica, O. (1977). Some prosodic and paralinguistic features of speech to young children. In: C. E. Snow & C. A. Ferguson (Eds.). *Talking to children: language input and acquisition* (pp. 63-68). Cambridge: Cambridge University Press.

Garton, A. F. (1992). *Social interaction and the development of language and cognition.* Hillsdale: Lawrence Erlbaum Associates.

Green, J. A., Gustafson, G. E. & West, N. D. (1980). *Effects of infant development on mother-child interactions. Child infant on mother-child interactions.* New York: Cambridge University Press.

Harkness, S. & Super, C. M. (1996). *Parents' cultural beliefs systems: their origin, expressions, and consequences.* New York: The Guilford Press.

Hoff, E. (2003). The specificity of environmental influences: socioeconomic status affects early vocabulary development via maternal speech. *Child Development, 74,* 1368-1378.

Hoff, E. (2006). How social context support and shape language and development. *Developmental Review 26,* 55-88.

Hoff-Ginsberg, E. (1992). *How should frequency in input be measured? First Language, 12,* 233-244.

Hoff-Ginsberg, E. (1990). Maternal speech and the child development of syntax: a further look. *Journal of Child Language, 17,* 85-99.

Lampreia, C. (2007). A perspectiva desenvolvimentista para a intervenção precoce no autismo. *Estudos de Psicologia,* 24 (1), 105-114.

McTear, M. (1985). Pragmatic disorders: a case study of conversational disability. *British Journal of Communication Disorders, 20,* 129-141.

Nelson, K. E., Camarata, S. M., Welsh, J. (1995). Theoretical accounts of how syntactic advances are triggered in language normal and language delayed children given language therapy or everyday conversational input. In: M. A. Romski & L. B. Adamson (Eds.). *Research on communication and language disorders: contributions to theories of language development.* Baltimore: Paul Brooks.

Nelson, K. E., Denninger, M., Bonvillian, J. D., Kaplan, B. J. & Baker, N. D. (1984). Maternal adjustments and non-adjustments as related to children's linguistic advances and to language aquisition theories. In: A. D. Pellegrini & T. D. Yawkey (Eds.). *The development of oral and writ-*

ten language: readings in developmental and applied linguistics. New York: Ablex, pp. 31-56.

Nelson, K. E. (1987). Some observations from the perspective of the rare event cognitive comparison theory of syntax aquisition. In: K. E. Nelson (Ed.). *Children's language* (vol. 6), Hilldale, NJ: Erlbaum, pp. 289-331.

Nelson, K. E. (1980). Theories of the child's aquisition of syntax aquisition: a look at rare events components of mother-child conversations. *Annals of the New York Academy of Sciences, 345*, 46-57.

Ochs, E. & Schieffelin, B. (1997). O impacto da socialização da linguagem no desenvolvimento gramatical. In: P. Fletcher, B. MacWhinney (Eds.). *Compêndio da Linguagem da Criança* (pp. 69-84). Porto Alegre: Artes Médicas.

Oshima-Takame, Y. & Robins, M. (2003). Linguistic environment of second born children. *First Language, 23,* 21-40.

Pan, B. A., Rowe, L. M., Singer, J. D., Snow, C. E. (2005). Maternal correlates of growth in toddler vocabulary production in low income families. *Child Development, 76,* 763-782.

Phillips, J. R. (1973). Syntax and vocabulary of mothers' speech to young children: age and sex comparisons. *Child Development, 44,* 182-185.

Reznick, J. S. & Schwartz, B. B. (2001). When is assessment an intervention? Parent perception of infant intentionality and language. *Journal of American Academy of Child and Adolescent Psychiatry, 40,* 11-17.

Rowe, M. L. (2008). Child directed speech: relation to socioeconomic status, knowledge of child development and child vocabulary skill. *Journal of Child Language, 35,* 185-205.

Salomão, N. M. R. (1996). *Interaction between mothers and children with specific language impairment: a longitudinal study*. Tese de Doutorado, University of Manchester (UK).

Salomão, N. M. R. & Conti-Ramsden, G. (1994). Maternal speech to their offspring: SLI children and their younger siblings. *Scandinavian Journal of Logopedics and Phonology, 19,* 11-17.

Scarborough, H. & Wicoff, J. (1986). Mother, I'd rather do it myself: some further non-effects of motherese. *Journal of Child Language, 13,* 431-438.

Shatz, M. (1994). *A toddler's life: becoming a person*. New York: Oxford University Press.

Shatz, M. (1993). On mechanism of language aquisition. In: E. Wanner & L. Gleitman (Eds.). *Language aquisition: the state of the art*. Cambridge: Cambridge University Press.

Snow, C. E. (1999). Social perspectives on the emergence of language. In: B. MacWhinney (Ed.). *The emergence of language* (pp. 257-276). Mahway, N.J.: Erlbaum.

Snow, C. E. (1994). Beginning from baby talk: twenty years of research on input and interaction. In: C. Gallaway & B. J. Richards (Eds.). *Input and interaction in language acquisition*. Cambridge: Cambridge University Press.

Snow, C. E. (1989). Understanding social interaction and language acquisition: sentences are not enough. In: M. Borstein (Ed.). *Interaction in human development*. Hillsdale, NJ: Erlbaum.

Snow, C. E. (1984). Parent-child interaction and the development of communicative ability. In: R. L. Schiefelbush & J. Pickar (Eds.). *The aquisition of communicative competence*. Baltimore, MD: University Park Press.

Snow, C. E. (1977). The development of conversations between mother's and babies. *Journal of Child Language, 4*, 1-22.

Snow, C. E. (1972). Mothers' speech to children learning language. *Child Development, 43*, 549-56.

Snow, C. E., Pellman, R. & Nathan, D. (1987). Why routines are different: Towards a multiple-factors model of the relation between input and language aquisition. In: K. E. Nelson & A. van Kleeck (Eds.). *Children's language* (vol. VI). Hillsdale, NJ: Erbaum.

Stella-Prorok, E. M. (1983). Mother-child interaction in natural environment. In:K. E. Nelson (Ed.). *Children's language* (vol. 4). Hillsdale, N. J.: Lawrence Erlbaum Associates.

Tamis-Le-Monda, C. S., Bornstein, M. H. & Baumwell, L. (2001). Maternal responsiveness and children achievement of language milestones. *Child Development, 72*, 748-767.

Tomasello, M. & Todd, J. (1983). Joint attention and lexicon aquisition style. *First Language, 4*, 197-212.

Tomasello, M. & Farrar, M. J. (1986). Joint attention and early language. *Child Development, 54*, 1454-1463.

Tomasello, M. (2003). *Origens culturais da aquisição do comportamento humano* (C. Berliner, trad.). São Paulo: Martins Fontes.

Tomasello, M., Carpenter, M. (2007). Shared intentionality. *Developmental Science, 10* (1), 121-125.

Wells, C. G. (1981). *Learning through interaction: the study of language development*. Cambridge: Cambridge University Press.

Wexler, K. (1982). *A principle theory for language aquisition*. In: E. Warmer & L. Gleitman (Eds.). Language aquisition: the state of the art. Cambridge: CPU.

Wood, D. J. (1988). *How children think and learn*. Oxford: Blackwell.

Vygotsky, L. (1987). *Pensamento e linguagem* (J. L. Carvalho, trad.).São Paulo: Martins Fontes.

Yoder, P. D. & Davies, B. (1990). Do parental questions and topic continuations elicit replies from developmentally delayed children. A sequential analysis. *Journal of Speech and Hearing Research, 33*, 563-573.

Parte dois

Parentalidade em diferentes contextos de desenvolvimento

CAPÍTULO SETE ∎

Parentalidade: Uma abordagem ecológico-cultural

Jonathan Richard Henry Tudge e Lia Beatriz de Lucca Freitas

Embora a parentalidade tenha evidentemente um aspecto biológico, neste capítulo nós abordaremos os seus aspectos sociais, relacionados à educação de crianças e, mais especificamente, a práticas educativas, as quais podem ser realizadas por pessoas que não são biologicamente vinculadas às crianças. Parentalidade, nesse sentido, diz respeito a valores e crenças sobre quem são os responsáveis pela educação das crianças e que tipos de práticas educativas são adequadas. Cultura e história estão necessariamente implicadas neste processo, visto que valores e crenças variam nos diferentes grupos culturais e ao longo do tempo. Parentalidade é principalmente *fazer*, ou seja, aquilo que ocorre cotidianamente durante as práticas educativas, as quais são influenciadas, em parte, por valores e crenças. Estes valores e crenças, por sua vez, são forjados na história e na cultura. As práticas educativas também estão relacionadas a diferenças individuais dos pais (ou cuidadores) no que se refere aos valores e crenças, seus temperamentos e outras características que influenciam como eles se conduzem com aqueles a quem estão cuidando, bem como o gênero, temperamento e outras características pessoais das crianças. Qualquer discussão sobre práticas educativas deve levar em conta cada um desses fatores.

Como os editores observaram em sua introdução, este livro originou-se de uma série de apresentações que ocorreram no Simpósio da ANPEPP em 2008. Dez anos antes, discussões no Simpósio da ANPEPP em 1998 levaram à apresentação do trabalho intitulado "Diferentes paradigmas no estudo da relação pais-bebê", no Segundo Congresso Brasileiro de Psicologia, e a subsequente publicação de um artigo (Piccinini et al., 2001). Nesse artigo, os autores assinalaram o fato de que existem diferentes paradigmas no estudo da interação pais-criança. Neste capítulo, nós partimos da mesma ideia, embora talvez nossa visão de paradigma, a qual é baseada no trabalho de autores como Pepper (1942) e Guba e Lincoln (1994), seja mais ampla que a deles. Nós abordaremos o mecanicismo, o nome dado por Pepper para o paradigma positivista ou neopositivista, e o contextualismo, um paradigma não positivista.

Nos Estados Unidos, assim como provavelmente em outros países, incluindo o Brasil, o paradigma dominante é o mecanicismo ou neopositivismo (Tudge, 2008), embora geralmente isso não seja explicitado. Todavia, o fato de que boa parte do trabalho acadêmico Brasileiro se baseia em pesquisas realizadas na América do Norte ou na Europa, considerando-as como, sem dúvida, relevantes para o contexto brasileiro, evidencia a sua pretensão universalista, uma das principais características do neopositivismo. Nós não queremos dizer com isso que os neopositivistas acreditam que o contexto cultural seja irrelevante; é muito relevante. No entanto, os neopositivistas acreditam que variações podem ser ordenadas de acordo com uma medida única. Assim, algumas práticas (tipicamente aquelas da classe média Euroamericana) são classificadas como as melhores, e práticas diferentes são consideradas como inferiores nessa escala (para uma crítica, ver LeVine, 1989). Embora nem toda pesquisa realizada no Brasil seja deste tipo, é fácil encontrarem-se artigos e capítulos publicados no país, que se fundamentam em pesquisas norte-americanas, sendo os resultados destas pesquisas tomados como evidência de parentalidade ou práticas educativas apropriadas. É também bastante comum a utilização por pesquisadores brasileiros de escalas que foram criadas nos Estados Unidos ou na Europa. A implicação disto é que os dados norte-americanos são relevantes no Brasil, e ter um alto ou baixo escore, qualquer que seja a escala utilizada, tem o mesmo significado seja no contexto brasileiro seja no lugar onde a escala foi originalmente desenvolvida. Desta forma, se a literatura publicada nos Estados Unidos indica que interações maternas "sensíveis" com a criança ou um estilo parental *autoritativo* (em vez de autoritário) beneficiam o desenvolvimento da criança, assume-se que isto deve ser assim também no Brasil. Esta visão ajusta-se ao paradigma neopositivista (Tudge, 2008).

Todavia, há paradigmas alternativos (Guba & Lincoln, 1994; Pepper, 1942; Tudge, 2008; Winegar, 1997), que não são positivistas. O contextualismo, por exemplo, baseia-se em duas ideias fundamentais, sendo que ambas contradizem a visão neopositivista. A primeira é que o desenvolvimento é essencialmente uma síntese que emerge das interações entre contextos de desenvolvimento e indivíduos em desenvolvimento que participam nestes contextos. A segunda, derivada da primeira, é a de que aquilo que se considera apropriado, bem como as práticas que visam àquilo que é considerado adequado do ponto de vista do desenvolvimento da criança, variam de cultura para cultura, mesmo dentro de um mesmo país, e dentro de uma mesma cultura, ao longo do tempo histórico. O paradigma contextualista claramente questiona a visão de que dados coletados em uma sociedade possam ser relevantes em outra, e que dados coletados em um determinado momento histórico sejam necessariamente significativos em um período posterior. Como Winegar, Guba e Lincoln, bem como outros autores afirmaram, os paradigmas são incompatíveis em termos de seus fundamentos ontológicos, epistemológicos e metodológicos. Métodos que têm sentido em uma perspectiva neopositivista, porque foram idealizados de acordo com sua visão a respeito da realidade (ontologia) e com sua concepção sobre a relação entre aquele que conhece e aquilo que é conhecido (epistemologia), absolutamente não combinam com a ontologia, a epistemologia e a metodologia contextualistas. Obviamente, é também verdade que os métodos contextualistas não são fazem sentido em uma perspectiva neopositivista.

De uma certa maneira, há convergência entre as posições contextualista e neopositivista. A teoria estatística clássica diz que os dados podem ser generalizados para uma determinada população apenas se a amostra tiver sido aleatoriamente selecionada. Todavia, esta prudente medida quanto à possibilidade de generalização contrapõe-se a um princípio essencial do neopositivismo, o qual propõe que os aspectos mais importantes do desenvolvimento humano são universais e apenas as características mais superficiais variam de acordo com a cultura e o tempo histórico.

Neste capítulo, buscamos verificar em que medida os dados dão suporte à posição contextualista, examinando a parentalidade em uma série de grupos culturais. É mais fácil mostrar isto observando os que são "maximamente diferentes" (Hallpike, 2004). No entanto, pode-se também analisar uma única sociedade, observando-se grupos étnicos ou classes sociais diferentes, em um mesmo momento, ou ainda uma mesma sociedade, em diferentes momentos históricos.

Conforme assinalaram Valsiner (1989) e Rogoff (2003), a visão atual norte-americana sobre o apego e a relação mãe-bebê, divulgada como se aplicável a todos os grupos e a qualquer tempo, é consideravelmente recente. Os índices de mortalidade infantil eram extremamente elevados no período colonial e, mesmo quando as crianças sobreviviam, a morte dos pais não era rara. Nem vínculo nem apego à mãe estavam garantidos, e esperava-se que membros da família extensa exercessem um importante papel na educação das crianças pequenas. Encontrava-se uma situação semelhante na Europa até o século passado, que continua presente em diversas partes do mundo. Em alguns grupos de caçadores-coletores na África (por exemplo, !*Kung* da *Botswana savannah*), cujas práticas são frequentemente interpretadas como uma possibilidade de vislumbrar o que foi a espécie humana no passado, os bebês passam boa parte do tempo com suas mães (Lee, 1980). No entanto, em outros grupos semelhantes (por exemplo, o Efe das florestas tropicais da República Democrática do Congo), não é a mãe do bebê, mas outras mulheres que se encarregam de sua alimentação e cuidados iniciais, e o cuidado pelo grupo é a norma quando a criança cresce (Morelli & Tronick, 1991; Tronick, Morelli, & Winn, 1987). Em outras palavras, mesmo entre os grupos de caçadores--coletores condições ecológicas predominantes, bem como crenças e valores culturais têm importantes papéis no estabelecimento de padrões da relação adulto-criança.

Segundo Keller (2007), existem dois protótipos culturais, ou modelos, de parentalidade, sendo que pais com alto nível de escolarização e que vivem em áreas urbanas têm técnicas de socialização que diferem daqueles, com baixo nível de escolarização que vivem em comunidades rurais. Ela estudou os comportamentos e "ethnoteorias" (crenças culturais) dos pais de bebês dos Estados Unidos, Alemanha, Grécia, Costa Rica, China, Camarões e Índia. De acordo com Keller, grupos culturais podem ser caracterizados por duas dimensões-independência e interdependência. Esta divisão é bastante semelhante às concepções, propostas por outros autores, de individualismo e coletivismo (Schwartz, 1992; Triandis, 1995). Todavia, Keller partiu das ideias de Kağitçibaşi (2005, 2007) para mostrar que na China, Costa Rica, Camarões e Índia, tradicionalmente consideradas sociedades interdependentes, a crescente urbanização e o aumento do nível de escolaridade levaram pais de classe média a valorizar uma maior autonomia de seus filhos em alguns domínios, mas ainda com uma interdependência emocional. Kağitçibaşi constatou este mesmo fenômeno na Turquia, quando as famílias mudaram-se para áreas urbanas e alcançaram níveis mais elevados de escolarização (Kağitçibaşi, 2007; Kağitçibaşi & Ataca, 2005). Kağitçibaşi e Keller referem-se a este fenômeno como um terceiro modelo, denominado "vinculação autônoma" (*autonomous relatedness*). Como Keller observou: "Nossos estudos revelam que a educação faz uma notável diferença nos modelos culturais de parentalidade, especialmente no que diz respeito à orientação para autonomia ou vinculação, mesmo dentro de um mesmo grupo étnico" (2007, p. 196).

Os estudos do primeiro autor deste capítulo (Tudge, 2008; Tudge et al., 2006; Tudge & Odero-Wanga, 2009) levantaram esse mesmo tipo de questão quanto às práticas educativas parentais utilizadas no Quênia. A maior parte das pesquisas sobre práticas educativas no Quênia indica que os pais pouco se ocupam com seus filhos após o primeiro ano de vida, quando são os irmãos mais velhos (quase sempre meninas) que assumem a responsabilidade de tomar conta das crianças. Os pais eram principalmente figuras de autoridade, os quais passavam pouco tempo com seus filhos, e as mães raramente conversavam ou brincavam com eles; brincar era uma atividade apenas para crianças, mesmo quando a carga de trabalho (a partir dos quatro ou cinco anos de idade) era tal que elas brincavam enquanto trabalhavam. No entanto, a maior parte dessas evidências sobre a falta de interação pais-criança surgiu a partir de estudos realizados nos anos 1950s e 1960s, em áreas rurais, com pais não escolarizados, em uma época em que não era dada grande importância à escolarização (Whiting, 1963; Whiting & Edwards, 1988). Em meados dos anos 1970, a maioria das crianças já frequentava a escola (ensino básico) e ao final do século XX mais de 80% das crianças, das áreas urbana e rural o faziam (Swadener, 2000). Buchmann (2000) escreveu que o Quênia tem "um sistema educacional altamente expandido, o qual se compara ao dos países mais industrializados em termos de sua complexidade e de sua competitividade" (p. 1350). Isso trouxe várias consequências; as crianças não mais estavam disponíveis para o trabalho e as meninas não estavam mais disponíveis para cuidar de seus irmãos menores. Famílias abastadas eram e ainda são capazes de pagar para pessoas tomarem conta de seus filhos pequenos, mas cada vez mais, sobretudo nas áreas urbanas, as crianças frequentam instituições educacionais especializadas (Swadener, 2000; Tudge, 2008).

A mesma diversidade de práticas pode ser encontrada em qualquer sociedade. É uma lástima que tantos livros publicados na América do Norte sobre crianças e adolescentes brasileiros enfoquem apenas aqueles das camadas mais pobres da população ou crianças que passam a maior parte do tempo nas ruas (ver, por exemplo, de Oliveira, 2000; Hecht, 1998; Mickelson, 2000; Saxe, 1991; Scheper-Hughes, 1992); apesar dos argumentos dos autores em contrário, a impressão deixada por esses livros é que esse fenômeno é comum e que as crianças brasileiras não são criadas por seus pais. Todavia, práticas educativas comumente encontradas nas favelas do Rio de Janeiro ou nas ruas de Recife não deveriam ser interpretadas como mais (ou menos) representativas das práticas brasileiras que aquelas das famílias de classe média alta de São Paulo ou Porto Alegre.

As práticas parentais variam muito também nos Estados Unidos, de acordo com raça, etnia ou classe social. Por exemplo, há uma vasta literatura nos Estados Unidos relacionada ao conceito de estilos parentais, incluindo os estilos *autoritativo*, autoritário, permissivo e negligente (Baumrind, 1989, 1991; Darling & Steinberg, 1993) e as técnicas disciplinares indutivas ou de força coercitiva (Hoffman, 1975). Os estilos parentais estão relacionados às crenças dos pais sobre como devem educar seus filhos, mas são mais amplos que as crenças, pois englobam também uma série de comportamentos que descrevem as interações pais-criança em diversos contextos (Darling & Steinberg, 1993). Estilos parentais incluem fatores, tais como: carinho, controle, agressão, promoção de independência etc. Entende-se que estas qualidades não se encontram em um único tipo de atividade, mas em várias situações. Assim, é provável que mudanças situacionais e de contexto alterem a forma como esses estilos são expressos (Smetana, 1994).

Os dados parecem relativamente claros, pelo menos nos Estados Unidos. Crianças cujos pais usam um estilo *autoritativo* (Baumrind, 1989) ou usam técnicas indutivas (solicitando à criança que reflita sobre seu comportamento e suas consequências), segundo a conceptualização de Hoffman (1975), obtêm melhores resultados que crianças cujos pais usam um estilo autoritário ou técnicas punitivas. Todavia, a realidade não é assim tão simples; há uma série de evidências de que, em diferentes grupos étnicos, as relações entre estilos parentais e resultados positivos variam. Por exemplo, embora a maior parte dos dados mostre uma relação entre estilo *autoritativo* e sucesso escolar, no que diz respeito a adolescentes afro-americanos, o sucesso escolar relaciona-se mais com o estilo autoritário. A situação também difere quanto aos adolescentes asiático-americanos, os quais são comumente bem-sucedidos na escola, embora seus pais sejam bem mais controladores do que os pais dos jovens euro-americanos (Steinberg et al., 1995).

Usar uma única escala de medida claramente nada garante, visto que os dados mostram que o estilo *autoritativo* está relacionado com sucesso escolar em um grupo, mas não em outros, mesmo dentro de um mesmo país. Um argumento semelhante pode feito no que diz respeito a classes sociais diferentes. Pode-se observar tanto nas ideias de Baumrind (1989) quanto nas de Hoffman (1975) que, para esses autores, os estilos parentais relacionam-se apenas a características individuais – alguns pais são *autoritativos*, usam técnicas indutivas, outros utilizam técnicas mais controladoras. No entanto, existem evidências empíricas que indicam que a classe social dos pais tem um importante papel na definição de seus valores educacionais. Kohn (1977, 1995; Kohn & Slomczynski, 1990), baseado em seus estudos nos Estados Unidos, Itália, Polônia e Japão, afirma que as experiências educacionais prévias e as experiências atuais no trabalho levam os pais a pensar em como ajudar os seus filhos a serem bem-sucedidos de duas diferentes maneiras. Se suas experiências educacionais e de trabalho mostram que se alcança o sucesso, por exemplo, seguindo regras que seus professores ou chefes ditam, fazendo um bom e cuidadoso trabalho, não é surpreendente que eles acreditem que seus filhos devam aprender a seguir regras que eles, os pais, impõem. Se, por outro lado, suas experiências levam os pais a pensar que se alcança o sucesso, seja na escola seja no trabalho, pensando por si mesmos e se autogovernando, é evidente que eles buscarão encorajar seus filhos a serem independentes e autônomos. Desta forma, os estilos parentais autoritário ou *autoritativo*, assim como uma abordagem controladora ou indutiva, devem estar relacionados com as condições cotidianas de vida das famílias da classe trabalhadora ou da classe média. De fato, Hoffman (1994) admite que a classe social deva ter algum papel. Ele admitiu que sua teoria "tem várias imperfeições. Em primeiro lugar, apoia-se na relação empírica entre indução e internalização, a qual foi obtida com mães e crianças brancas de classe média e, portanto, não pode ser generalizada além desta população" (1994, p. 27). Ele observou ainda que seria necessário realizar o mesmo tipo de pesquisa com outras classes sociais e grupos étnicos diferentes.

Os pesquisadores devem evitar aquilo que Serpell (2008) chamou de *synecdochal error* de representar o todo por uma de suas partes. Isto é igualmente um problema quando se presume, por exemplo, que Quênia ou Brasil podem ser representados por famílias com baixo nível de escolaridade e que vivem em áreas rurais ou crianças que vivem e trabalham nas ruas, ou ainda quando se supõe que os valores e práticas dos pais euro-americanos de classe média representam os Estados Unidos.

De alguma forma, boa parte da literatura transcultural criou esse problema. Buscando demonstrar que os valores, as crenças e as práticas educativas dos pais não são universais, por muitos anos, os psicólogos transculturais conduziram estudos para "maximizar as diferenças" (Hallpike, 2004), comparando práticas da classe médica branca nos Estados Unidos com aquelas dos pais que vivem em áreas rurais ou de miséria do Mundo Majoritário (Kağitçibaşi, 1996), isto é, onde mora a maioria das crianças do mundo (ver, por exemplo, Bloch, 1989; Morelli, Rogoff, & Angelillo, 1992; Super & Harkness, 1982; Whiting & Edwards, 1988). Esta abordagem certamente foi efetiva para demonstrar a rica variedade de práticas educativas ao redor do mundo. Todavia, conforme vários pesquisadores assinalaram, uma das consequências disto foi que as práticas do Mundo Majoritário, não importam de que tipo, passaram a ser vistas como deficientes ou patológicas, na medida em que elas não coincidem com aquelas do Mundo Minoritário (tipicamente representadas pela classe médica branca da América do Norte ou da Europa Ocidental) (Nsamenang, 2009; Serpell & Jere-Folotiya, 2008). Não é surpreendente, então, que o Mundo Majoritário seja encorajado a adotar as práticas do Mundo Minoritário, tornando-se o termo globalização um eufemismo para colonização (Fleer, Hedegaard, & Tudge, 2009). Aparentemente, as práticas não podem ser mais vistas como universais, mas escalas de medida, concebidas como se fossem universais, ainda são usadas para avaliar valores, crenças e práticas, com enormes consequências para aqueles cujas práticas não se coadunam com as da classe média americana.

Em vez de uma única escala de medida, necessita-se de um quadro teórico que nos ajude a entender as condições culturais e ecológicas que se relacionam com diferentes valores, crenças e práticas de qualquer grupo, seja este uma sociedade inteira ou um determinado grupo dentro de uma sociedade. Um exemplo disto é a teoria ecológico-cultural (Tudge, 2008), a qual parte tanto do conceito sociocultural de práticas (ver, por exemplo, Cole, 1996, 2005) quanto da teoria bioecológica de Bronfenbrenner sobre o desenvolvimento humano (Bronfenbrenner, 1994, 2005; Bronfenbrenner & Morris, 2006). A teoria de Bronfenbrenner chega perto daquilo que nós pensamos ser necessário, mas ele apenas raramente assume uma perspectiva verdadeiramente cultural sobre o desenvolvimento (para um exemplo disto, ver Bronfenbrenner, 1993). Todos os seus exemplos de bons "processos proximais" (as engrenagens do desenvolvimento) são aqueles das práticas dos pais brancos norte-americanos. Mesmo quando ele escreve extensivamente sobre os estudos de Steinberg, os quais mostram que os estilos parentais associados ao sucesso escolar variam nos diferentes grupos étnicos nos Estados Unidos, ele não os discute em termos de diferenças culturais ("macrossistema") (ver, por exemplo, Bronfenbrenner & Morris, 2006).

Teoria ecológico-cultural

Para o processo de desenvolvimento, o mais importante são as atividades que os indivíduos em desenvolvimento tipicamente realizam e as suas interações cotidianas com outras pessoas, bem como os artefatos disponíveis (Tudge, 2008). Estas atividades e interações são práticas culturais, uma vez que os grupos nos quais os indivíduos se desenvolvem influenciam imensamente a disponibilidade e as maneiras como elas ocorrem. Da mesma forma, também as características particulares dos indivíduos em desenvolvimento e das pessoas com as quais eles interagem. Idade, gênero, temperamento, interesse ou motivação para envolver-se em certas atividades, tudo isso influencia a natureza das atividades e interações diárias, tanto quanto a cultura. Além disso, culturas mudam ao longo do tempo, não apenas em função do contato com outras culturas (através de imigração, guerra, comércio etc.), mas também porque os mais novos do grupo não simplesmente aceitam os valores, as crenças e as práticas de seus pais; eles muitas vezes adaptam, rejeitam, transformam os valores e as práticas de seus pais, ou mesmo inventam outros inteiramente novos. Em síntese, as atividades e interações cotidianas são componentes essenciais da teoria e elas são influenciadas pelas características individuais das pessoas envolvidas, pelos contextos culturais nos quais elas ocorrem e pelo tempo histórico no qual os indivíduos se desenvolvem.

Um indivíduo pertence a uma série de grupos culturais. Por exemplo, o seu país, seu grupo étnico, sua classe social etc. podem ser considerados como culturas sempre que esses grupos diferirem em termos de valores e crenças, padrões de atividades e interações, um sentimento de identidade, acesso a recursos e a busca de transmitir estes valores, crenças etc. para as próximas gerações. Às vezes, é claro, os valores e práticas de um grupo cultural de uma sociedade combinam com aqueles associados a esta sociedade como um todo (é de interesse do grupo dominante de uma sociedade ter o seu conjunto de valores e práticas vistos como pertencentes à sociedade como um todo); em outros casos, porém, há um descompasso entre os valores e práticas do grupo dominante e aqueles dos outros grupos.

Teoria ecológico-cultural e parentalidade. A partir desse referencial teórico, quais são as implicações para o estudo da parentalidade? Antes de mais nada, os pesquisadores devem atentar para aquilo que os pais realmente fazem (ou não fazem) com suas crianças. Entrevistar pais permite-nos compreender seus valores e crenças sobre parentalidade, e estes valores e crenças influenciam as atividades nas quais os pais se envolvem com seus filhos e a maneira como eles interagem com as crianças. Todavia, nem sempre o que os pais dizem que fazem é coerente com aquilo que eles realmente fazem durante suas interações com as crianças. Métodos para estudar parentalidade devem, portanto, incluir observações durante tempo suficiente para se entender o que ocorre tipicamente no cotidiano. Os métodos no estudo Ecológico-Cultural das Crianças Pequenas[1] (CEYC), desta forma, incluem 20 horas de observação, as quais buscam captar todos os momentos do dia, desde que a criança acorda até quando ela vai dormir (Tudge, 2008). As crianças são observadas nos

---

[1] Em Inglês, *Cultural Ecology of Yong Children* (CEYC). De agora em diante, o estudo será referido através de sua sigla.

diversos contextos dos quais participam, seja em casa, na creche, nas ruas etc. Nós observamos todas as atividades nas quais as crianças estão envolvidas, particularmente, interações com outras pessoas, inclusive os pais. Assim, nós observamos a criança durante tempo suficiente para obtermos uma ideia daquilo que ocorre tipicamente nas atividades e interações cotidianas, o componente-chave da teoria ecológico-cultural.

Conforme ressaltamos anteriormente, essas atividades e interações variam conforme o contexto, especialmente contextos culturais. Assim, é importante coletar dados em diferentes grupos culturais. Ao invés de buscar maximizar as diferenças, comparando famílias euro-americanas de classe média com famílias das áreas rurais do Mundo Majoritário, no CEYC, nós escolhemos estudar famílias de uma única cidade em cinco diferentes países do Mundo Minoritário (Estados Unidos, Rússia, Estônia, Finlândia e Coreia do Sul) e três do Mundo Majoritário (Quênia, Brasil e Índia). Tendo em vista o pressuposto da teoria ecológico-cultural de que as diferenças dentro de um mesmo país são tão importantes quanto aquelas entre os países, em cada uma das cidades, metade das famílias era de classe média e a outra metade de classe trabalhadora (para definir classe social, utilizamos como critérios o nível de escolarização e a ocupação dos pais). Nos Estados Unidos, metade das famílias eram afro-americanas e a outra metade euro-americanas, as quais também eram igualmente divididas por classe social.

Assim, no CEYC, pudemos examinar em que medida as culturas diferem no que diz respeito aos lugares onde as crianças passam o seu tempo, às atividades das quais participam e aos seus parceiros típicos nestas atividades. Neste capítulo, nós enfocaremos principalmente em que medida os pais estão disponíveis para seus filhos (se eles estão no mesmo ambiente que as crianças ou se as crianças estão em outros lugares ou se elas estão com outras pessoas) e, além disto, em que medida os pais se envolvem, de fato, nas atividades de seus filhos.

É importante salientar que as atividades e interações não são influenciadas apenas pela cultura. Assim sendo, no CEYC, nós prestamos especial atenção a como as atividades e interações iniciam, particularmente, se é a criança ou alguma outra pessoa (por exemplo, um dos pais) que toma a iniciativa. Da mesma forma, na medida em que a atividade se desenvolve, nós examinamos os papéis da criança e de seus parceiros. Em alguns casos, os pais permitem que a criança tome iniciativa; em outros, eles preferem ser mais controladores.

Outra característica da teoria ecológico-cultural é a ideia de que as culturas mudam com o passar do tempo. Embora o CEYC seja um estudo longitudinal, não é fácil mostrar as transformações culturais. No entanto, o mero fato de reconhecermos que as culturas não são estáticas nos permite comparar nossos dados com os de estudos realizados em décadas anteriores, não para criticá-los, mas para assinalar o fato de que aquilo que mudou na ecologia então vigente deve ser responsável pelos diferentes resultados. Por exemplo, em momentos de crise econômica, os pais talvez estejam submetidos a um maior *stress* e precisem trabalhar mais horas, mudando, em função disto, a maneira como interagem com seus filhos ou reduzindo o tempo em que estão disponíveis para eles.

Resultados do CEYC

Nós ilustraremos algumas das ideias até agora apresentadas com dados do CEYC, abordando especialmente os pais em Greensboro (EUA), Kisumu (Quênia) e Porto Alegre (Brasil). Embora essas cidades sejam diferentes em vários aspectos, elas são consideradas cidades de porte médio, de acordo com os padrões de seus respectivos países. Mais importante, porém, é o fato de que todas elas têm pelo menos uma importante universidade e oferecem a seus habitantes uma ampla gama de ocupações, desde o trabalho manual até o trabalho profissional especializado (Tudge, 2008). Assim, foi possível recrutar tanto pais com alto nível de escolaridade e trabalho profissional quanto pais com menor nível de escolaridade e trabalho não especializado. As 20 horas de observação da criança (18 horas codificadas durante a própria observação e 2 horas filmadas) quando ela tinha três anos de idade resultaram em um total de aproximadamente 180 observações de cada criança, uma vez que nós codificamos as atividades, interações, parceiros e assim por diante por um período de 30 segundos a cada seis minutos. A maior parte das observações ocorreu na casa da criança ou em suas proximidades, variando desde 80% das observações das crianças de classe trabalhadora em Kisumu até 42% das crianças afro-americanas em Greensboro. As crianças de classe média em Porto Alegre foram observadas principalmente em creches (quase 40% de suas observações) e os dois grupos de crianças afro-americanas foram mais observados que as demais, na casa de outras pessoas (visto que elas frequentemente se encontravam em algum tipo de serviço informal de cuidado para crianças).

Nós classificamos essas atividades e interações em quatro categorias principais (cada uma delas com várias subcategorias) – brincadeira e entretenimento, lições (a fim de coletar informações sobre assuntos relacionados à escola, tais como: números ou letras, como e por que as coisas acontecem e como se comportar), trabalho e conversação (apenas quando o discurso se referia a eventos passados ou futuros e não simplesmente às coisas que estavam acontecendo no momento). Como era de se esperar, visto que as crianças tinham três anos de idade, elas passavam a maior parte de seu tempo brincando (entre 55% e 62% do tempo, com exceção das crianças euro-americanas, as quais foram observadas brincando em 45% de suas observações). Novamente, como esperávamos, em função dos estudos prévios, as crianças de classe trabalhadora, em Kisumu, passaram mais que o dobro do tempo (20% de suas observações) de outras crianças envolvidas com trabalho. As crianças participaram de lições e conversações em menos de 10% das observações, exceto as crianças de classe média em Greensboro, as quais passaram 12% de seu tempo envolvidas com conversação.

Algumas das crianças, em cada um dos grupos, frequentavam instituições educacionais, e é interessante notar os diferentes padrões de atividade que ocorriam então. Em Greensboro, tanto crianças brancas quanto negras, e em Kisumu, as crianças que frequentavam creches participavam duas vezes mais em lições relacionadas à escola e em brincadeiras do que aquelas que não as frequentavam (Tudge et al., 2006). Nós encontramos diferenças entre as classes e grupos étnicos, porém as crianças brancas de classe média e as crianças negras de classe trabalhadora eram as que mais tinham lições escolares e brincadeiras. Estas últimas passavam seu tempo em creches que buscam lhes dar um *head start* para a sua escolarização (Freitas, Shelton, & Tudge, 2008). Em Porto Alegre, por outro lado, as crianças que frequentavam creches foram menos observadas participando de lições relacionadas a assuntos escolares do que aquelas que não as frequentavam. Em Porto Alegre, a maior parte do tempo das crianças nas creches é utilizada em brincadeiras e conversações, especialmente com outras crianças e, às vezes, com as professoras; raramente, elas participam de lições escolares. Pelo contrário, em Kisumu, nas creches, as crianças participaram tanto de lições escolares quanto de brincadeiras com objetos escolares em 35% das observações realizadas, uma percentagem muito mais alta que a de qualquer outro grupo. Diferenças de classe social foram também evidentes em Kisumu, visto que as crianças de classe média frequentavam muito mais creches que as de classe trabalhadora (embora as atividades propostas nas creches fossem muito semelhantes).

As crianças desses diferentes grupos culturais (tanto dentro de um mesmo país quanto nos diversos países) estavam claramente envolvidas em diferentes padrões de atividade, ainda que brincar fosse a atividade mais frequente. Quem eram os seus parceiros nas atividades? A literatura americana descreve as mães como sendo as parceiras mais frequentes; a literatura sobre cuidado e educação das crianças no Quênia indica que os pais não interagem muito com seus filhos, especialmente durante suas brincadeiras. O que nós encontramos? De acordo com nossos dados, em Greensboro, adultos (sejam mãe, pai, parente ou professora) interagiram com as crianças em apenas 25-35% das observações realizadas sobre o brincar, ou seja, mais ou menos com a mesma frequência com que as crianças foram observadas brincando sozinhas. As crianças por nós observadas em Greensboro, de fato, passaram mais tempo brincando com outras crianças.

Em Kisumu, como esperávamos, as crianças brincaram menos com os adultos, mas, ao contrário do que diz a literatura, em cerca de 7% de nossas observações sobre o brincar das crianças de classe trabalhadora elas estavam brincando com um adulto e cerca de 10% do brincar das crianças de classe média incluíam adultos (mãe, pai ou professora). Estas crianças do Quênia brincavam mais com outras crianças, mas em cerca de 40% do tempo foram observadas brincando sozinhas, bem mais do que havia sido relatado anteriormente (Wenger, 1989).

Em Porto Alegre, o padrão do brincar também era diferente. Na classe média, os adultos com quem as crianças mais brincavam eram as professoras e não as mães. As crianças brasileiras de ambas as classes sociais foram observadas brincando com adultos em cerca de 35% de nossas observações sobre o brincar, mas enquanto as crianças de classe média brincavam mais com outras crianças (40% das observações sobre o brincar), aquelas da classe trabalhadora foram observadas principalmente brincando sozinhas (45% das observações).

Em outras palavras, no que diz respeito à principal atividade dessas crianças (brincar), os seus pais estão envolvidos em uma porção relativamente pequena de tempo. Em relação às outras atividades enfocadas (lições, trabalho e conversação), as quais foram bem menos frequentes, os pais participaram mais, sendo que em Greensboro e Porto Alegre eles eram os principais parceiros das crianças em lições (cerca de 35% das observações de lições, em ambas as cidades) e conversação (45% em Greensboro e 40% em Porto Alegre). A situação em Kisumu era diferente – outras crianças eram os principais parceiros nas lições (50% do tempo) e no trabalho (40% das observações sobre trabalho). Todavia, os pais das crianças, no Quênia, também participavam bastante: 25% das lições e quase 40% do trabalho e conversação. Novamente, observamos os pais mais envolvidos com seus filhos do que seria esperado, de acordo com a literatura sobre este assunto.

O segundo aspecto que abordamos neste capítulo é em que medida os pais participavam das várias atividades e interações com seus filhos. Vários pesquisadores (Lamb, 1997, 2000; Lewis & Dessen, 1991; Parke, 2000; Tamis-LeMonda & Cabrera, 2002) assinalaram que não basta enfocar apenas a quantidade de tempo que mães e pais passam com seus filhos; é preciso também levar em conta o tempo que eles passam com as crianças considerando as suas disponibilidades. Este é um ponto importante, visto que, em muitas culturas, as mães estão mais disponíveis que os pais, porque eles são os que mais frequentemente trabalham fora de casa ou fazem isso por um maior período diário de tempo ou porque as crianças pequenas, em geral, permanecem com suas mães, em caso de divórcio. De fato, Lamb e Parke afirmaram que os pais, talvez, estejam tão envolvidos com seus filhos quanto as mães, uma vez que sua menor disponibilidade seja levada em consideração, especialmente na atividade de brincar. Nossos dados permitem examinar esta proposição.

A disponibilidade de tempo das mães era cerca do dobro daquela dos pais em cada um dos grupos culturais examinados, embora a disponibilidade das mães também variasse bastante: de mais de 70% do tempo nas famílias euro-americanas, de ambas as classes sociais, em Greensboro, a cerca de 30% do tempo nas famílias de classe média em Kisumu. Assim sendo, não é surpreendente que as mães estivessem mais envolvidas que os pais nas quatro categorias de atividades examinadas. Por exemplo, em Greensboro, as mães estavam envolvidas com seus filhos em lições quase cinco vezes mais que os pais, quatro vezes mais em conversações, três vezes mais no brincar e duas vezes mais no trabalho. Em Kisumu, as mães estavam envolvidas duas vezes mais que os pais em lições, quatro vezes mais no trabalho e mais (mas não muito mais) no brincar e em conversações. Em Porto Alegre, porém, as mães estavam duas vezes mais envolvidas que os pais no brincar e em conversações, mas apenas um pouco mais em lições e no trabalho.

Em outras palavras, em cada uma das cidades, as crianças passavam mais tempo com suas mães que com seus pais em todas as atividades enfocadas. Isto é evidentemente relevante para suas relações sociais, mas não é surpreendente, em função dos fatores já anteriormente mencionados. É importante, portanto, atentar para a afirmação de que os pais se envolvem com seus filhos, no mínimo, tanto quanto as mães, particularmente no que diz respeito ao brincar, quando se leva em conta a menor disponibilidade de tempo deles.

No CEYC, nós pudemos avaliar o envolvimento dos pais proporcionalmente a suas disponibilidades, porque, quando observávamos a criança, anotávamos quem eram seus parceiros e, além disto, se a mãe e o pai estavam presentes no mesmo ambiente. Em Greensboro, a situação era a seguinte: mesmo considerando a proporção de tempo que mães e pais estavam disponíveis, as mães estavam envolvidas com seus filhos em lições cerca de duas vezes mais que os pais, bem como mais envolvidas que os pais em conversações e trabalho. Será que os pais participavam mais do brincar de seus filhos, conforme sugeriram Parke (2000), Lamb (1997, 2000), dentre outros? Não em Greensboro, porque as mães estavam envolvidas com o brincar de seus filhos mais de 30% do tempo em que elas estavam disponíveis, enquanto os pais menos de 20% do tempo em que eles estavam disponíveis.

Em Kisumu, a situação era a seguinte. Dissemos anteriormente que as mães estavam envolvidas duas vezes mais que os pais em lições. Considerando-se as suas respectivas disponibilidades, porém, mães e pais estavam igualmente envolvidos em lições com seus filhos, cerca de 10% do tempo disponível. Em termos de conversação e trabalho, no entanto, mesmo levando-se em conta a disponibilidade, da mesma forma que em Greensboro, as mães estavam mais envolvidas que os pais. Todavia, os pais no Quênia passavam mais tempo que as mães brincando com seus filhos: eles despendiam cerca de 15% e elas 10% de seu tempo.

Nossos dados de Kisumu são particularmente impressionantes, quando situados no contexto da literatura sobre práticas educativas no Quênia. Os pesquisadores consistentemente assinalaram o fato de que as mães não estão muito envolvidas (e os pais ainda menos) com seus filhos pequenos, especialmente após o primeiro ano de vida, e brincar com as crianças é algo que os pais não fazem. Certo, esses pais de Kisumu brincavam com seus filhos menos que os pais nas outras duas cidades, mas mesmo assim bem mais que descrito na literatura. Deve-se levar em conta a passagem do tempo, ou seja, o fato de que as famílias no Quênia encontram-se, hoje, em áreas urbanas mais frequentemente que há alguns anos atrás. Além disto, a maior importância dada à escolarização reduziu a disponibilidade de irmãos mais velhos para cuidar e brincar com as crianças em idade pré-escolar.

O padrão de envolvimento dos pais, então, era diferente em Greensboro e Kisumu: em Kisumu, mas não em Greensboro, encontrou-se alguma evidência que vai ao encontro das ideias de autores como Lamb (1997, 2000) e Parke (2000). O que nós encontramos em Porto Alegre? O padrão lá encontrado foi diferente daqueles das outras duas cidades. Pais e mães estavam quase igualmente envolvidos com seus filhos em cada uma das atividades e interações das quais as crianças participavam. Os pais estavam um pouco mais envolvidos nas lições e no trabalho, um pouco menos em conversação e igualmente envolvidos no brincar (25% do tempo em que estavam disponíveis).

Considerações finais

Neste capítulo, nós examinamos a participação das crianças em atividades em uma única cidade de três diferentes países – Estados Unidos, Quênia e Brasil, e prestamos especial atenção em que medida os pais estavam envolvidos nas atividades de seus filhos. De certa forma, as experiências das crianças eram bastante similares nesses diferentes países. As crianças passavam a maior parte de seu tempo em casa ou em suas proximidades e despendiam a maior parte do tempo brincando. Todavia, os padrões de suas atividades e interações com outros claramente diferiram de país para país, da mesma forma que diferiram, quando se compararam as famílias de classes sociais diferentes, em cada cidade. As diferenças encontradas foram mais impressionantes em Kisumu, onde as crianças da classe trabalhadora estavam muito mais envolvidas com trabalho que aquelas de classe média e, além disto, se encontravam com muito menor frequência em creches. As crianças em Porto Alegre foram mais frequentemente observadas em creche, mas suas experiências eram bem diferentes daquelas de Kisumu. Em Porto Alegre, a creche era um lugar seguro para as crianças brincarem, enquanto em Kisumu era um lugar em que elas deveriam ser preparadas para a escola. Em Greensboro, encontramos uma combinação dessas duas situações. As crianças brincavam bastante na creche, mas elas estavam mais envolvidas com lições e brincavam mais com objetos escolares que as crianças de Porto Alegre.

Algum desses padrões é melhor para o desenvolvimento? É claro que esta questão não pode ser respondida sem referência aos objetivos do grupo cultural. Em Kisumu, as crianças são colocadas na creche para serem preparadas para os exames que antecedem o ingresso na escola. A aprovação nesses exames é vista como extremamente importante para o desenvolvimento. Em outros lugares, porém, pais e professores talvez considerem que brincar é a atividade mais importante para crianças de três anos de idade. Da mesma forma, se os pais de um grupo cultural acreditam que seus filhos terão que trabalhar bastante para sobreviver, é claro que faz sentido lhes dar muitas oportunidades para trabalhar. Uma única escala de medida, segundo a qual um conjunto de práticas é entendido como melhor que outro, simplesmente não tem sentido quando os grupos culturais têm valores e crenças diferentes sobre quais são as práticas que levarão suas crianças ao sucesso na escola e na vida.

O mesmo tipo de argumento pode ser feito quanto às práticas parentais. Apesar da ênfase que tem sido tradicionalmente dada ao papel da mãe, quando se pensa nas atividades da criança pequena, nossos dados mostram que as mães estavam menos envolvidas nas atividades de seus filhos que outras crianças. De fato, as crianças, nas diferentes cidades, brincavam mais sozinhas ou com outras crianças que com suas mães. Nesse caso também os padrões variaram nos diversos grupos culturais, sendo que as mães no Quênia estavam bem menos envolvidas nas atividades de seus filhos que nos outros dois países. Em cada um dos países nos quais os dados foram coletados, as mães estavam mais envolvidas que os pais. Todavia, quando se considerou a disponibilidade relativa de pais e mães, tanto em Kisumu quanto em Porto Alegre, os pais estavam tão envolvidos quanto as mães nas atividades e interações cotidianas de seus filhos, inclusive no brincar. Em Greensboro, porém, em famílias brancas e negras, de ambas as classes sociais, os pais estavam bem menos envolvidos que as mães, mesmo quando se levou em conta a sua menor disponibilidade.

Assim, parece que não faz sentido (ao menos a partir de uma perspectiva contextualista) se perguntar se o padrão do Quênia, do Brasil ou dos Estados Unidos é melhor ou pior para o desenvolvimento das crianças. Uma resposta à pergunta sobre quais são as melhores práticas para o desenvolvimento infantil pode ser dada apenas considerando os valores e as crenças de cada grupo cultural. Não há uma única realidade, como os neopositivistas supõem, mas múltiplas realidades, as quais variam de acordo com a ecologia, a cultura e a história. Uma única escala de medida não é apropriada para todos os grupos. Ao contrário, como os contextualistas propõem, nós devemos buscar compreender cada grupo cultural a partir de seus próprios parâmetros, levando em conta seus valores e crenças, bem como a forma como esses se relacionam com as práticas do grupo e com as características dos indivíduos dentro do grupo.

Referências

Baumrind, D. (1989). Rearing competent children. In: W. Damon (Ed.). *Child development today and tomorrow* (pp. 349-378). San Francisco, CA: Jossey-Bass.

Baumrind, D. (1991). The influence of parenting style on adolescent competence and substance use. *Journal of Early Adolescence, 11* (1), 56-95.

Bloch, M. N. (1989). Young boy's and girl's play at home and in the community: a cultural-ecological framework. In: M. N. Bloch & A. D. Pellegrini (Eds.). *The ecological context of children's play* (pp. 120-154). Norwood, NJ: Ablex.

Bronfenbrenner, U. (1993). The ecology of cognitive development: research models and fugitive findings. In: R. Wozniak & K. Fischer (Eds.). *Development in context: acting and thinking in specific environments* (pp. 3-44). Hillsdale, NJ: Erlbaum.

Bronfenbrenner, U. (1994). Ecological models of human development. In: T. Husen & T. N. Postlethwaite (Eds.). *International Encyclopedia of Education* (2nd ed., vol. 3, pp. 1643-1647). Oxford, England: Pergamon Press.

Bronfenbrenner, U. (2005). The bioecological theory of human development. In: U. Bronfenbrenner (Ed.). *Making human beings human: Bioecological perspectives on human development* (pp. 3-15). Thousand Oaks, CA: Sage. (Original work published 2001).

Bronfenbrenner, U. & Morris, P. A. (2006). The bioecological model of human development. In: W. Damon (Series Ed.). & R. M. Lerner (Vol. Ed.). *Handbook of child psychology: Vol. 1. Theoretical models of human development* (6. ed., pp. 793-828). New York: John Wiley.

Buchmann, C. (2000). Family structure, parental perceptions, and child labor in Kenya: what factors determine who is enrolled in school? *Social Forces, 78* (4), 1349-1379.

Cole, M. (1996). *Cultural psychology: an once and future discipline*. Cambridge, MA: Harvard University Press.

Cole, M. (2005). Cultural-historical activity theory in the family of socio-cultural approaches. *International Society for the Study of Behavioural Development Newsletter, 47* (1), 1-4.

Darling, N. & Steinberg, L. (1993). Parenting style as context: an integrative model. *Psychological Bulletin, 113*, 487-496.

De Oliveira, W. (2000). *Working with children on the streets of Brazil: politics and practice*. Binghamton, NY: The Haworth Press, Inc.

Fleer, M., Hedegaard, M. & Tudge, J. R. H. (Eds.). (2009). *The world year book of education 2009: childhood studies and the impact of globalization: Policies and practices at global and local levels*. New York: Routledge.

Freitas, L. B. L., Shelton, T. L. & Tudge, J. R. H. (2008). Conceptions of US and Brazilian early childhood care and education: a historical and comparative analysis. *International Journal of Behavioral Development, 32* (2), 161-70.

Guba, E. G. & Lincoln, Y. S. (1994). Competing paradigms in qualitative research. In: N. K. Denzin & Y. S. Lincoln (Eds.). *Handbook of qualitative research* (pp. 105-117). Thousand Oaks, CA: Sage.

Hallpike, C. R. (2004). *The evolution of moral understanding*. London: Prometheus Research Group.

Hecht, T. (1998). *At home in the street: street children of Northeast Brazil*. New York: Cambridge University Press.

Hoffman, M. L. (1975). Moral internalization, parental power, and the nature of parent-child interaction. Developmental Psychology, 11, 228-239.

Hoffman, M. L. (1994). Discipline and internalization. *Developmental Psychology, 30* (1), 26-28.

Kağitçibaşi. (1996). *Family and human development across cultures: a view from the other side*. Mahwah, NJ: Lawrence Erlbaum.

Kağitçibaşi. (2005). Autonomy and relatedness in cultural context: Implications for self and family. *Journal of Cross-Cultural Psychology, 36*, 403-422.

Kağitçibaşi. (2007). *Family, self, and human development across cultures: theory and applications*. New York: Psychology Press.

Kağitçibaşi. & Ataca, B. (2005). Value of children and family change: A three-decade portrait from Turkey. *Applied Psychology: An International Review* 54 (3), 317-337.

Keller, H. (2007). *Cultures of infancy*. Mahwah, NJ: Lawrence Erlbaum Associates.

Kohn, M. L. (1977). *Class and conformity: a study in values* (2. ed.). Chicago, IL: University of Chicago Press.

Kohn, M. L. (1995). Social structure and personality through time and space. In: P. Moen, G. H. Elder, Jr. & K. Lüscher (Eds.). *Examining lives in context: perspectives on the ecology of human development* (pp. 141-168). Washington, DC: American Psychological Association.

Kohn, M. L. & Slomczynski, K. M. (1990). *Social structure and self-direction: a comparative analysis of the United States and Poland*. Oxford, England: Basil Blackwell.

Lamb, M. E. (Ed.). (1997). *The role of the father in child development* (3. ed.). New York: Wiley.

Lamb, M. E. (2000). The history of research on father involvement: an overview. *Marriage and Family Review, 29* (2-3), 23-42.

Lee, R. B. (1980). Lactation, ovulation, infanticide, and women's work: A study of hunter-gatherer population regulation. In: M. N. Cohen, R. S. Malpass & H. G. Klein (Eds.). *Biosocial mechanisms of population regulation* (pp. 321-348). New Haven, CT: Yale University Press.

LeVine, R. A. (1989). Cultural environments in child development. In: W. Damon (Ed.). *Child development today and tomorrow* (pp. 52-68). San Francisco: Jossey-Bass.

Lewis, C. & Dessen, M. A. (1999). O pai no contexto familiar [Fathers in family life]. *Psicologia: Teoria e Pesquisa [Psychology: Theory and Research], 15*, 9-16.

Mickelson, R. A. (Ed.) (2000). *Children on the streets of the Americas: globalization, homelessness and education in the United States, Brazil and Cuba*. New York: Routledge.

Morelli, G. A. Rogoff, B. & Angelillo, C. (2003). Cultural variation in young children's access to work or involvement in specialized child-focused activities. *International Journal of Behavioral Development, 27* (3), 264-274.

Morelli, G. A. & Tronick, E. Z. (1991). Parenting and child development in the Efe foragers and Lese farmers of Zaire. In: M. H. Bornstein (Ed.). *Cultural approaches to parenting* (pp. 91-113). Hillsdale, NJ: Erlbaum.

Nsamenang, A. B. (2009). Cultures in early childhood care and education. In: M. Fleer, M. Hedegaard & J. R. H. Tudge (Eds.). *The world year book of education 2009: childhood studies and the impact of globalization: Policies and practices at global and local levels* (pp. 23-45). New York: Routledge.

Parke, R. D. (2000). Father involvement: a developmental psychological perspective. *Marriage and Family Review, 29* (2-3), 43-58.

Pepper, S. C. (1942). *World hypotheses: a study in evidence.* Berkeley: University of California Press.

Piccinini, C. A., Seidl de Moura, M. L., Ribas, A. F. P., Bosa, C. A., de Oliveira, E. A., Pinto, E. B., Schermann, L., & Chabon, V. L. (2001). Diferentes perspectivas na análise da interação pais–bebê/criança [Different perspective on the analysis of parent–baby/child interaction]. *Psicologia: Reflexão e Crítica* [*Psychology: Reflection and Critique*], 14 (3), 469-485.

Rogoff, B. (2003). *The cultural nature of human development.* New York: Oxford University Press.

Saxe, G. B. (1991). *Culture and cognitive development: studies in mathematical understanding.* Hillsdale, NJ: Erlbaum.

Scheper-Hughes, N. (1992). *Death without weeping: the violence of everyday life in Brazil.* Berkeley: University of California Press.

Schwartz, S. H. (1992). Universals in the content and structure of values: theoretical advances and empirical tests in 20 countries. *Advances in experimental social psychology,* 25, 1-65.

Serpell, R. (2008). *African socialization: goals, practices and policies.* Invited address, biennial meetings of the International Society for the Study of Behavioral Development, Würzburg, Germany.

Serpell, R. & Jere-Folotiya, J. (2008). Developmental assessment, cultural context, gender, and schooling in Zambia. *International Journal of Psychology,* 43 (2), 88-96.

Smetana, J. G. (1994). Parenting styles and beliefs about parental authority. In: W. Damon (Series Ed.).& J. G. Smetana (Vol. Ed.), *New Directions for Child Development, Vol. 66. Beliefs about parenting: Origins and developmental implications* (pp. 21-36).San Francisco, CA: Jossey-Bass.

Steinberg, L., Darling, N. E. & Fletcher, A. C. (1995). Authoritative parenting and adolescent adjustment: an ecological journey. In: P. Moen, G. H. Elder & K. Lüscher (Eds.). *Examining lives in context: perspectives on the ecology of human development* (pp. 423-466). Washington, DC: American Psychological Association.

Super, C. M. & Harkness, S. (1982). The infant's niche in rural Kenya and metropolitan America. In: L. Adler (Ed.). *Cross-cultural research at issue* (pp. 47-55). New York: Academic Press.

Swadener, B. B. (2000). *Does the village still raise the child? A collaborative study of changing child-rearing and early education in Kenya.* Albany, NY: State University of New York Press.

Tamis-LeMonda, C. S. & Cabrera, N. (2002). *Handbook of father involvement: multidisciplinary perspectives.* Mahwah, NJ: Lawrence Erlbaum Associates.

Triandis, H. C. (1995). *Individualism and collectivism.* Boulder, CO: Westview Press.

Tronick, E., Morelli, G. & Winn, S. (1987). Multiple caretaking of Efe (Pygmy) infants. *American Anthropologist,* 89, 96-106.

Tudge, J. R. H. (2008). *The everyday lives of young children: culture, class, and child rearing in diverse societies.* New York: Cambridge University Press.

Tudge, J. R. H., Doucet, F., Odero, D., Sperb, T., Piccinini, C. & Lopes, R. (2006). A window into different cultural worlds: young children's everyday activities in the United States, Kenya, and Brazil. *Child Development,* 77 (5), 1446-1469.

Tudge, J. R. H. & Odero-Wanga, D. (2009). A cultural-ecological perspective on early childhood among the Luo of Kisumu, Kenya. In: M. Fleer, M. Hedegaard, & J. R. H. Tudge (Eds.). *The world year book of education 2009: Childhood studies and the impact of globalization: Policies and practices at global and local levels* (pp. 142-160). New York: Routledge.

Valsiner, J. (1989). *Human development and culture: the social nature of personality and its study.* Lexington, MA: Lexington Books.

Wenger, M. (1989). Work, play, and social relationships among children in a Giriama community. In: D. Belle (Ed.). *Children's social networks and social supports* (pp. 91-115). New York: Wiley.

Whiting, B. B. (Ed.). (1963). *Six cultures: studies of child-rearing.* Cambridge: Harvard University Press.

Whiting, B. B. & Edwards C. P. (1988). *Children of different worlds: the formation of social behavior.* Cambridge, MA: Harvard University Press.

Winegar, L. T. (1997). Developmental research and comparative perspectives: Applications to developmental science. In: J. Tudge, M. Shanahan & J. Valsiner (Eds.). *Comparisons in human development: Understanding time and context* (pp. 13-33). New York: Cambridge University Press.

CAPÍTULO OITO ■

Parentalidade, cultura e trauma: Influências na saúde mental da criança

Elizabeth Batista Wiese

> "(...) apesar das lágrimas de trauma, o espírito das crianças é repleto de esperança." (Lewis & Ippen, 2004, p. 41)

Nos últimos anos muito tem sido pesquisado sobre as influências da cultura e os efeitos de experiências traumáticas no desenvolvimento da criança, seja diretamente, ou em função do comportamento dos pais ou de heranças familiares intergeracionais. Quando um membro da família é exposto a experiências traumáticas, as implicações em geral envolvem toda a família, prejudicando suas interações, e eventualmente trazendo consequências graves para a saúde mental de pais e filhos (Wiese & Burhorst, 2004; 2007). Assim, não há dúvidas de que a exposição a experiências traumáticas e seu impacto na família interferem no desenvolvimento psicológico da criança e em sua saúde mental, merecendo os mecanismos e as consequências desse complexo processo uma atenção especial.

Este capítulo tem por objetivo discutir alguns aspectos das relações entre parentalidade, cultura, traumas psicológicos e resiliência em pais e filhos. Para tanto se discute inicialmente aspectos ligados ao desenvolvimento da identidade cultural e às consequências das experiências traumáticas na infância e na adolescência para a interação pais/filhos, considerando-se na discussão a influência de diversos elementos relativos à cultura familiar, à parentalidade e ao imbricamento de aspectos sociais e psicológicos que podem comprometer a saúde mental da criança ou favorecer a sua resiliência e o seu desenvolvimento psicológico. A seguir, aspectos relevantes aos pais sobre avaliação e tratamento psicológicos do Transtorno de Estresse Pós-Traumático – TEPT – em crianças serão discutidos.

Desenvolvimento da identidade cultural

Ao se considerar o desenvolvimento da identidade cultural individual ou de um grupo de pessoas, devem-se levar previamente em conta três questões básicas: O que é cultura? O que a cultura faz? Como a cultura é transmitida?

Para responder à primeira questão – O que é cultura? – se adota a proposição de Marsella (1988), que definiu a cultura como comportamentos compartilhados aprendidos, transmitidos transgeracionalmente, que visam promover o ajustamento e a adaptação individual e grupal. A cultura inclui um sistema dinâmico de crenças, valores, costumes, comportamentos e instrumentos, utilizados pelos membros de um grupo para compreender o mundo e as relações entre as pessoas. Ao conceito acima se pode acrescentar que a cultura trata do processo de se tornar um ser social, das regras da sociedade e das maneiras pelas quais essas regras são vivenciadas, experimentadas e transmitidas (Drożdek, 2007).

Respondendo à segunda questão – O que a cultura faz? – se considera o ponto de vista de Drożdek (2007) de que a "cultura impacta a regulação e a expressão das emoções, estabelece limites de tolerância com relação a emoções específicas e emoções fortes, e provê teorias e estratégias básicas sobre como lidar com as emoções" (p. 7). Lewis e Ippen (2004) explicaram também que a cultura fornece "(...) a estrutura psíquica para as relações entre os membros de um grupo social, ao mesmo tempo que, simultaneamente, os ajuda a dar significados a seu mundo físico" (p. 13). Portanto, no estudo das relações entre cultura e saúde mental, se faz importante o reconhecimento de que tanto o comportamento normal como o patológico, assim como as noções de doença e saúde mental, são produtos e ao mesmo tempo determinantes da cultura.

Na terceira questão proposta – Como a cultura é transmitida? – se leva em conta que a cultura é transmitida às crianças em suas interações no dia a dia com os adultos, que colocam à sua disposição uma estrutura complexa de conhecimentos, determinando um *conhecimento implícito*, que é comum a todos os indivíduos de um determinado grupo, contribuindo para modelar sua identidade cultural. Este *conhecimento* dos valores culturais é transmitido de uma geração à outra através dos processos de filiação e parentalização (Lebovici, 1998). A Figura 1 abaixo ilustra alguns elementos importantes no desenvolvimento da identidade cultural.

■ **Figura 1:** Elementos que influenciam a identidade cultural individual e familiar

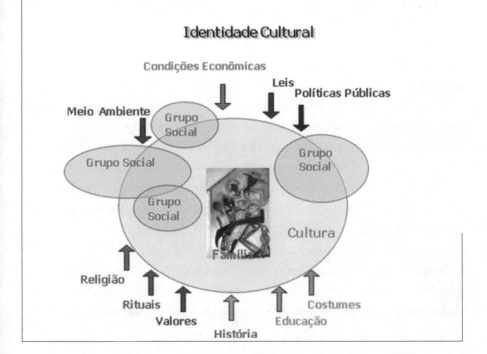

A parentalização é um processo complexo no qual a experiência modifica o simbólico e vice-versa. Esse processo inclui o reconhecimento da criança como depositária de uma herança psíquica que mantém a cultura dos pais, os dilemas e conflitos conscientes e inconscientes que podem existir na linhagem familiar: o mandato transgeracional (Lebovici, 1998). Esse mandato tem como paradigma metafórico – A *Árvore da Vida* – a transmissão transgeracional que tende a ser um mito familiar que define o eixo do mandato de vida imposto ao descendente (Lebovici, 1996, 1998). Essa herança é transmitida à criança através dos cuidados parentais e das interações pais/bebê, sendo a realidade da criança inicialmente formada em suas primeiras relações com os cuidadores, especialmente a mãe.

Nas interações pais/criança ocorrem trocas reais e fantasmáticas, e nas identificações complexas e recíprocas produzidas a experiência modifica o simbólico e vice-versa. Estas interações precoces são constituídas por uma série de ações operacionais (técnicas de cuidados), ações corporais e sensoriais (interações mãe/bebê), atos de linguagem (palavras ditas à criança) e atos psíquicos (representações maternas) (Stern, 1977, 1985).

Esse círculo de influências é rapidamente expandido ao pai e a outras figuras de apego da criança.

Por outro lado, através do processo de filiação, a criança adquire progressivamente sua estrutura psicológica e cultural, em processos concomitantes que são independentes, mas que mantêm uma relação permanente de trocas um com o outro. O apego que se inicia na infância e une os dois processos – psicológico e cultural – é mantido ativo e operacional durante a existência da pessoa, devido às trocas permanentes entre o indivíduo e seu ambiente cultural (Nathan, 1986).

O sistema interativo familiar nuclear rapidamente se expande para a família extensiva, o ambiente e a cultura, assim como para elementos do mundo externo como a escola, as organizações de saúde e outras, em um processo muito dinâmico, que pode gerar influências criativas favoráveis ou desfavoráveis ao desenvolvimento da criança. O sistema interativo, portanto, sofre influências da organização social do local onde a família reside e de seus valores culturais – que podem ser predominantemente coletivistas ou individualistas (Triandis, 1995) – ocorrendo uma tendência de agravamento das dificuldades da família em culturas muito individualistas nas quais a solidariedade entre seus membros é reduzida (Van Ijzendoorn & Kroonemberg, 1988).

Assim, a família e o grupo social estabelecem um envelope cultural em torno da criança que inclui alguns *componentes mágicos* do grupo, podendo assegurar a contenção, a inscrição e a transmissão dos elementos básicos das interações da criança com suas figuras de apego (Moro, 2005). Tais componentes, que denominamos de *mágicos*, são aqueles que, de forma direta ou indireta, consciente ou inconsciente, são comunicados à criança pelo grupo familiar, especialmente pelos pais, e que contribuem para modelar a afetividade, a consciência, os valores, os limites do comportamento, a resiliência, a autoestima e inúmeros outros componentes essenciais para o desenvolvimento psicológico e para a formação da identidade cultural do indivíduo. Desta forma a identidade cultural do indivíduo vai se formando desde as primeiras interações, determinando suas crenças e valores, assim como suas formas de compreender o mundo que o cerca e suas estratégias ao se relacionar com os outros.

Trauma

As experiências traumáticas podem ser diversas, dependendo da cultura e das condições psicológicas do indivíduo, entretanto, de forma geral, pode-se dizer que entre as experiências tidas como traumáticas para a maioria das pessoas incluem-se a ameaça, o testemunho ou o conhecimento de: separação forçada da família (como em casos de abandono e conflitos familiares graves); morte violenta inesperada (principalmente de pais, cuidadores ou pessoas próximas); eventos ameaçadores à vida (tais como acidentes de carro, avião ou outros, hospitalização, assalto, guerra, exílio, sequestro, desastres naturais); violência física (como espancamento, brigas e violência doméstica); sério dano à integridade física ou psicológica (como experiências sexuais forçadas e/ou inapropriadas para a condição ou idade); perda de objetos importantes (como perda da moradia, incêndio, furto e vandalismo); perda do amor do outro (tais como divórcio e abandono); sentimentos de castração (como perda do emprego e fracasso nos estudos); medo de situações desconhecidas e ameaçadoras (como imigração, perseguição política, miséria e outros); interrupção voluntária de gravidez e outros (King, King, Gudanowski & Vreven, 1995; Ironson et al., 1997; Cosme & Leal, 1998; Vila, Porche & Mouren-Simeoni, 1999; Ford, Campbell, Storzbach, Binder, Anger & Rohlman, 2001 e Fagan, Galea, Ahern, Bonner & Vlahov, 2003).

Após a exposição a eventos estressantes o indivíduo pode ter manifestações diversas e sintomas complexos, que podem provocar diferentes efeitos na sua saúde física e mental. Porém, no caso de eventos estressantes de extrema magnitude, na etiologia do trauma se deve considerar o estado mental da pessoa no momento da experiência traumática, quando diversas impressões afetivas, fantasias e memórias relativas ao evento foram aglutinadas.

Outros fatores que devem ser bem considerados quanto às consequências e ao estresse psicológico relativo às situações traumáticas são: a severidade, a duração e a proximidade da experiência (ou seja, o quanto a ameaça de repetir a experiência permanece). Contribuindo para a compreensão do trauma, Freud (1917/1992) há muito tempo postulou que haveria dois fatores relacionados ao trauma, em relação indireta um com o outro, e que podem produzir efeitos análogos no indivíduo (isto é, quando um é elevado e o outro pode ser reduzido ou vice-versa, acarretando um efeito semelhante): o primeiro fator seria a *predisposição* e o segundo fator seria a *fantasia relativa à experiência*. Portanto no trauma também os sentimentos aterrorizantes (experimentados pela pessoa, mesmo que na fantasia) são muito importantes com relação às consequências para a sua saúde mental. Assim, uma baixa predisposição ao desenvolvimento de sintomas psicológicos graves após um trauma, quando associada a fantasias intensas relativas às experiências traumáticas, ou o inverso, uma elevada predisposição associada a fantasias menos intensas, ambos os casos podem trazer consequências psicológicas graves para o indivíduo.

Além desses, outros fatores relevantes para o desenvolvimento de distúrbios psicológicos após um trauma estão relacionados ao tipo de personalidade, à existência ou não de distúrbios mentais prévios e ao apoio familiar e social disponível. Deve-se também levar em conta a tendência a efeitos psicológicos mais graves e duradouros em casos nos quais a situação traumática foi imposta por outro ser humano, principalmente quando foi imposta por aqueles que deveriam ser cuidadores (pais, avós, familiares, professores e outros).

Assim o trauma, especialmente na infância e adolescência, pode ter o *status* de uma ferida psicológica grave, implicando em uma quebra na barreira de estímulos, uma concussão no aparato psicológico de proteção, expondo a criança à determinandos distúrbios psicológicos e comportamentais subsequentes e a uma maior vulnerabilidade para transtornos mentais graves.

Na avaliação de um evento potencialmente traumático, questões como as que se seguem devem ser consideradas: Foi esta uma experiência traumática? Ocorreu algum dano – físico, psicológico, social – importante? A experiência traz alguma ameaça para o presente e/ou para o futuro? É possível avaliar o episódio como um desafio a ser superado e aproveitar a experiência para o futuro? Respostas individuais a tais questões, e as reações e o apoio familiar, social e profissional recebidos (ou não recebidos) logo após o trauma, podem contribuir favoravelmente ou desfavoravelmente para a elaboração e superação do trauma ou, eventualmente, para o desenvolvimento do Transtorno de Estresse Pós-Traumático – TEPT.

Influências da cultura no trauma

No caso de pais e/ou crianças vivenciarem eventos traumáticos, a cultura terá grande influência na avaliação, compreensão e elaboração dessas experiências, modelando as percepções, expressões e comportamentos. Assim, a cultura ensina, abertamente ou indiretamente, como o indivíduo se deve comportar em situações de grande estresse, incluindo manifestações como sentimentos de culpa e vergonha (Kleinman & Kleinman, 1997).

No caso de experiências traumáticas em crianças, Aptekar e Stöcklin (1997) realizaram um estudo em diversos países, e concluíram que a cultura influencia as suas reações às situações de estresse extremo de três possíveis formas: 1. A cultura media as respostas da criança em um contínuo que vai desde uma reação benigna até o desenvolvimento do Transtorno de Estresse Pós-Traumático – TEPT (por exemplo, a cultura media a reação dos pais ao descobrirem jogos sexuais infantis, que podem servir para esclarecimento e orientação ou para punição severa e repressão); 2. A cultura é utilizada pela criança como uma forma de lidar com o estresse, pois a compreensão das experiências vivenciadas pode auxiliar a transformar circunstâncias negativas em oportunidades de mudança positivas (por exemplo, a família extensiva ou a escola podem ser de grande apoio à criança por ocasião da perda de um dos pais, reduzindo o estresse e promovendo o amadurecimento psicológico); 3. A cultura pode criar condições que podem acolher ou, ao contrário, estigmatizar certos grupos de crianças em circunstâncias particularmente difíceis (por exemplo, favorecendo ou desfavorecendo comportamentos discriminatórios relativos a questões étnicas, religiosas, sociais e outras).

Entretanto, experiências estressantes e eventualmente traumáticas fazem parte do ciclo da vida, são universais em sua ocorrência, e demandam respostas da cultura em termos de como realizar intervenções curativas, preventivas e de tratamento, e como modelar as reações familiares, sociais e culturais relacionadas a essas experiências. Também os modos como a cultura influencia a saúde mental são multidimensionais. Deve-se levar em conta que o que é considerado traumatizante e agente causador de um TEPT pode ser diferente em cada sociedade. Algumas culturas, como a judaica, por exemplo, consideram a circuncisão masculina na primeira infância como um ritual de passagem e identificação, enquanto outras podem ver o mesmo procedimento como uma amputação desnecessária. Mais além, a cultura pode intervir nos processos psicofisiológicos e nas reações sintomáticas, modelar a apresentação clínica do problema, o curso da doença, os comportamentos de busca por ajuda e tratamento, e os resultados dos tratamentos (Drožđek, 2007).

Os conflitos culturais podem determinar vulnerabilidades e menor resistência a traumas, por exemplo, na criança migrante ou imigrante, em comparação com outras crianças criadas na cultura original dos pais. Assim, as mesmas circunstâncias e situações podem causar efeitos muito diferentes nas crianças (Lebovici, 1989). É o contexto cultural que modela fenomenologicamente as experiências vividas pela criança em seu desenvolvimento, incluindo as experiências traumáticas, portanto, "o significado de trauma é frequentemente específico de determinada cultura" (Lewis & Ippen, 2004, p. 14).

Trauma primário e secundário

As crianças podem experimentar um trauma diretamente – o trauma primário – ou indiretamente, quando a experiência traumática é vivida pela mãe e/ou pai e afeta a interação pais/criança – o trauma secundário. Tanto no trauma primário (em crianças), como no secundário, um elemento importante a ser considerado é o conceito de vulnerabilidade.

A vulnerabilidade é um estado de menor resistência à agressão externa (Tomkiewicz & Manciaux, 1987). Esta noção de vulnerabilidade pode ser melhor compreendida quando se considera que a criança faz parte de um sistema interativo complexo (Moro, 2005), no qual a ruptura de um elemento do sistema pode ter como efeito uma mudança no processo de interação, e modificar o funcionamento da criança em seu desenvolvimento psicológico. É o mundo externo que interfere no mundo interno (Yahyaoui, 1989).

A vulnerabilidade ao trauma depende da interação entre três categorias de fatores: a vulnerabilidade intrínseca da criança (genética, cognitiva, funcional, emocional e psicológica), o ambiente social e familiar, e as circunstâncias relacionadas à situação. Pode-se acrescentar a essas variáveis as possibilidades de tratamento que a criança tem à sua disposição após a experiência traumática, e a maneira como a cultura específica da família considera os eventos ocorridos e lida com suas consequências.

No caso de uma criança vulnerável, o funcionamento psicológico pode ser tal que mínimas variações internas ou externas podem conduzir a grandes disfunções e a frequentes bloqueios, inibições ou reduções no desenvolvimento de seus potenciais e recursos psicológicos (Moro, 2005). Esta noção de vulnerabilidade é principalmente clínica e, portanto, complexa e difícil de quantificar, pois permite modos variados de expressão que podem estar relacionados de maneira muito complexa. Esta condição de fragilidade frequentemente se manifesta através de sensibilidades e fragilidades reais ou latentes com características variáveis. Pode-se acrescentar que, como o sistema interativo da criança não inclui apenas a família nuclear, mas também a família extensiva e a cultura, assim como outros elementos do mundo externo como a escola e as organizações de saúde, todos agem em um processo interativo dinâmico que pode trazer influências favoráveis ou desfavoráveis para o desenvolvimento psicológico da criança.

Outro conceito a ser aplicado na compreensão do trauma em crianças, segundo Moro (2005), é o período crítico em termos de risco psicopatológico, que tem consequências práticas na prevenção e na intervenção em saúde mental. Esse conceito refere-se ao nível de risco psicopatológico em diferentes períodos do desenvolvimento humano, propondo que os efeitos do trauma podem influenciar o desenvolvimento da criança de forma que o risco de distúrbios mentais seja ampliado, não apenas na infância, mas também posteriormente na adolescência e na idade adulta.

Tomando-se em consideração o conceito acima, pode-se acrescentar que as crianças podem desenvolver um trauma após uma única e isolada experiência, ou em consequência de ocorrências repetidas que se passam frequentemente em situações interfamiliares fechadas. Traumas podem também estar relacionados ao *status* minoritário de um grupo de pessoas (como racismo e discriminação), a legados de conflitos intergeracionais étnicos e/ou culturais (como abuso sexual e pobreza), ou conflitos relativos à imigração ou migração forçadas (como guerra, genocídio e outros).

Os efeitos do trauma em crianças também são muito heterogêneos e complexos. A criança que é constantemente exposta a experiências traumáticas na família ou no grupo social pode ter que desenvolver sua identidade em uma situação de separação entre, por exemplo, o mundo familiar e o mundo externo. Para se desenvolver nessas circunstâncias se faz necessária a criação de diversas clivagens: ao nível topográfico – dentro (ambiente familiar) x fora (mundo externo, como escola e relacionamentos sociais); ao nível temporal – antes x depois (do evento traumático); ao nível espacial – lá x aqui (em casa, na terapia, com os amigos); e no nível ontológico – o mesmo x outros (contextos com mesmos ou diferentes valores, religião, hábitos e comportamentos).

Essas separações podem ser necessárias para permitir à criança mover-se em mundos diferentes, e ajustar-se ao universo de duplas referências a que está exposta, mas podem também ser fontes de inibições e ansiedades (Moro, 2005). Além disso, quando estruturadas essas separações se tornam clivagens e mecanismos de funcionamento psicológico, em uma forma de divisão do ego, com consequências graves para a saúde mental (como dissociações).

Portanto, em sua estruturação psicológica, as crianças expostas a situações traumáticas constantes podem construir mecanismos de clivagens para lidar com os contextos instáveis aos quais são expostas. Esses mecanismos determinam vulnerabilidades específicas dessas crianças. Tal funcionamento psicológico pode vir acompanhado de mecanismos de negação, os quais podem ter como objetivo específico a negação da filiação. Como consequência a criança pode ser percebida como estranha à família, e para explicar essa estranheza seja a família ou a criança ela mesma podem criar fantasias, representações míticas ou lendas que podem persistir e serem transmitidas à outras gerações (Moro & Nathan, 1995).

Nemeroff et al. (2003) em seu estudo epidemiológico apontaram que indivíduos que experimentaram trauma na infância seriam mais vulneráveis ao desenvolvimento do Transtorno de Estresse Pós-Traumático quando adultos. Assim, a intervenção em termos de diagnóstico e tratamento em seguida ao trauma na infância é muito importante, a fim de prevenir e evitar efeitos danosos prolongados.

As habilidades de autorregulação das crianças, principalmente na primeira infância, dependem amplamente de estado emocional dos seus cuidadores, principalmente os pais (Sourander, 1998; Loughry & Flouri, 2001; Lustig et al., 2004). No caso de crianças, a presença da mãe/do pai é, de forma geral, um fator de proteção à saúde mental importante nas reações a situações estressantes adversas (Wiese & Burhorst, 2004; 2007). Por outro lado, além da exposição direta da criança a experiências traumáticas, é também importante considerar os riscos de trauma secundário – quando os pais são traumatizados – porque o trauma pode afetar as bases do apego, trazendo consequências diretas para a vida da criança e seu desenvolvimento psicológico, tendo em vista que pais traumatizados são, com frequência, incapazes de lidar adequadamente com as necessidades da criança.

Os efeitos, por exemplo, de experiências traumáticas da mãe, como abuso sexual, guerra e violência doméstica, podem ser graves, duradouros e despedaçarem o mundo interno da mulher (National Center for Post--traumatic Stress Disorder, 2006). Esses fatos podem ser ainda afetados por atitudes religiosas e culturais (quando, por exemplo, a honra da mulher reflete em toda a família, provocando uma onda de violência familiar; ou quando a vítima é acusada de culpa pelo ocorrido).

Assim, um exemplo de trauma secundário é o caso de crianças que testemunham violências físicas e espancamentos infligidos às suas mães por seus pais. Tais crianças apresentam sinais de problemas comportamentais que se assemelham àqueles experimentados pelas crianças abusadas fisicamente (Hart, 1992). Além disso, crianças que testemunham abuso dos pais às suas mães têm maior tendência a se tornarem adultos abusivos futuramente (Rosenbaum & O'Leary, 1981).

Na primeira infância, as crianças cujas mães sofreram traumas tendem a desenvolver um apego inseguro, ambivalente ou desorganizado. Como consequência, a criança pode desenvolver uma falta de confiança básica na interação e no ambiente familiar, que pode resultar em efeitos negativos em seu comportamento, podendo gerar um comportamento desorganizado. Pais traumatizados tendem a se comportar de forma amedrontada/ansiosa ou mesmo amedrontadora/ameaçadora para com a criança, estabelecendo modos de comunicação pais/criança inadequados, favorecendo o desenvolvimento de distúrbios afetivos na criança. Metaforicamente pode-se dizer que o trauma dos pais pode provocar um *terremoto*, afetando as bases do sistema interativo e do apego, expondo à criança ao trauma secundário (Wiese, 2004; 2008).

A *mutualidade psicológica* mãe/bebê (Cramer, 1974) durante a gravidez e nos primeiros anos de vida determina as representações reais e imaginárias que a mãe tem da criança e estas afetam a organização psicológica da criança. Pesquisas indicam que bebês de mães traumatizadas podem perceber direta ou indiretamente os traumas maternos, pois estes deixam traços fortes em suas interações (Wiese, 2007a, 2007b). Pode-se supor que tais traumas modificam as percepções e os registros mnêmicos da criança sobre seu passado e sua história pessoal (Moro, 2005). Tais traços se inscrevem na linha de desenvolvimento da criança durante a infância e podem influenciar o seu desenvolvimento como adolescente e adulto.

O Transtorno de Estresse Pós-Traumático – TEPT e seus efeitos

Do ponto de vista da saúde física e mental, quando determinados sintomas surgem após uma experiência traumática, e persistem por mais de um mês, deve ser investigada a possibilidade de a pessoa estar desenvolvendo um Transtorno de Estresse Pós-Traumático (American Psychiatric Association, 2000). Este distúrbio mental surge como resposta posterior a um evento ou situação estressante (seja breve ou de longa duração) de natureza ameaçadora ou catastrófica, que tende a causar uma ansiedade difusa na maioria das pessoas (World Health Organization, 2007).

O Transtorno de Estresse Pós-Traumático – TEPT é um diagnóstico psiquiátrico, oficializado a partir de 1980 como um distúrbio de ansiedade, no Manual de Diagnóstico e Estatística dos Distúrbios Mentais – DSM-III, em sua terceira edição (American Psychiatric Association, 1980). Atualmente a identificação do TEPT é baseada em um diagnóstico clínico dos seis critérios apresentados no DSM-IV-TR (American Psychiatric Association, 2000), incluindo a avaliação subjetiva do paciente com relação à experiência traumática. Também a duração dos sintomas com relação à experiência traumática é um fator importante, podendo o distúrbio ser considerado: agudo (menos de três meses), crônico (três meses ou mais) ou tardio (sintomas apareceram após seis meses).

Diferentemente de outros distúrbios mentais, o TEPT, por definição, requer um agente causal identificável – um trauma – o qual está relacionado a experiências concernentes à morte e/ou à segurança pessoal (American Psychiatric Association, 2000). Pode-se acrescentar a essa definição a pertinência da relação entre a intensidade do choque e a qualidade do aparato psicológico protetor do indivíduo. Portanto, para vivenciar a experiência como trauma, a pessoa deverá ter sido exposta a um choque inesperado para o qual não desenvolveu um aparato psicológico protetor; ou a intensidade do choque sobrepujou o aparato protetor do indivíduo; ou a pessoa foi exposta a uma sequência de eventos que foram traumáticos por seu valor cumulativo (American Psychiatric Association, 2000).

Efeitos bioquímicos, fisiológicos, psicológicos, cognitivos e comportamentais podem ocorrer como consequências de experiências traumáticas e do grave estresse a elas associado. Entre outros autores, Beall (1997) apontou os efeitos combinados da fisiologia cerebral e da psicologia na compreensão das vulnerabilidades e das respostas a eventos traumáticos, demonstrando que no Transtorno de Estresse Pós-Traumático uma causa ambiental (trauma) pode afetar a química do cérebro que regula os afetos, especialmente os estados emocionais de ansiedade e depressão.

Assim o TEPT pode determinar mudanças temporárias ou permanentes no cérebro, envolvendo principalmente a amígdala e o eixo Hipotálamo-Pituitária-Adrenal. Apesar de haver ainda necessidade de muitas pesquisas nesta área, se sabe que outras mudanças cerebrais significantes também podem estar relacionadas aos sintomas do Transtorno de Estresse Pós-Traumático, como perda do volume do hipocampo e da integridade celular, acarretando distúrbios de memória e/ou dificuldades de processamento sensorial e outros sintomas associados a distúrbios no sistema nervoso (McFarlane, Weber & Clark, 1993; Schuff, Neylan, Lenoci, Surget, Battaglia, Dulawa, 2001; Bremner et al., 2003 e Konopka, 2007).

Outros estudos também apontaram alterações no sistema de combate a infecções em indivíduos com TEPT (Ironsom et al., 1997; Boscarino & Chang, 1999), originando como consequência uma saúde mais debilitada, favorecendo o agravamento de problemas de saúde preexistentes e aumentando o risco de desenvolvimento de doenças oportunistas, câncer e problemas cardíacos graves (Deykin et al., 2001).

Do ponto de vista psicológico e comportamental, o TEPT pode incluir reações como: medo, desamparo e/ou horror associados a memórias intrusivas do evento (incluindo imagens, pensamento e percepções); dificuldades de sono e pesadelos; estresse psicológico intenso e sentimentos de entorpecimento ou depressão associados a estímulos ou lembranças do evento; irritabilidade constante e acessos de raiva; dificuldades de concentração; hipervigilância e tentativas de controle do ambiente; e respostas impulsivas exageradas (National Institute of Mental Health, 2002). O Transtorno de Estresse Pós-Traumático está frequentemente também associado à depressão, caracterizada por: perda da esperança, da autoestima, da motivação ou do propósito da vida; fadiga; diminuição do prazer em atividades que anteriormente eram consideradas prazerosas; mudanças no sono e no apetite e pensamentos ou ações suicidas (National Institute of Mental Health, 2002).

Mesmo se preocupações relacionadas à morte e à segurança são, em geral, elementos essenciais de um evento traumático, o trauma é uma experiência individual subjetiva, influenciada pelas experiências passadas da pessoa e pelo contexto. Na psicodinâmica do trauma há uma tendência à compulsão de repetir a experiência psicológica, como forma de dominar a estimulação. Assim, no TEPT a pessoa pode reviver o trauma em memórias e sonhos – pensamentos, imagens, sons e cheiros, tendendo a evitar tudo que traga reminiscências sobre o evento, memórias perdidas, podendo ter a sensação de estar fora da realidade ou de estar emocionalmente entorpecida, desenvolvendo ansiedade ou pânico, tornando-se mais irritável e agressiva, sobressaltando-se facilmente ou sendo hiperativa ou hiperestressada (National Institute of Mental Health, 2002).

Algumas pessoas podem tentar evitar atividades que lhes lembrem o evento traumático, negar o evento ou seus efeitos, ou tornarem-se inábeis em relembrarem alguns aspectos do evento traumático. Bernhardt (2002) introduziu a ideia de que as memórias traumáticas são armazenadas de forma emocional inconsciente e, portanto, são menos influenciadas por cognições, pensamentos e raciocínios lógicos. Assim, qualquer estímulo que lembre o evento traumático pode eliciar *flashbacks*, ou seja, memórias passadas, mesmo quando tais estímulos não pareçam relacionados ao evento traumático.

Para o Centro Nacional para Transtorno do Estresse Pós-Traumático dos Estados Unidos da América (National Center for Post-traumatic Stress Disorder, 2006), em casos como os de abuso sexual as consequências imediatas podem incluir sintomas emocionais (choque; medo intenso; choro compulsivo; raiva; vergonha; sentimentos de impotência; nervoso e entorpecimento), sintomas psicológicos (confusão; desorientação; memórias indesejáveis; redução da concentração e culpa) e sintomas físicos (ferimentos corporais; doenças sexualmente transmissíveis; tensão muscular; fadiga; mudanças nos padrões de sono, apetite e sexualidade; aceleração dos batimentos cardíacos e sintomas psicossomáticos como dores de cabeça, de estômago e outras dores). Dificuldades afetivas também podem ser encontradas: depressão e sentimentos de solidão e desolação. Outras respostas frequentes são as mudanças na autopercepção, no relacionamento com outros e na interpretação do contexto social. Eventualmente o isolamento social pode também ocorrer, assim como em adolescentes o abuso de álcool e drogas, como tentativa de aliviar os sintomas apresentados.

Além disso, mesmo em longo prazo, as consequências de abuso sexual podem ser bastante complexas e severas, e mudanças interpessoais marcantes como descrédito, raiva e isolamento podem ser esperadas (American Psychiatric Association, 2000). Entretanto, faz-se importante esclarecer que no TEPT, como em outras doenças mentais, as respostas e reações têm características individuais, não havendo uma uniformidade em sua expressão. Tais respostas individuais são influenciadas pela idade, nível intelectual, personalidade e constituição genética e biológica do indivíduo, assim como por sua idade e outras circunstâncias associadas à exposição ao evento traumático. Tais fatores estão relacionados à avaliação que o indivíduo faz da experiência traumática e de suas reações à mesma, assim como as suas possibilidades de antecipação, preparação e controle da ocorrência traumática.

Herbert (2003) propôs critérios específicos para o diagnóstico do Transtorno de Estresse Pós-Traumático em crianças: 1. Existência de situação ou experiência estressante que poderia evocar sintomas de ansiedade na maioria das crianças; 2. Revivência do trauma, evidenciada em pelo menos um dos seguintes sintomas: lembrança recorrente e intrusiva do evento; pesadelos recorrentes sobre o evento; ações e sentimentos repentinos como se o evento traumático estivesse ocorrendo novamente, devido à sua associação com uma lembrança ou um estímulo ambiental; 3. Entorpecimento da responsividade ou menor envolvimento com o mundo externo, iniciado após a experiência traumática, apresentando pelo menos um dos sintomas listados a seguir: redução marcante do interesse em uma ou mais atividades significativas; sentimentos de desapego ou estranhamento de pessoas; constrição dos afetos, caracterizada pela inabilidade de experimentar sentimentos; 4. Apresentação de pelo menos dois dos sintomas listados a seguir e que não se mostravam antes do trauma: hipervigilância ou resposta impulsiva exagerada; distúrbios de sono; culpa de ter sobrevivido enquanto outros morreram, ou culpa com relação a comportamentos que seriam requeridos para sobreviver ao evento; distúrbios de memória ou problemas de concentração; comportamento de evitação com relação à atividades que lembrem o evento traumático; intensificação dos sintomas quando exposta a situações que simbolizem ou lembrem o evento traumático.

Em crianças, no caso de TEPT, além dos sintomas acima designados, sintomas psicossomáticos podem também estar presentes, como dores de cabeça, dores de estômago e outras queixas de dor, além de enurese e encoprese. Dificuldades afetivas podem também ser encontradas, tais como choro frequente e depressão, comportamento de evitação e isolamento (que pode, por exemplo, se expressar em tendência a evitar o grupo da mesma idade ou em não querer ir a escola) (Osofsky & Fenichel, 1994). Outros sintomas frequentes incluem mudanças na autopercepção, nas relações com os outros e na interpretação do contexto social, medo de ser deixada sozinha, regressão a comportamentos menos desenvolvidos e aumento da agressividade (Coates, Rosenthal, & Schechter, 2003).

Crianças muito jovens podem perder a confiança nos cuidadores e desenvolver distúrbios de apego, com consequências importantes para o seu funcionamento emocional e social. Seu comportamento exploratório pode ser reduzido e elas passarem a demonstrar menor autonomia. Os sintomas podem incluir irritabilidade e raiva, comportamento de busca à pessoa desaparecida (se esse for o caso), falta de interesses apropriados para a idade e mudanças nos padrões de sono e alimentação, tristeza e evitação emocional (Hinshaw-Fuselier, Heller, Parton, Robinson & Boris, 2004). É possível que crianças com idade inferior a 8 anos não apresentem o quadro de TEPT como consequência de um trauma, mas apresentem comportamento desorganizado, aumento do comportamento agressivo ou comportamento ansioso/depressivo.

O trauma pode também afetar a prontidão para o aprendizado da criança ou adolescente e eliciar mecanismos de hipervigilância, constrição do comportamento exploratório, atribuição enganosa de intenções hostis a outras pessoas. O excesso de preocupação pode afetar os processos de atenção e concentração, processos estes que são fundamentais para o desenvolvimento da aprendizagem, trazendo importantes consequências em seus desempenhos escolares (Lieberman & Horn, 2004).

Diagnóstico e tratamento do Transtorno de Estresse Pós-Traumático na criança

Os processos de intervenção psicológica no diagnóstico e tratamento do Transtorno de Estresse Pós-Traumático – TEPT da criança devem ser conduzidos preferencialmente por equipe multidisciplinar, especializada e sensível aos aspectos culturais relacionados ao caso. Nesses processos o sistema familiar deve ser incluído e a base cultural familiar considerada, pois diversos fatores podem afetar esse sistema e comprometer a interação pais/criança, sendo muito importante sua detecção em um estágio inicial da vida da criança. A avaliação e o diagnóstico podem auxiliar no planejamento de intervenções que possam prevenir ou tratar distúrbios funcionais e psicopatologias da criança.

Assim, para a avaliação, o diagnóstico e o tratamento em saúde mental, tanto da criança como dos pais, é importante que o profissional de saúde se familiarize com os significados culturais dos pais relativos aos sintomas e distúrbios da criança, assim como os valores culturais familiares (como religião, crenças e outros), enfocando como estes podem afetar as respostas ao tratamento. O profissional deve também estar atento à identificação de elementos do ambiente cultural do cliente, especialmente aqueles que podem trazer resistências ao tratamento psicológico, assim como àqueles que podem dar sustentação ao tratamento e reforçar elementos positivos e de resiliência. Para tanto é necessário desenvolver estratégias individuais de tratamento, dentro de uma abordagem terapêutica específica. Desta forma, estratégias terapêuticas são construídas visando, na abordagem à criança, auxiliá-la a transformar a vulnerabilidade em força e a diminuir os fatores de risco para distúrbios psiquiátricos posteriores, favorecendo o processo de desenvolvimento social e emocional, assim como a participação na sociedade. Além disso, os recursos da cultura dos pais podem dar um sentido ao seu papel como mãe e como pai e, no caso de distúrbio psicológico, a cultura pode prover um *envelope* para apoiá-los em suas interações com a criança, em especial em períodos críticos. Assim, o tratamento psicológico pode também servir de modelo para a interação pais/criança.

O diagnóstico em saúde mental, após um evento traumático, deve incluir uma avaliação psicológica (cognição, desenvolvimento neuropsicológico e personalidade), anamnese, observação e avaliação do sistema familiar. Com frequência a avaliação médica e psiquiátrica é necessária, também para eventual intervenção medicamentosa.

A avaliação médica pode ser importante, por exemplo, para determinar se há sinais relacionados a uma elevação na estimulação do sistema nervoso simpático, como elevação da pressão arterial, aumento dos batimentos cardíacos, constrição dos vasos sanguíneos periféricos, aumento do suor e outros sinais. Na avaliação médica também é recomendável uma análise dos marcadores bioquímicos (na urina e no sangue), que possam indicar se há variação no nível das catecolaminas (epinefrina e nor-epinefrina) e do cortisol, o que poderia indicar riscos de um Transtorno de Estresse Pós-Traumático crônico (Konopka, 2007).

Entretanto, quando a intervenção em saúde mental é iniciada em seguida ao trauma, pode ocorrer que não seja possível iniciar o processo com uma avaliação psicológica formal, pois o paciente não tem possibilidades de responder bem a tal abordagem, e tem necessidade de uma intervenção terapêutica mais efetiva e imediata. Assim, uma avaliação psicológica mais detalhada deverá ser postergada para um momento no qual o cliente demonstrar condições psicológicas básicas para a investigação. Portanto o terapeuta, em geral, nos casos agudos, baseia o diagnóstico principalmente na avaliação clínica, e em consultas terapêuticas com a criança e com os pais (Wiese, 2007a, 2007b).

No caso de crianças bem jovens (abaixo dos quatro anos de idade), a avaliação das interações pais/criança é muito importante e pode ser feita, por exemplo, através da aplicação do *Procedimento de Avaliação da Interação – PAI (Interaction Assessment Procedure – IAP)* desenvolvida por Wiese e Leenders, em 2006 (Batista Pinto, 2007; Wiese, 2006; 2007b), uma técnica especial de registro em vídeo que objetiva a avaliação detalhada das interações mãe/criança e pai/criança, inspirada nos vídeos de consultas terapêuticas (Batista Pinto, 2001), que visa o diagnóstico da interação pais/bebê-criança.

Após a fase de diagnóstico, um plano de tratamento deve ser estabelecido. Diferentes modalidades de tratamento podem ser propostas aos jovens clientes e seus pais, incluindo, por exemplo, psicoterapia conjunta pais/criança, ludoterapia, terapia criativa, terapia psicomotora, aconselhamento dos pais e outras formas de tratamento psicológico. Várias modalidades de psicoterapia – individual, familiar ou grupo de pais – podem ser oferecidas em diferentes fases do tratamento, com diferentes abordagens teóricas (terapia comportamental cognitiva, ludoterapia de orientação psicodinâmica; terapia familiar sistêmica, ethnopsicoterapia e outras modalidades). A escolha de uma forma específica de tratamento deve ser decidida preferencialmente por equipe multidisciplinar, considerando as necessidades, os sentimentos, assim como outros aspectos da criança e dos pais. Para algumas crianças e adolescentes pode haver, eventualmente, a necessidade de tratamento psiquiátrico intensivo, e eventual internação por período curto.

Os modelos de tratamento do trauma na infância e adolescência devem integrar aspectos do desenvolvimento psicológico próprios da idade, com elementos relativos à cultura, ao sistema de crenças do grupo social, da comunidade e da família. Deve-se também levar em conta a forma como estes elementos se inter-relacionam, assim como os fatores de risco e de proteção da criança e do jovem frente às experiências traumáticas pessoais e/ou parentais.

A psicoterapia do trauma em crianças tem como objetivos gerais favorecer: o retorno ao desenvolvimento psicológico normal para a idade; a aquisição de novas possibilidades de elaboração, superação e ajustamento; o engajamento em atividades adequadas no presente; e a estimulação de planos para o futuro.

Os objetivos mais específicos do tratamento psicoterapêutico podem incluir a promoção de respostas realísticas frente a ameaças; a recuperação/manutenção de níveis regulares de estimulação afetiva; a construção de reciprocidade em relações afetivas íntimas; a normalização das respostas a experiências associadas (e não relacionadas) à experiência traumática; a diferenciação entre reviver/relembrar; e a elaboração e a colocação da experiência traumática em perspectiva. As psicoterapias e orientações familiares em casos de trauma também devem incluir a redução dos conflitos transgeracionais, e o desenvolvimento de nova identidade individual e familiar.

Considerações finais

As interações pais/criança incluem elementos culturais e transgeracionais, que estão na base da identidade psicológica e cultural do indivíduo. Esse sistema interativo primário sofre muitas outras influências, desde a primeira infância, como aquelas provenientes de elementos da família estendida e do mundo externo, em um processo extremamente dinâmico e complexo. Experiências traumáticas, especialmente na infância, interferem neste processo, frequentemente afetando o desenvolvimento psicológico da criança e determinando manifestações e sintomas diversos, que podem afetar sua saúde física e mental, e provocar um Transtorno de Estresse Pós-Traumático de graves consequências.

Assim, se torna muito importante a atenção à saúde mental de crianças que, diretamente ou indiretamente (através de experiências traumáticas parentais, familiares ou do grupo social) foram expostas a traumas. Essa atenção à saúde mental da criança e da família, preferencialmente conduzida por equipe multidisciplinar especializada, visa detectar, tratar e/ou prevenir distúrbios psicológicos e interativos presentes e futuros. Para tanto são necessárias a detecção e a intervenção efetivas, mas também, sempre que possível, imediatas, pois o trauma, principalmente quando não tratado, pode comprometer não só a vida presente da criança, mas também seu futuro como adolescente e adulto.

Diversos autores redigiram orientações sobre as atitudes dos pais, professores e terapeutas de crianças que sofreram experiências traumáticas (Nader, 1994; Herbert, 2003; National Center for Post-traumatic Stress Disorder, 2006). Inspirando-se nestas orientações, e baseando-se na experiência clínica com jovens clientes que vivenciaram traumas primários e/ou secundários, a autora propõe alguns princípios e orientações aos pais das crianças que vivenciaram experiências traumáticas, fortalecendo sua resiliência e auxiliando-os na superação de suas dificuldades. Pai/mãe:
1. Seja capaz de falar com seu filho sobre os eventos traumáticos, mas sempre levando em conta suas próprias limitações e as da criança, considerando idade, nível de compreensão e condições emocionais. Informe-se

sobre o assunto e dê oportunidades para a criança conversar espontaneamente sobre o mesmo, enquanto brinca ou faz alguma atividade conjuntamente com a mãe/pai. Quando conversar sobre o assunto mantenha-se próximo à criança e conforte-a. Se o assunto gerar muitas emoções no adulto, e houver dificuldades de controlar as próprias emoções nas conversas com a criança, procure psicólogo especializado que possa mediar essas conversas de forma produtiva para todos os envolvidos; 2. Ofereça oportunidades e meios para a expressão das experiências e dos sentimentos, estimulando a criança a realizar desenhos, escrever textos, pintar ou esculpir em argila; 3. Apoie seu filho discutindo estratégias positivas para lidar com a ansiedade, a raiva e outras reações/sintomas que podem surgir após uma experiência traumática. Pergunte como ele/ela gostaria de receber o seu apoio. Favoreça atividades recreativas e esportivas que o/a distraiam das memórias e reações associadas às experiências negativas; 4. Dê tempo e atenção a seu filho: ouça o que ela/ele tem a dizer. Seja consistente e previsível em sua relação com ele. Comporte-se de maneira positiva de modo a oferecer segurança ao seu filho na sua interação; 5. Seja afetivo e colaborador, mas sempre considerando o seu papel específico de pai/mãe, e o contexto no qual voces vivem. Use livros, histórias e música para acalmar seu filho, especialmente à noite quando podem ocorrer pensamentos que o façam sentir mais medo; 6. Discuta o que é esperado dele em termos de comportamento em diferentes situações e contextos; 7. Responda às questões de seu filho e explique o que for necessário. Ao abordar questões consideradas tabus, seja sensível, equilibrado e honesto em suas respostas; 8. Procure sinais de reações desproporcionais, como agitação e fuga de situações. Encoraje seu filho a receber amigos e visitas, desencorajando o isolamento social; 9. Fortaleça emocionalmente seu filho visando evitar retraumatização. Faça-o saber que é normal eventualmente se sentir peculiar, amedrontado, zangado ou culpado; 10. Converse com seu filho sobre suas escolhas, favorecendo a constatação de certo sentimento de controle sobre a própria vida; 11. Providencie para que seu filho tenha oportunidades para privacidade, e situações onde possa expressar suas emoções ou onde possa ficar tranquilo; 12. Solicite ajuda e supervisão de profissionais especializados quando necessário. Os pais devem estar, sobretudo, conscientes de que uma criança/adolescente traumatizado necessita reestabelecer suas conexões com o mundo externo e com outras pessoas, e que o processo de elaboração de um trauma pode prosseguir por muito tempo, mesmo quando o ambiente provê afeto e apoio que favoreçam resiliência e superação.

Referências

American Psychiatric Association (1980). *Diagnostic and Statistical Manual of Mental Disorders. (DSM-III)*. Washington D.C.: American Psychiatric Association.

American Psychiatric Association (2000). *Diagnostic and Statistical Manual of Mental Disorders. (DSM-IV- TR)*. Washington D.C.: American Psychiatric Association.

Aptekar, L. & Stöcklin, D. (1997). Children in particularly difficult circumstances. In: J. W. Berry, P. R. Dasen & T. S. Saraswathi (Eds.). *Handbook of cross-cultural psychology. Vol. 2. Basic processses and human development* (pp. 377-412). Needham Heights, MA: Allyn & Bacon.

Batista Pinto, E. (2001). L'alchimiste des interactions. *Journal des Psychologues. La passion des bébés: Serge Lebovici. Hors-série,* 72:73. Paris.

Batista Pinto, E. (2007). A análise das interações pais/bebê em abordagem psicodinâmica: clínica e pesquisa. In: C. Piccinini & M. L. S. Moura (Eds.). *Observando as primeiras interações pais-bebê-criança: diferentes abordagens teóricas e metodológicas.* (pp. 32-72). São Paulo: Casa do Psicólogo.

Beall, L. S. (1997). Post-traumatic stress disorder: a bibliographic essay. *Choice,* 34 (6), 917-930.

Bernhardt, S. L. (2002). *Combating post traumatic stress, depression and suicidal thoughts in the aftermath of the terrorist attacks on the New York World Trade Center and the Pentagon on September 11, 2001*. Disponível em: <http://www.trauma-pages.com>. Acesso em: 7 fev.2005.

Boscarino, J. A. & Chang, J. (1999). Higher abnormal leukocyte and lymphocyte counts 20 years after exposure to severe stress: Research and clinical implications. *Psychosomatic Medicine,* 61, 378-386.

Bremner, J. D., Vythilingam, M., Vermetten, E., Southwick, S. M., McGlashan, T., Nazeer, A. et al. (2003). MRI and PET study of deficits in hippocampal structure and function in women with childhood sexual abuse and posttraumatic stress disorder. *American Journal of Psychiatry.* 160 (5), 924-932.

Coates, S. W., Rosenthal, J. L., & Schechter, D. S. (2003). *September 11: trauma and human bonds*. Hillsdale, NJ: Analytic.

Cosme, M. J. M. & Leal, I. P. (1998). Interrupção voluntária da gravidez e distúrbio pós-traumático de stress. *Análise Psicológica, 16* (3), 447-462.

Cramer, B. (1974). Interaction réelle et interaction fantasmatique. Réflexion au sujet des thérapies et des observations du nourisson. *Psychothérapies. 1*, 39-47.

Deykin, E. Y., Keane, T. M., Kaloupek, D., Fincke, G., Rothendler, J., Siegfried, M. et al. (2001). Posttraumatic stress disorder and the use of health services. *Psychosomatic Medicine, 63*, 835-841.

Droždek, B. (2007). The rebirth of contextual thinking in psychotraumatology. In: J. P. Wilson & B. Droždek (Eds.). *Voices of trauma: treating survivors across cultures* (pp. 1-25). New York: Springer.

Fagan, J., Galea, S., Ahern, J., Bonner, S. & Vlahov, D. (2003). Relationship of self-reported asthma severity and urgent health care utilization to psychological seguelae of the September 11, 2001, terrorist attacks on the world trade center among New York City area residents. *Psychosomatic Medicine, 65*, 993-996.

Ford, J. D., Campbell, K. A., Storzbach, D., Binder, L. M., Anger, W. K. & Rohlman, D. S. (2001). Posttraumatic stress symptomatology is associated with unexplained illness attributed to Persian Gulf War military service. *Psychosomatic Medicine, 63*, 842-849.

Freud, S. (1992). As paraneuroses. In: S. Freud. *Obras Completas. Psicanálise II* (pp. 291-300). São Paulo: Martins Fontes. (Original publicado em 1917.)

Ironson, G., Wynings, C., Schneiderman, N., Baum, A., Rodriguez, M., Greenwood, D. et al. (1997). Posttraumatic stress symptoms, intrusive thoughts, loss, and immune function after Hurricane Andrew. *Psychosomatic Medicine, 59* (2), 128-141.

Hart, B. J. (1992). Children of domestic violence: risks and remedies. *Child Protective Services Quaterly.* Pittsburgh, PA: Pittsburgh Bar Association. Winter, 1992.

Herbert, M. (2003). *Post-traumatic stress disorder in children.* Melbourne: Australian Council for Educational Research.

Hinshaw-Fuselier, S. Heller, S. S. Parton, V. T. Robinson, L. & Boris, N. W. (2004). Trauma and attachment: the case for disrupted attachment disorder. In: J. D. Osofsky (Ed.). *Young children and trauma: intervention and treatment*. (pp. 47-68). New York/London: Guilford.

King, D. W., King, I. A., Gudanowski, D. M. & Vreven, D. I. (1995). Alternative representations of war zone stressors: Relationships to posttraumatic stress disorders in male and female Vietnan veterans. *Journal of Abnormal Psychology, 104*, 184-196.

Kleinman, A. & Kleinman, J. (1997). The appeal of experience, tha dismay of images: cultural appropriations of suffering in our times. In: A. Kleinman, V. Das & M. Lock (Eds.). *Social suffering* (pp. 1-23). Berkeley: University of California.

Konopka, L. M. (2007). Predicting response to treatment of PTSD by means of objective biological measures. In: R. Gregurek, B. Drozdek, Jacob D. Lindy & M. Bras (Eds.). *Therapists' affective responses in intercultural treatment of complex posttraumatic states* (pp. 301-319). Dubrovnik: Osijek.

Lebovici, S. (1989). Le bébé vulnerable : évaluation des risques. In: S. Lebovici & F. Wei-Halpern (Eds.). *Psychopathologie du bébé* (pp.561-566). Paris: PUF.

Lebovici, S. (1996). La transmission intergénérationnelle ou quelques considérations sur l'utilité de l'étude de l'arbre de vie dans les consultations thérapeutiques parents/bébé. In: M. Dugnat. *Troubles relationnels père-mère/bébé: quels soins?* (pp. 19-28). Ramonville St Agne: Érès.

Lebovici, S. (1998). L'arbre de vie.*Journal de psychanalyse de l'enfant. Les psychothérapies psychanalytiques, 22*, 98-127.

Lewis, M. L. & Ippen, C. G. (2004). Rainbows of tears, souls full of hope: cultural issues related to young children and trauma. In: J. D. Osofsky (Ed.). *Young children and trauma: intervention and treatment* (pp. 11-46). New York/London: Guilford.

Lieberman, A. F. & Horn, P. van (2004). Assessment and treatment of young children exposed to traumatic events. In: J. D. Osofsky (Ed.). *Young children and trauma: intervention and treatment* (pp. 111-138). New York/London: Guilford.

Loughry, M. & Flouri, E. (2001). The behaviour and emotional problems of former unaccompanied refugee children 3-4 years after their return to Vietnam. *Child Abuse & Neglect, 25*, 249-264.

Lustig, S. L., Kia-Keating, M., Knight, W. G., Geltmand, P., Ellis, H., Kinzie, J. D. (2004). Review of child and adolescent refugee mental health. *Journal of the american academy of child and adolescent psychiatry,* 43 (1), 24-36.

Marsella, A. J. (1988). Cross-cultural research on severe mental disorder: issues and findings. *Acta Psychiatrica Scandinavica Supplimentum, 344,* 7-22.

McFarlane, A., Weber, D. & Clark, C. (1993). Abnormal stimulus processing in posttraumatic stress disorder. *Biological Psychiatry, 34,* 311-320.

Moro, M. R. & Nathan, T. (1995). Psychiatrie transculturelle de l'enfant. In: Lebovici, S., Diatkine, R. & Soulé, M. (Eds.). *Nouveau traité de Psychiatrie de l'enfant e de l'adolescent.* (T.1). (pp. 423-446). Paris: PUF.

Moro, M. R. (2005). *Working with children of immigrant parents.* Bobigny: Association Internationale d'Ethnopsychanalyse. Disponível em: <http://www.clinique-transculturelle.org/>. Acesso em: 4 set. 2006.

Nader, K. O. (1994). Countertransference in the treatment of acutely traumatized children. In: J. P. Wilson & J. D. Lindy (Eds.). *Countertransference in the treatment of PTSD* (pp. 179-205). New York: Guilford.

National Center for Post-Traumatic Stress Disorder (2006). Rape in a war zone. National Center for Post-Traumatic Stress Disorder Fact Sheet. Disponível em: <www.ncptsd.va.gov/facts/specific/fskosovo.html>. Acesso em: 8 set. 2006.

National Institute of Mental Health (2002). Facts about post-traumatic stress disorder. Disponível em: <http://www.nimh.nih.gov/health/publications/post-traumatic-stress-disorder-research-fact-sheet/index.shtml>. Acesso em: 18 ago.2009.

Nathan, T. (1986). *La folie des autres. Traité d'ethnopsychiatrie clinique.* Paris: Dunod.

Nemeroff, C. B., Heim, C. M., Thase, M. E., Klein, D .N., Rush, J. Schatzberg, A. F. et al. (2003). Differential response to psychotherapy *versus* pharmacotherapy in patients with chronic forms of major depression and childhood trauma. *Proceedings of the National Academy of Science, 100* (24), 14293-14296.

Osofsky, J. D. & Fenichel, E. (Eds.). (1994). *Caring for infants and toddlers in violent environments: hurt, healing, and hope.* Arligton, V.A.: Zero to Three/National Center for Clinical Infant Programs.

Rosenbaum, A. & O'Leary, K. D. (1981). Children: the unintended victims of marital violence. *American Journal of Orthopsychiatry, 51* (14), 692-699.

Schuff, N., Neylan, T. C., Lenoci, M. A., Surget, A., Battaglia, F., Dulawa, S. et al. (2001). Decreased hippocampal N-acetylaspartate in the absence of atrophy in posttraumatic stress disorder. *Biological Psychiatry, 50*, 952-959.

Sourander, A. (1998). Behavior problems and traumatic events of unaccompanied refugee minors. *Child Abuse & Neglec, 22*, 719-727.

Stern, D. N. (1977). *The first relationship infant and mother.* Cambridge: Harvard University.

Stern, D. N. (1985). *The interpersonal world of the child. A view from Psychoanalysis and Developmental Psychology.* New York: Basic Books.

Tomkiewicz, S. & Manciaux, M. (1987). La vulnerabilité. In: M. Manciaux, S. Lebovici, O. Jeanneret, E. A. Sand & S. Tomkiewicz (Eds.). *L'enfant et sa santé. Aspects épidemiologiques, biologiques, psychologiques et sociaux* (pp. 737-742). Paris: Doín.

Triandis, H. C. (1995). *Individualism and collectivism.* Boulder, CO: Westview.

Van Ijzendoorn, M. H. & Kroonemberg, P. M. (1988). Cross-cultural paterns of attachment: a meta-analysis of the Strange Situation. *Child Development, 59* (1), 147-156.

Vila, G., Porche, L. M. & Mouren-Simeoni, M. C. (1999). An 18-month longitudinal study of posttraumatic stress disorder in children who were taken hostage in their school. *Psychosomatic Medicine, 61*, 746-754.

Wiese, E. B. P. (ou Batista Pinto, E. ou Pinto, E. B.).(2006). Interaction Assessment Procedure – IAP: a qualitative approach to parent/infant interaction. *Abstracts. 10th World Congress of the World Association for Infant Mental Health, 569*:3. Disponível em: <http://www.waimh.org/ABSTRACTS%202006/Abstracts%20561-688.pdf>. Acesso em: 10 set. 2006.

Wiese, E. B. P. (2004). Parents/Baby Psychotherapy with Asylum Seekers in the Netherlands. *Abstracts. 9th World Congress of the World Association for Infant Mental Health, 205*: 20. Disponível em: <http://www.waimh.org/CONGRESS2004/Abstracts_129-242.pdf>. Acesso em: 10 set. 2006.

Wiese, E. B. P. (2007a). Psychotherapy and Sandplay in trauma treatment: Transmission and countertransference. In: R. Gregurek, B. Drozdek, Jacob D. Lindy & M. Bras (Eds.). *Therapists' Affective Responses in Intercultural Treatment of Complex Posttraumatic States.* (pp. 237-300). Dubrovnik: Osijek.

Wiese, E. B. P. "I think he is still inside me": mother/child psychotherapy and Sandplay with a Kosovar woman and her infant son. In: J. P. Wilson & B. Droždek (Eds.). *Voices of trauma: treating survivors across cultures* (pp. 271-294). New York: Springer.

Wiese, E. B. P. (2008). Mother/Child Psychotherapy and Sandplay in Psychological Trauma Treatment. Clinical Teach-In 10: number 442, p. 117. *Abstracts. 11th World Congress: celebrating the baby. World Association for Infant Mental Health – WAIMH.* Yokohama, Japão, 1 a 5 de agosto de 2008. Disponível em:<http://www.waimh.org/congress2008/WAIMH-2008CongressAbstractsEnglish.pdf>. Acesso em: 20 ago.2008.

Wiese, E. B. P. & Burhorst, I. (2004). Asielzoekerkinderen en-adolescenten in behandeling bij Herlaarhof, centrum voor kinder-en jeugdpsychiatrie. *De Ark, 13* (3), 34-40.

Wiese, E. B. P & Burhorst, I. (2007). Transcultural psychiatry: A mental health program for asylum-seeking and refugee children and adolescents in the Netherlands. *Transcultural Psychiatry, 44* (4), 596-613.

World Health Organization (2007). *International Statistical Classification of Diseases and Related Health Problems. ICD. 10th Revision.* Disponível em: <http://apps.who.int/classifications/apps/icd/icd10online/>. Acesso em: 18 ago. 2009.

Yahyaoui, A. (1989). Groupe du dedans, groupe du dehors. Em A. Yahyaoui. *Identité, culture et situation de crise; les jeunes issus de l'immigration, leur famille et les insttitutions d'accueil.* Grenoble: La Pensee Sauvage.

CAPÍTULO NOVE ■

Parentalidade e comportamento antissocial infantil

Patrícia Alvarenga e Emanuel Missias Silva Palma

Ao longo das últimas três décadas, a literatura empírica tem fornecido evidências das implicações de diferentes aspectos da parentalidade no desenvolvimento do comportamento antissocial. Esses estudos revelaram o caráter preditivo de variáveis como as práticas educativas parentais e a saúde mental dos pais para os estágios iniciais do desenvolvimento do comportamento antissocial (Granic & Patterson, 2006). O conceito de problemas de externalização, caracterizados por comportamentos como agressividade, impulsividade e comportamento desafiador, tem sido amplamente utilizado para designar e avaliar os estágios iniciais do desenvolvimento desse padrão comportamental (Pacheco, Alvarenga, Reppold, Piccinini, & Hutz, 2005). A esse respeito, os achados de alguns estudos revelaram que a baixa qualidade das práticas parentais nos primeiros anos de vida constitui-se no fator de risco mais consistente relacionado aos problemas de externalização (Granic & Patterson, 2006; Lorber & Egeland, 2009).

Ao examinar a temática do comportamento antissocial, o presente capítulo apresenta algumas particularidades, na medida em que não aborda o comportamento antissocial infantil somente como um dos aspectos do contexto no qual a parentalidade pode se desenvolver. A abordagem teórica adotada pressupõe que, nos primeiros anos da infância, tanto os aspectos que compõem o que definimos como parentalidade (por exemplo, sentimentos, crenças parentais, práticas de cuidado e práticas educativas) como os comportamentos infantis são produtos fundamentais das interações que ocorrem entre pais e filhos no contexto familiar (Granic & Patterson, 2006; Patterson, 2002). O pressuposto teórico central dessa abordagem é o de que o comportamento antissocial que tem suas origens nos primeiros anos da infância se desenvolve a partir da interação entre um bebê com características de temperamento difícil e cuidadores que dispõem de práticas educativas e habilidades parentais incipientes e ineficazes. Contribuiriam também para esse quadro os poucos recursos emocionais e afetivos dos cuidadores para lidar com o comportamento da criança (Patterson, Reid & Dishion, 1992; Patterson, De Garmo & Knutson, 2000).

Apesar do papel central atribuído à parentalidade no desenvolvimento do comportamento antissocial, a complexidade e o caráter multideterminado desse fenômeno são amplamente reconhecidos na literatura. Pressupõe-se que variáveis biológicas como as genéticas e os fatores pré ou perinatais, assim como fatores contextuais como o nível socioeconômico, o acesso à educação e os valores culturais compartilhados pelo grupo social em que a família está inserida, exerçam influências importantes, embora por vezes indiretas, sobre o comportamento antissocial em seus estágios iniciais (Patterson et al., 1992; Patterson, 2002).

De qualquer modo, além dos estudos que demonstraram a centralidade das características e comportamentos parentais para a compreensão do comportamento antissocial, diversas pesquisas oferecem evidências de que intervenções voltadas para a saúde mental dos pais e para a promoção de práticas educativas parentais eficazes constituem as estratégias mais promissoras para a reversão desse quadro na infância (Brotman et al., 2008; McKee, Colletti, Rakow, Jones & Forehand, 2008; Webster-Stratton & Hammond, 1997). Nessa perspectiva, o objetivo do presente trabalho é discutir as implicações da parentalidade para o desenvolvimento do comportamento antissocial, destacando alguns fatores, como as práticas educativas parentais, a depressão materna e a presença de comportamento antissocial nos pais, aspectos esses que vêm recebendo crescente atenção dos pesquisadores nos últimos anos.

Práticas educativas parentais como fator de risco e proteção

São diversas as evidências sobre a relação entre o uso da coerção na regulação do comportamento infantil e a presença de comportamentos agressivos e desafiadores na criança (Alvarenga & Piccinini, 2001; Alvarenga & Piccinini 2009; Ferreira & Marturano, 2002; Levendosky, Leahy, Bogat, Davidson & von Eye, 2006; McLoyd & Smith, 2002). As práticas parentais coercitivas podem ser exemplificadas por estratégias como ameaçar, repreender ou corrigir a criança com hostilidade e utilizar palmadas ou surras. Assim, um dos conceitos-chave para a compreensão do desenvolvimento de comportamentos antissociais na infância e suas relações com a coerção parental refere-se à noção de *processo familiar coercitivo* (Patterson, Reid, & Dishion, 1992).

Antes de definir esse conceito, é fundamental compreender o pressuposto subjacente a ele, baseado na proposição de que as interações microssociais que ocorrem entre adultos e crianças (e mais tarde entre criança e criança) constituem-se nas "engrenagens" do desenvolvimento infantil. As experiências sociais diretas que ocorrem no dia a dia da criança constituem a matéria fundamental da qual emergem padrões comportamentais pró ou antissociais (Granic & Patterson, 2006).

O conceito de processo familiar coercitivo postula que as crianças que desenvolvem comportamentos antissociais vivenciam diariamente repetidas oportunidades em que comportamentos agressivos ou desafiadores são reforçados pela família (Capaldi, Chamberlain & Patterson, 1997; Patterson et al., 1992). Esse tipo de oportunidade pode ser ilustrado por uma situação em que os pais solicitam obediência da criança. Geralmente, esse tipo de solicitação costuma ser feito através de um comando vago, em tom hostil e irritante. Diante da solicitação, a criança reage também de forma hostil, protestando, choramingando ou fazendo birra. O padrão de reação típico de pais com crianças com comportamentos antissociais diante desse tipo de situação seria desistir da solicitação inicial, devido à falta de um repertório de habilidades mais amplo para lidar com a situação. Nesse caso, tanto a criança que escapa da solicitação dos pais, quanto os pais, que eliminam a reação incômoda da criança (por exemplo, protesto e birra) estão sendo reforçados negativamente (Skinner, 1954/1994). Isso significa que ambos os comportamentos têm sua probabilidade futura de ocorrência aumentada, isto é, pais e criança tenderão a comportar-se de forma semelhante em novas ocasiões (Granic & Patterson, 2006).

O cerne desse modelo teórico, portanto, está baseado em trocas microssociais observadas entre os pais e a criança, que revelam um poderoso mecanismo de reforçamento negativo e que levariam a criança a apresentar comportamentos progressivamente mais coercitivos, assim como os pais a utilizarem práticas gradualmente mais severas, embora ineficazes (por exemplo, gritos, surras e ameaças). A natureza bidirecional dos efeitos dessa interação faz com que a díade escale em direção a comportamentos mais coercitivos de forma muito intensa e em curtos períodos de tempo (Granic & Patterson, 2006; Patterson, 2002).

Alguns estudos recentes trouxeram novas evidências sobre as relações entre a coerção parental e o comportamento antissocial infantil. No estudo longitudinal de Miner e Clarke-Stewart (2008), a disciplina severa das mães, avaliada aos quatro e aos 7 anos dos filhos, esteve associada aos problemas de externalização das crianças avaliados aos 9 anos. Contudo, ao avaliar problemas de externalização na infância inicial (16-19 meses e 21-25 meses), Van Aken, Junger, Verhoeven, Van Aken e Dekovic (2007) não encontraram associação entre o controle negativo materno (hostilidade e intrusividade) tomado isoladamente e a variância nos problemas de externalização das crianças em nenhum dos momentos avaliados. Apenas quando considerada a interação entre o controle materno e o temperamento da criança no subgrupo de crianças com temperamento difícil, o controle negativo das mães esteve relacionado ao aumento dos problemas de externalização do primeiro para o segundo momento da coleta de dados. É interessante mencionar o argumento referente à idade da criança utilizado pelos autores para explicar a ausência de relações entre as práticas educativas maternas e os problemas de externalização, quando o temperamento infantil não foi introduzido na análise. Para Van Aken et al. (2007), os comportamentos parentais e infantis estão em constante interação e, ao longo do tempo, esses comportamentos se tornam progressivamente mais interligados. Contudo, esse elo leva certo tempo para se desenvolver. Isso explicaria a ausência de relações entre o comportamento parental e o comportamento infantil em estudos com crianças pequenas. Essa tendência já havia sido reportada por Rothbaum e Weisz (1994). Apesar dessa particularidade, no estudo de Alvarenga e Piccinini (2009), realizado com crianças de 30 meses, o controle coercitivo materno explicou 50% da variância nos problemas de externalização das crianças.

Hoffman (1979; 1994) fez importantes considerações a respeito do impacto das práticas coercitivas sobre o comportamento infantil. Segundo esse autor, o uso frequente de práticas coercitivas e a escassez de práticas indutivas, como explicar à criança as consequências dos seus atos, fazem com que ela dependa das reações punitivas dos pais para regular seu comportamento. Isso ocorre porque à medida que a criança não é incentivada a observar as consequências de suas ações para ela própria e para os outros, sua capacidade de autorregulação se torna muito limitada. A autorregulação pode ser definida como o processo de modular o comportamento e o afeto diante de demandas do contexto (Posner & Rothbarth, 2000). A esse respeito, o estudo de Eiden, Edwards e Leonard (2007) verificou a relação entre a capacidade de autorregulação no terceiro ano de vida e os problemas de externalização (comportamento agressivo e desafiador) nos anos pré-escolares, em crianças com pais alcoolistas. Os resultados revelaram que os problemas de externalização foram preditos pela baixa capacidade de autorregulação, que, por sua vez, estava ligada a poucas manifestações de envolvimento positivo (*warmth*) da mãe. Nessa mesma perspectiva, Eisenberg et al. (2005) constataram que o controle com esforço (*effortful control*), uma das dimensões da autorregulação, mediou a relação entre o envolvimento positivo dos pais e menores índices de problemas de externalização nas crianças. O controle com esforço pode ser definido como a habilidade da criança de suprimir comportamentos inadequados e desempenhar o comportamento apropriado ou requisitado por demandas ambientais (Eiden et al., 2007). Para os autores, o envolvimento positivo dos pais, avaliado no estudo pela frequência de sorrisos, carícias, tom de voz positivo e demonstrações físicas e verbais de afeto, desperta na criança emoções positivas, criando nela uma maior disposição para cooperar e compreender as mensagens e solicitações dos cuidadores. As práticas coercitivas, de modo contrário, eliciam estados emocionais negativos na criança, que dificultam a autorregulação e a aprendizagem que poderia ser proporcionada por um episódio disciplinar (Hoffman, 1979). Alguns estudos corroboraram essa hipótese ao constatar relações entre o uso de disciplina severa pelos pais e a baixa capacidade de autorregulação infantil, que, por sua vez, estaria associada aos problemas de externalização (Bradley & Corwyn, 2007; Grolnick & Farkas, 2002; Olson, Bates, Sandy & Schiling, 2002).

Nesse sentido, paralelamente à aquisição de um repertório coercitivo cada vez mais intenso, a criança também passa a desenvolver déficit de competência social, que indica outra tendência das práticas parentais: além da ausência de práticas eficazes para lidar com comportamentos inadequados e coercitivos, os pais costumam apresentar pouco envolvimento positivo com a criança (Dumas & LaFreniere, 1993; Dumas & Wahler, 1985; Patterson, 2002). O envolvimento positivo (*warmth*) é considerado como uma das dimensões da parentalidade, da qual faz parte o reforçamento positivo de iniciativas prossociais. O conceito de envolvimento positivo é operacionalizado na literatura por comportamentos como elogiar a criança, preocupar-se com ela, apoiá-la, acariciá-la, envolver-se em atividades prazerosas e demonstrar aceitação e interesse por ela (McKee et al., 2008). Assim como os estudos convergem para a conclusão de que a coerção parental está associada ao desenvolvimento de comportamentos antissociais, muitos também apontam consistentemente para a relação entre esse padrão comportamental e a falta de demonstrações de envolvimento positivo dos pais em relação à criança (Brody, Dorsey, Forehand & Armistead, 2002; Shaw, Winslow, Owens, Vondra, Cohn & Bell, 1998). Algumas investigações revelaram ainda que a presença desse tipo de prática no repertório materno está relacionada à redução dos problemas de externalização na criança. Por exemplo, o estudo longitudinal conduzido por Miner e Clarke-Stewart (2008), que avaliou as trajetórias dos problemas de externalização em crianças do segundo ao nono ano de vida, revelou que quando as mães eram classificadas como mais sensíveis em uma etapa da coleta de dados, havia uma redução no escore de problemas de externalização dos filhos na etapa subsequente. Nesse estudo, a sensibilidade materna foi avaliada a partir da sensibilidade da mãe aos sinais positivos da criança, da não intrusividade e do reforçamento positivo. Nessa mesma perspectiva, van Aken et al. (2007) verificaram que a baixa sensibilidade materna foi uma variável preditora do aumento dos problemas de externalização de crianças aos 21-25 meses. Contudo, essa relação só foi constatada em díades com crianças de temperamento difícil.

Para Patterson et al. (2000), o processo familiar coercitivo, que pode ser observado com frequência e clareza quando a criança tem em torno de quatro a 5 anos, teria origens no início do desenvolvimento da relação mãe-criança, ao longo do primeiro ano de vida. Em torno dos 10 meses de vida do bebê, já seria possível detectar padrões disfuncionais de interação diádica, que indicariam que a mãe costuma responder mais prontamente a sinais de estresse e desconforto do bebê, como o choro e as vocalizações de protesto, ao mesmo tempo em que tende a ignorar comportamentos prossociais como as vocalizações positivas, os sorrisos, as expressões faciais, os gestos ou o olhar atento da criança (Patterson, 2002). Outros autores encontraram evidências que apoiam essa hipótese, como Van den Boom (1994), que relatou que a maior irritabilidade em bebês de oito meses de vida estava associada à baixa responsividade materna.

A interação entre as características de temperamento do bebê e o nível de responsividade materna constituiria, portanto, um importante preditor do processo familiar coercitivo, e, além disso, a responsividade materna seria uma variável preditora também das práticas educativas a serem adotadas pelos pais no futuro. Pais menos hábeis e com menor disponibilidade emocional para perceber os sinais de seus bebês e responder adequadamente a eles tenderiam a apresentar maior dificuldade de regular o comportamento de seus filhos no futuro, empregando com maior frequência práticas coercitivas e pouco contingentes. Esse tipo de manejo reforçaria os comportamentos inadequados da criança e exigiria dos pais práticas progressivamente mais coercitivas e severas. Por outro lado, pais mais sensíveis ao comportamento de seus bebês tenderiam a ser mais hábeis na regulação do comportamento dos filhos em etapas posteriores do desenvolvimento, revelando maior capacidade de utilizar estratégias assertivas, contingentes e reforçadoras (Alvarenga & Piccinini, 2007a). O estudo de Alvarenga e Piccinini (2007b), que buscou testar essa hipótese, examinou a relação entre a responsividade materna avaliada aos três meses de vida da criança e as práticas educativas maternas, analisadas aos 30 meses. Os resultados revelaram uma correlação positiva moderada entre a responsividade da mãe ao bebê, no terceiro mês, e a prática materna referida como *sensibilidade,* observada no terceiro ano. A sensibilidade materna foi definida a partir de manifestações que indicavam atenção, consideração e respeito em relação às necessidades e desejos da criança, quando eles eram manifestados de forma assertiva. A categoria foi criada para contemplar práticas descritas na literatura como autorizadoras da autonomia da criança, e os resultados obtidos mostraram que a sensibilidade materna aos sinais do bebê e a capacidade da mãe de responder de forma adequada a esses sinais constituem um importante preditor da capacidade futura da mãe de perceber o crescimento e o desenvolvimento da criança, permitindo-lhe autonomia.

Essa perspectiva desenvolvimentista do comportamento antissocial, portanto, propõe que existe uma espécie de progressão que se inicia, por exemplo, com um bebê irritadiço, que tenderá a se tornar uma criança inicialmente desobediente, e posteriormente birrenta, agressiva e desafiadora (Patterson, 2002). Esses comportamentos parecem pouco graves quando comparados ao que normalmente é caracterizado como antissocial. No entanto, os comportamentos antissociais que ocorrem na infância são considerados protótipos de comportamentos que poderão aparecer mais tarde (Farrington, 1995; Veirmeiren, 2003). Além disso, há estudos que oferecem evidências de que dificuldades na interação mãe-criança observadas no primeiro ano de vida possuem relações com queixas de comportamento antissocial de adultos jovens (Lorber & Egeland, 2009).

Evidências instigantes a favor da hipótese que pressupõe esse tipo de progressão também são fornecidas pelos estudos de Alvarenga e Piccinini (2009) e Patterson et al. (2000). Na primeira investigação foi constatada uma relação entre comportamentos inadequados da criança, sem caráter agressivo ou desafiador, e o controle ambíguo por parte da mãe. Para os autores, essa relação poderia estar indicando instâncias iniciais do processo familiar coercitivo. Nessa etapa do processo, a criança apresenta comportamentos inconvenientes e, diante de tais comportamentos perturbadores, a mãe pede que a criança pare de se comportar daquela forma, porém o faz em um tom apelativo ou hesitante. Esse tipo de estratégia não é eficaz para regular a conduta da criança, ao mesmo tempo em que pode reforçar o comportamento inadequado, caso a criança esteja em busca de atenção. Quando esse padrão de interação se torna frequente, as condutas inadequadas da criança tendem a se intensificar, e as práticas maternas poderão tornar-se progressivamente mais severas, em função do agravamento crescente do comportamento da criança e da inabilidade da mãe de utilizar práticas mais assertivas e contingentes na regulação de sua conduta. Na segunda investigação, Patterson et al. (2000) constataram que adolescentes com comportamento antissocial haviam apresentado queixas ligadas à hiperatividade durante a infância. Nesse caso, enquanto as queixas de hiperatividade representariam uma etapa intermediária do processo, o comportamento antissocial representaria o agravamento do problema e, portanto, a consolidação do processo familiar coercitivo. A evolução de uma etapa para a outra, segundo os autores, estaria particularmente relacionada a graves déficits nas práticas parentais e à presença de comportamento antissocial nos pais, a qual será examinada na próxima seção deste capítulo.

Além da coerção, a permissividade seria outra característica marcante dos pais de crianças que desenvolvem comportamento antissocial. A permissividade pode ser definida como a tendência a reforçar positivamente comportamentos inadequados da criança que não apresentam caráter agressivo ou desafiador, ou ignorar e reforçar positivamente comportamentos agressivos e desafiadores (Alvarenga & Piccinini, 2009). Segundo Simons, Simons e Walace (2004), pais permissivos com frequência relataram ter dificuldades em impor regras ou administrar técnicas disciplinares porque, diante disso, a criança costuma demonstrar raiva e desconforto. Além disso, para pais com esse perfil, a função parental seria promover a felicidade do filho e, nesse caso, frustrar o desejo da criança impondo regras e limites iria de encontro a esse objetivo. No estudo de Alvarenga e Piccinini (2009), a permissividade materna explicou metade da variância nos problemas de externalização (negativismo e agressividade) de crianças aos 30 meses de vida.

A literatura apresenta certo consenso sobre as relações entre permissividade e o comportamento antissocial. Por exemplo, estudos apontam para a existência de relações entre práticas não coercitivas, como o uso de comandos diretos (por exemplo, ordens e pedidos) e o comportamento desafiador (Belsky, Woodworth, & Crnic, 1996; Crockenberg & Litman, 1990; Kuczynski, Kochanska, Radke-Yarrow & Girnius-Brown, 1987). Esses achados sugerem a importância de que seja considerado o uso de estratégias combinadas e o contexto em que as práticas são administradas. No estudo de Alvarenga e Piccinini (2009) foi encontrada uma relação entre a desobediência passiva (quando a criança não atende a um comando materno e também não apresenta qualquer outro tipo de resposta) e o controle assertivo (por exemplo, ordens e pedidos maternos). É possível que a criança apresente uma reação desse tipo após uma ordem ou pedido materno, quando a mãe insiste no comando mesmo após a criança ter manifestado alguma forma assertiva de recusa (por exemplo, dizer não ou "eu não quero"). Nesse contexto, a desobediência passiva constituiria uma forma de reação da criança diante da insensibilidade ou falta de habilidade da mãe para lidar com a sua assertividade (Crockenberg & Litman, 1990).

Os estudos revisados demonstram a importância das práticas educativas parentais, tanto as coercitivas como as permissivas, para a compreensão do desenvolvimento do comportamento antissocial na infância. A análise dos estudos mais recentes indica a preocupação crescente dos pesquisadores com os estágios iniciais do desenvolvimento dos problemas de externalização e com os preditores precoces ligados às práticas educativas parentais. Essa preocupação pode ser evidenciada pela utilização de amostras de crianças pequenas (Bradley & Corwyn, 2007; Miner & Clarke-Stewart, 2008). Outra tendência constatada nos estudos realizados nos últimos anos refere-se à busca da compreensão de interações entre variáveis associadas a essa temática (Eisenberg et al., 2005; Miner & Clarke-Stewart, 2008, van Aken et al., 2007). Embora o papel da coerção e da permissividade como fatores de risco e o da sensibilidade, da responsividade e do envolvimento positivo como fatores de proteção já tenham sido empiricamente evidenciados, os preditores precoces desse processo, as suas possíveis trajetórias e as suas interações com variáveis de diferentes níveis (por exemplo, genética e temperamento) constituem os principais desafios para futuros estudos.

Depressão materna e comportamento antissocial dos pais

Uma extensa literatura empírica descreve os efeitos negativos da psicopatologia parental sobre o desenvolvimento cognitivo, emocional e comportamental dos filhos. A depressão materna e o comportamento antissocial dos pais têm sido foco de diversos estudos que visam a avaliar a associação desses transtornos com o desenvolvimento de problemas de internalização e externalização nas crianças (Goodman & Gotlib, 1999; Hay, Pawlby, Angold, Harold, & Sharp, 2003). Os pesquisadores têm investigado, sobretudo através de estudos longitudinais, as relações entre a depressão materna, o comportamento antissocial dos pais e o dos filhos sob enfoques que levam em consideração a coocorrência da depressão materna e traços de personalidade antissocial nos pais, a influência dos sintomas depressivos maternos sobre o desempenho das práticas parentais e os padrões de transmissão genética ou intergeracional do comportamento antissocial.

As abordagens psicossociais usadas para explicar as associações entre a depressão materna e o comportamento antissocial dos pais e dos filhos têm destacado as práticas parentais inadequadas, a qualidade da interação entre pais e filhos, os eventos estressores presentes no ambiente familiar e a história de comportamento antissocial dos pais, entre outros fatores (Kim-Cohen, Moffit, Taylor, Pawlby & Caspi, 2005). Entretanto, Goodman e Gotlib (1999) destacaram que a maioria das pesquisas sobre os riscos da depressão materna para a saúde mental dos filhos tem se preocupado mais com o relato dos resultados negativos e a classificação diagnóstica dessas crianças, deixando de lado questões relacionadas aos mecanismos subjacentes aos riscos para o desenvolvimento desses resultados. Mckee et al. (2008) constataram que, nos últimos 10 anos, esses mecanismos de transmissão começaram a ganhar mais destaque na literatura empírica, especialmente aqueles referentes às práticas parentais. Segundo Field (1995), mães deprimidas passam menos tempo olhando, tocando e conversando com seus bebês, além de apresentarem maior tendência a expressões faciais negativas do que positivas. Achados semelhantes foram obtidos no estudo de Field, Healy, Goldstein e Guthertz (1990) e Hammen (1991, citado por Granic & Patterson, 2006), nos quais as mães deprimidas demonstraram mais emoções negativas do que positivas, e maior tendência à retaliação e à raiva. Os bebês de mães deprimidas, por sua vez, apresentaram menores níveis de atividade física, vocalizaram menos, protestaram com maior frequência e apresentaram mais expressões faciais negativas (Field, 1995). Para Goodman e Gotlib (1999), as mães com indicadores de depressão dificilmente são capazes de fornecer um modelo positivo de expressão emocional e capacidade de facilitar a regulação emocional da criança devido à baixa sensibilidade e responsividade materna comumente observada. Nesses casos, as mães costumam ser menos imediatas na resposta às solicitações e expressões da criança durante as situações de interação. Por receberem menos estímulos contingentes de suas mães, as crianças de mães com indicadores de depressão podem apresentar um afeto não regulado, caracterizado pelo predomínio de expressões de afeto negativo, o qual é generalizado para as demais interações sociais nas diferentes fases do desenvolvimento. Nesse sentido, a depressão materna pode contribuir para aumentar a vulnerabilidade da criança para o desenvolvimento do comportamento antissocial, em especial em se tratando de bebês com características de temperamento difícil.

Conforme mencionado anteriormente, a depressão tem sido tratada também como um fator de perturbação do ambiente familiar, associada, com certa frequência, a conflitos conjugais e ao desempenho inadequado das práticas parentais (Fendrich, Warner & Weissman, 1990). Alguns pesquisadores observaram que mães que apresentam sintomas depressivos dedicam menos tempo ao monitoramento das atividades de seus filhos e, quando comparadas às mães não deprimidas, apresentam um padrão de disciplina mais inconsistente, tendo dificuldades em impor limites firmes e coerentes sobre os comportamentos de seus filhos (Dadds, Schwartz & Sanders, 1987; Downey & Coyne, 1990, citado por Henderson, Sayger & Horne, 2003). É provável que essas mães também ofereçam um modelo inadequado para seus filhos (Nelson, Stage, Duppong-Hurley, Synhorst & Epstein, 2007), expressem mais sua raiva em relação a eles e tornem-se mais críticas em relação a seus comportamentos (Schultz & Shaw, 2003).

Embora uma grande quantidade de estudos sobre as relações entre a depressão materna e o comportamento infantil já tenham sido realizados, para Granic e Patterson (2006), esse é um tema tão vasto e complexo, que sua compreensão ainda precisa ser expandida. Para Gross, Shaw e Moilanen (2008), por exemplo, a maioria das pesquisas na área tem se concentrado em estudar isoladamente, de um lado, os efeitos das variáveis parentais, e, de outro, as variáveis relacionadas ao comportamento dos filhos, deixando de lado as influências mútuas ou bidirecionalidade, isto é, a interação entre as características dos filhos e os comportamentos dos pais. Adotando-se uma perspectiva interacional ou bidirecional, é possível não só constatar o impacto da depressão materna sobre as práticas parentais e os efeitos prejudiciais de tais práticas sobre o comportamento infantil, mas também examinar se os efeitos causados sobre o comportamento infantil podem retroagir sobre os comportamentos depressivos da mãe. A esse respeito, Patterson et al. (1992) afirmam que os comportamentos depressivos da mãe podem ser funcionais na medida em que eles podem reduzir ou evitar eventos caóticos ou aversivos do ambiente, como o comportamento inadequado da criança. Se, diante do comportamento perturbador do filho, a mãe demonstrar desânimo ou desespero e com isso eliminar tal comportamento inadequado da criança, é provável que essa consequência tenha o efeito de aumentar a probabilidade de que a mãe se comporte da mesma forma em ocasiões semelhantes no futuro.

No que se refere ao impacto do comportamento antissocial dos pais sobre o comportamento antissocial dos filhos, o modelo teórico de Patterson et al. (2000) coloca o comportamento antissocial dos pais em destaque. Para esses autores, a associação entre as duas variáveis poderia ser produto tanto de influências genéticas quanto ambientais. A criança poderia herdar certas características (irritabilidade e alto nível de atividade física) que tornariam mais difícil a tarefa dos pais de impor limites e ensinar habilidades prossociais. Paralelamente a isso, pais com comportamentos antissociais tenderiam a ver os comportamentos antissociais dos filhos como não desviantes, e assim não se engajariam em estratégias para modificá-los. Além disso, esses autores afirmam que pais com comportamentos antissociais criam um contexto propício para o desenvolvimento do processo familiar coercitivo porque costumam provocar o surgimento de uma série de eventos estressores (por exemplo, dívidas, conflitos conjugais e problemas de relacionamento em geral). Esses eventos estressores, por sua vez, aumentariam as chances de ocorrência de interações coercitivas com os filhos (Patterson et al., 1992). Por fim, pais com comportamentos antissociais tenderiam a utilizar práticas educativas ineficazes com maior frequência do que pais que não apresentam esse padrão comportamental (Patterson et al., 2000).

Independentemente da perspectiva teórica adotada, vários estudos têm oferecido evidências das relações entre a depressão materna, o comportamento antissocial dos pais e o comportamento antissocial dos filhos. Por exemplo, Kim-Cohen et al. (2005), usando dados de uma pesquisa longitudinal composta por uma coorte britânica representativa de 1.116 pares de gêmeos avaliados aos 5 e 7 anos de idade, revelaram que a depressão materna após o nascimento dos bebês associava-se significativamente com o comportamento antissocial das crianças aos 7 anos, mesmo quando não se levava em consideração o histórico de sintomas de transtorno de conduta antissocial dos pais. Por sua vez, os filhos de mães deprimidas e antissociais apresentaram os níveis mais altos de comportamento antissocial e outros transtornos do DSM-IV (transtornos de humor e ansiedade) se comparados a filhos de mães que não apresentavam transtornos mentais. Para esses autores, filhos de mães deprimidas e com traços de personalidade antissocial estavam mais vulneráveis a situações de risco como maltrato físico, hostilidade materna e exposição à violência doméstica. O estudo também revelou que essas mães estavam mais propensas não só a consumir bebidas alcoólicas e a tentar suicídio como também a ter relacionamentos e filhos com homens que apresentavam conduta antissocial, o que aumentaria as chances de seus filhos desenvolverem problemas de conduta. A depressão antes do parto não foi significativamente associada a padrões de agressividade incomuns nas crianças.

Em outro estudo inglês, Hay et al. (2003) investigaram o impacto da depressão pós-natal sobre o risco de desenvolvimento de comportamento violento em crianças. O estudo longitudinal acompanhou 122 famílias, cujas mães responderam a entrevistas com base em critérios diagnósticos do DSM-IV três meses após o parto e quando seus filhos tinham 1, 4 e 11 anos de idade. Quando as crianças completaram 11 anos, mães, crianças e professores fizeram relatos sobre os comportamentos violentos. Os resultados revelaram que filhos de mães deprimidas após o parto tinham mais chances de apresentar problemas de conduta aos 11 anos. Esse padrão de comportamento foi mais comum em meninos do que em meninas e em filhos de homens que haviam sido presos do que nas outras crianças. Os autores apontaram que, mesmo levando-se em consideração outros aspectos da vida em família, as crianças cujas mães tiveram depressão após o parto eram mais violentas do que as outras. Esses resultados também foram associados a dificuldades infantis de regulação emocional e de atenção. Filhos de mães deprimidas também apresentaram uma tendência à violência associada à raiva e à falta de atenção aos 11 anos.

Outro mecanismo de transmissão que constitui foco de interesse dos pesquisadores nessa área diz respeito à herança genética. Goodman e Gotlib (1999) salientaram em sua extensa revisão de literatura que ainda não é possível afirmar até que ponto a relação entre a depressão materna e a psicopatologia infantil é mediada por genes, uma vez que a contribuição genética tende a variar e a depender de uma série de fatores como a gravidade da depressão, o gênero da criança e fatores ambientais. Ao descrever o seu estudo, Kim-Cohen et al. (2005) revelaram que, até então, nenhum estudo fora publicado com o objetivo de testar a hipótese de que filhos de mães com depressão apresentariam problemas de externalização devido a uma predisposição genética para o comportamento antissocial. Por outro lado, em relação ao comportamento antissocial dos pais, Huijbregts, Séguin, Zoccolillo, Boivin e Tremblay (2008) relatam estudos em que a transmissão genética direta de traços antissociais contribui para 70% da variância do comportamento antissocial dos filhos e para cerca de 60% do comportamento agressivo dos filhos.

Embora não existam muitas evidências empíricas associando herança genética e comportamento antissocial, alguns modelos conceituais têm proposto a continuidade dos padrões de comportamento antissocial entre as gerações. Com o objetivo de avaliar o impacto da depressão parental e dos eventos estressores sobre os processos de continuidade intergeracional do comportamento antissocial, Thornberry, Freeman-Gallant e Lovegrove (2008) constataram, através de uma amostra composta por 73% de homens e 27% de mulheres e seus filhos biológicos mais velhos, que o comportamento antissocial dos pais durante a adolescência aumenta a probabilidade de que seus filhos se engajem em comportamentos similares. Entretanto, esses autores ressaltaram que essa associação não foi observada quando os pais viam seus filhos com pouca frequência. Dessa forma, esse estudo revela que o contato contínuo com o filho é um fator importante no processo de transferência intergeracional dos problemas de externalização. Em outro estudo, Ehrensaft, Wasserman, Verdelli, Greenwald e Miller (2003) descobriram que o comportamento antissocial da mãe antes dos 15 anos de idade pode aumentar a probabilidade de seus filhos apresentarem problemas de conduta.

Na tentativa de entender a associação entre exposição à violência no lar e o desenvolvimento de problemas de conduta, o estudo conduzido por Levendosky et al. (2006) avaliou a história de violência doméstica sofrida pela mãe antes do nascimento e durante o primeiro ano de vida do bebê. O estudo revelou que esse tipo de agressão afeta as práticas educativas maternas, as quais se associaram a um aumento nos níveis de problemas de externalização dos bebês no primeiro ano de vida.

Ao constatar a escassez de estudos com enfoque nas influências mútuas, Gross, Shaw e Moilanen (2008) testaram um modelo de efeitos recíprocos, ou transacional, para examinar a interação entre a depressão materna e o comportamento agressivo em meninos em duas fases: dos 5 aos 10 anos e dos 10 aos 15 anos. Esses dois períodos foram escolhidos por serem considerados momentos de transição física e social, como a entrada ou a mudança de escola, o aumento de contato com os pares e as transformações que acompanham a puberdade. Os resultados corroboraram a hipótese de que os efeitos relacionados aos comportamentos dos filhos (problemas de externalização dos meninos) e os sintomas depressivos da mãe ocorreram com mais frequência no período de entrada na escola, quando os garotos tinham entre cinco e seis anos. Quanto ao período que compreende o início da adolescência, houve associações entre a depressão materna e o comportamento antissocial dos meninos dos 11 aos 15 anos. Os problemas de externalização dos meninos mostraram-se mais significativos no início desse período, entre os 11 e 12 anos de idade, demonstrando coerência com outros relatos da literatura em que altos níveis de depressão materna estão associados de forma significativa com problemas de externalização (Owens & Shaw, 2003). Os autores apontaram, por exemplo, que, quando crianças com problemas de conduta ingressam na vida escolar, esses comportamentos podem se tornar alvo de comentários negativos por parte dos funcionários da escola e dos pais de outros alunos. Além de estarem mais sujeitos a receber esse tipo de comentário a respeito do comportamento de seus filhos, é provável que os pais dessas crianças tenham que se acomodar às mudanças de relacionamento entre eles, pois à medida que o círculo de relacionamentos dos filhos se expande, esses pais passam a ter menos familiaridade com os novos pares e adultos com os quais seus filhos se relacionam e a exercer menos controle sobre o que eles fazem. Corroborando os achados desses estudos, Combs-Ronto, Olson, Lunkenheimer e Sameroff (2009) enfatizaram que o estresse causado por esses comentários negativos, associado ao processo familiar coercitivo (Patterson, 2002), dificulta a modificação de práticas parentais negativas em relação aos problemas de externalização dos filhos.

Algumas limitações foram relatadas em muitos desses estudos em relação ao tamanho da amostra, às especificidades culturais de cada grupo estudado e ao próprio instrumento utilizado. Questiona-se especialmente a validade do uso de autorrelatos maternos sobre os problemas de externalização dos filhos, pois os sintomas depressivos da mãe poderiam influenciar a sua percepção da frequência e gravidade desses comportamentos problemáticos (Gross, Shaw & Moilanen, 2008; Henderson, Sayger & Horne, 2003; Levendosky et al. 2006). Para reduzir esse risco, muitos têm optado por uma abordagem de pesquisa que envolva múltiplos informantes como professores, observadores treinados e outros parentes (Kim-Cohen, Caspi, Rutter, Tomas & Moffit, 2006). De qualquer forma, os estudos apontam consistentemente para o forte impacto da depressão materna e do comportamento antissocial dos pais sobre comportamento antissocial infantil, embora os mecanismos que explicam tais relações ainda sejam pouco conhecidos.

Considerações finais

A literatura revisada revela a importância do estudo de variáveis relacionadas à parentalidade e à própria criança, para a compreensão do desenvolvimento do comportamento antissocial durante a infância. A responsividade e as práticas educativas parentais, a depressão materna e o comportamento antissocial dos pais têm recebido grande destaque nos estudos mais recentes, embora outros fatores, como a ausência do pai (Jaffee, Moffitt, Caspi & Taylor, 2003), também constituam importantes focos de investigação.

Os achados sobre a responsividade e as práticas educativas envolvem predominantemente amostras compostas por mães, sendo raros os estudos que investigam essas variáveis em ambos os cuidadores. De qualquer modo, os estudos longitudinais apontam consistentemente para uma associação entre os padrões de responsividade observados nos primeiros meses de vida e as práticas educativas avaliadas mais tarde. Além disso, hipóteses que descrevem os efeitos prejudiciais da baixa responsividade e de práticas educativas coercitivas e permissivas também têm recebido apoio das pesquisas empíricas. Essas evidências somadas aos achados sobre interações com variáveis individuais (por exemplo, genética e temperamento infantil) fortalecem a perspectiva desenvolvimentista para a compreensão do comportamento antissocial proposta por Patterson e colegas (Patterson et al., 1992; Patterson et al., 2000; Patterson, 2002).

Quanto à depressão e à presença de comportamento antissocial nos pais, embora os estudos sejam menos numerosos e essa linha de pesquisa seja mais recente, os resultados também apontam de forma bastante consistente para relações entre esses transtornos nos pais e o desenvolvimento do comportamento antissocial nos filhos. Contudo, os mecanismos subjacentes a essas relações ainda foram pouco explorados, e há diversas hipóteses alternativas que ainda precisam ser mais investigadas.

Apesar das lacunas e das questões que permanecem, as evidências encontradas até o presente momento enfatizam a parentalidade como um dos principais fatores na compreensão do desenvolvimento do comportamento antissocial infantil. Dessa forma, é fundamental que as políticas públicas de atenção ao comportamento antissocial de crianças e adolescentes tenham como foco central os pais ou os cuidadores, sua saúde mental, assim como as práticas educativas e demais comportamentos direcionados a suas crianças, que foram particularmente examinados no presente capítulo.

Referências

Alvarenga, P. & Piccinini, C. A. (2001). Práticas educativas maternas e problemas de comportamento em pré-escolares. *Psicologia: Reflexão e Crítica, 14* (3), 449-459.

Alvarenga, P. & Piccinini, C. A. (2007a). Preditores do desenvolvimento social na infância: potencial e limitações de um modelo conceitual. *Interação em Psicologia, 11* (1), 103-112.

Alvarenga, P. & Piccinini, C. A. (2007b). O impacto do temperamento, da responsividade e das práticas educativas maternas no desenvolvimento dos problemas de externalização e da competência social. *Psicologia: Reflexão e Crítica, 11* (1), 103-112.

Alvarenga, P. & Piccinini, C. A. (2009). Práticas educativas maternas e indicadores do desenvolvimento social no terceiro ano de vida. *Psicologia: Reflexão e Crítica, 22* (2), 191-199.

Belsky, J., Woodworth, S. & Crnic, K. (1996). Trouble in the second year: three questions about family interaction. *Child Development, 67,* 556-578.

Bradley, R. H. & Corwyn, R. F. (2007). Externalizing problems in fifth grade: Relations with productive activity, maternal sensitivity, and harsh parenting from infancy through middle childhood. *Developmental Psychology, 43* (6), 1390-1401.

Brody, G. H., Dorsey, S., Forehand, R., & Amistead, L. (2002). Unique and protective contributions of parenting and classroom processes to the adjustment of African American children living in single-parenting families. *Child Development, 73,* 274-286.

Brotman, L. M., Gouley, K. K., Huang, K., Rosenfelt, A., O'Neal, C., Klein, R. G. & Shrout, P. (2008). Preventive intervention for preschoolers at high risk for antisocial behavior: long-term effects on child physical aggression and parenting practices. *Journal of Clinical Child & Adolescent Psychology, 37* (2), 386-396.

Capaldi, D., Chamberlain, P. & Patterson, G. (1997). Ineffective discipline and conduct problems in males: association, late adolescent outcomes and prevention. *Agression and Violent Behavior, 2* (4), 343-353.

Combs-Ronto, L. A., Olson, S. L., Lunkenheimer, E. S. & Sameroff, A. J. (2009). interactions between maternal parenting and children's early disruptive behavior: bidirectional associations across the transition from preschool to school entry. *Journal of Abnormal Child Psychology.* Disponível em: <http://www.springerlink.com/content/r11224w178151770>. Acesso em: 4 ago. 2009.

Crockenberg, S. B. & Litman, C. (1990). Autonomy as competence in 2-year-olds: Maternal correlates of child defiance, compliance and self-assertion. *Developmental Psychology, 26* (6), 961-971.

Dumas, J. E. & LaFreniere, P. J. (1993). Mother-child relationships as sources of support or stress: a comparision of competent, average, agressive, and anxious dyads. *Child Development, 64,* 1732-1754.

Dumas, J. E. & Wahler, R. G. (1985). Indiscriminate mothering as a contextual factor in agressive-oppositional child behavior: "Damned if you do damned if you don't". *Journal of Abnormal Child Psychology, 13,* 1-18.

Ehrensaft, M. K., Wasserman, G. A., Verdelli, L., Greenwald, S., Miller, L. S. & Davies, M. (2003). Maternal antisocial behavior, parenting practices, and behavior problems in boys at risk for antisocial behavior. *Journal of Child and Family Studies, 12* (1), 27-40.

Eiden, R. D., Edwards, E. P. & Leonard, K. E. (2007). A conceptual model for the development of externalizing behavior problems among kindergarten children of alchoholic families: Role of parenting and childrens self-regulation. *Developmental Psychology, 43* (5), 1187-1201.

Eisenberg, N., Zhou, Q., Spinrad, T. L., Valiente, C., Fabes, R. A., & Liew, J. (2005). Relations among positive parenting, children's effortful control, and externalizing problems: A three-wave longitudinal study. *Child Development, 76* (5), 1055-1071.

Farrington, D. (1995). The challenge of teenage antisocial behavior. In: M. Rutter (Orgs.), *Psychosocial disturbances in young people: challenges for prevention* (pp. 83-130). Cambridge: Press Syndicate of the University of Cambridge.

Fendrich, M., Warner, V. & Weissman, M. M. (1990). Family risk factors, parental depression, and psychopathology in offspring. *Developmental Psychology, 26,* 40-50.

Ferreira, M. C. T., & Marturano, E. M. (2002). Ambiente familiar e os problemas de comportamento apresentados por crianças com baixo desempenho escolar. *Psicologia: Reflexão e Crítica, 15* (1), 35-44.

Field, T. (1995). Infants of depressed mothers. *Infant Behavior and Development, 18,* 1-13.

Field, T., Healy, B., Goldstein, S. & Guthertz, M. (1990). Behavior-state matching and synchrony in mother-infant interactions of nondepressed *versus* depressed dyads. *Developmental Psychology, 26,* 7-14.

Goodman, S. H. & Gotlib, I. H. (1999). Risk for psychopathology in the children of depressed mothers: A developmental model for understanding mechanisms of transmission. *Psychological Review, 106*(3), 458-490.

Granic, I. & Patterson, G. R. (2006). Toward a Comprehensive Model of Antisocial Development: A Dynamic Systems Approach. *Psychological Review,* 113 (1), 101-131.

Grolnick, W. S. & Farkas, M. (2002). Parenting and the development of children's self-regulation. In: M. H. Bornstein (Org.). *Handbook of parenting* (pp. 89-110).

Gross, H. E., Shaw, D. S. & Moilanen, K. L. (2008). Reciprocal associations between boys' externalizing problems and mothers' depressive symptoms. *Journal of Abnormal Child Psychology, 36,* 693-709.

Henderson, A. D., Sayger, T. V. & Horne (2003). Mothers and sons: A look at the relationship between child behavior problems, marital satisfaction, maternal depression, and family cohesion. *The Family Journal: Couseling and Therapy for Couples and Family, 11* (1), 33-41.

Hay, D., Pawlby, S., Angold A., Harold, A. T. & Sharp, D. (2003). Pathways to violence the children of mothers who were depressed postpartum. *Developmental Psychology, 39,* 1083-1094.

Hoffman, M.L. (1979). Development of moral thought, feeling, and behavior. *American Psychologist, 34,* 958-966.

Hoffman, M. L. (1994). Discipline and internalization. *Developmental Psychology, 30,* 26-28.

Huijbregts, S. C. J., Séguin, J. R., Zoccodillo, M., Boivin, M., & Tremblay, R. E. (2008). Maternal prenatal smoking, and early childhood physical aggression. *Development and Psychopathology, 20,* 437-453.

Jaffee, S. R., Moffitt, T. E., Caspi, A. & Taylor, A. (2003). Life with (or without) father: the benefits of living with two biological parents depend on the father's antisocial behavior. *Child Development, 74* (1), 109-126.

Kim-Cohen, J., Moffitt, T. E., Taylor, A., Pawlby, S. J. & Caspi, A. (2005). Maternal depression and children's antisocial behavior: nature and nurture effects. *Archive of General Psychiatry, 62,* 172 -181.

Kim-Cohen, J., Caspi, A., Rutter, M., Tomas, M. P. & Moffitt, T. E. (2006). The caregiving environments provided to children by depressed mothers with or without an antisocial history. *American Journal of Psychiatry, 163* (6), 1009-1018.

Kuczynski, L., Kochanska, G., Radke-Yarrow, M. & Girnius-Brown, O. (1987). A developmental interpretation of young children's noncompliance. *Developmental Psychology, 23,* 799-806.

Levendosky, A. A., Leahy, K. L., Bogat, A., Davidson, W. S. & von Eye, A. (2006). Domestic violence, maternal parenting, maternal mental health, and infanti externalizing behavior. *Journal of family Psychology, 20* (4), 544-552.

Lorber, M. F. & Egeland, B. (2009). Infancy parenting and externalizing psychopathology from childhood through adulthood: developmental trends. *Developmental Psychology, 45* (4), 909-912.

McKee, L., Colletti, C., Rakow, A., Jones, J. & Forehand, R. (2008). Parenting and child externalizing behaviors: are the associations specific or diffuse? *Agression and Violent Behavior, 13,* 201-215.

McLoyd, V. C. & Smith, J. (2002). Physical discipline and behavior problems in African American, European, and Spanic children: emotional support as a moderator. *Journal of Marriage and Family, 64,* 40-53.

Miner, J. L. & Clarke-Stewart, A. (2008). Trajectories of externalizing behavior from age 2 to age 9: Relations with gender, temperament, ethnicity, parenting and rater. *Developmental Psychology, 44* (3), 771-786.

Nelson, J. R., Stage, S., Duppong-Hurley, K., Synhorst, L. & Epstein, M.H. (2007). Risk factors predictive of problem behavior of children at risk for emotional and behavioral disorders. *Exceptional Children, 73* (3), 367-379.

Olson, S. L., Bates, J. E., Sandy, J. M. & Shilling, E. M. (2002). Early developmental precursors of impulsive and inattentive behavior: from infancy to middle childhood. *Journal of Child Psychology and Psychiatry, 43,* 435-447.

Owens, E. B. & Shaw, D. S. (2003). Predicting growth curves of externalizing behavior across the preschool years. *Journal of Abnormal Child Psychology, 31*, 575-590.

Pacheco, J., Alvarenga, P., Reppold, C., Piccinini, C. A. & Hutz, C. S. (2005). Estabilidade do comportamento antissocial na transição da infância para a adolescência: uma perspectiva desenvolvimentista. *Psicologia: Reflexão e Crítica, 18* (1), 55-61.

Patterson, G. R., Reid, J. & Dishion, T. (1992). *Antisocial boys.* Eugene: Castalia Publishing Company.

Patterson, G. R., DeGarmo, D. S. & Knutson, N. (2000). Hyperactive and antisocial behaviors: comorbid or two points in the same process? *Development and Psychopathology, 12*, 91-106.

Patterson, G. R. (2002). The early development of coercive family process. In: J.B. Reid, G. R. Patterson, & J. Snyder, (Orgs.). *Antisocial behavior in children and adolescents: a developmental analysis and model for intervention* (pp. 25-44).Washington: American Psychological Association.

Posner, M. I. & Rothbarth, M. K. (2000). Developing mechanisms of self--regulation. *Developmental Psychology, 12*, 427-441.

Rothbaum, F. & Weisz, J. R. (1994). Parental caregiving and child externalizing behavior in nonclinical samples: a meta-analysis. *Psychological Bulletin, 116*, 55-74.

Schultz, D. & Shaw, D. S. (2003). Boys' maladaptive social information processing, family emotional climate, and pathways to early conduct problems. *Social Development, 12* (3), 440-460.

Shaw, D. S., Winslow, E. B., Owens, E. B., Vondra, J. I., Cohn, J. F. & Bell, R. Q. (1998). The development of early externalizing problems among child from low-income families: a transformational perspective. *Journal of Abnormal Child Psychology, 26*, 95-107.

Simons, R., Simons, L. G. & Wallace, L. E. (2004). *Families, delinquency and crime: linking society's most basic institution to antisocial behavior.* Los Angeles: Roxbury Publishing Company.

Skinner, B. F. (1994). *Ciência e comportamento humano.* São Paulo: Martins Fontes. (Original publicado em 1954.)

Thornberry, T. P., Freeman-Gallant, A. & Lovegrove, P. J. (2008). The impact of parental stressors on the intergenerational transmission of antisocial behavior. *Journal of Youth and Adolescence, 38* (3), 312-322.

Van Aken, C., Junger, M., Verhoeven, M., Van Aken, M. A. G. & Dekovic, M. (2007). The interactive effects of temperament and maternal parenting on toddler's externalizing behaviours. *Infant and Child Development, 16*, 553-572.

Van den Boom, D. C. (1994). The influence of temperament and mothering on attachment and exploration: an experimental manipulation of sensitive responsiveness among lower-class mothers with irritable infants. *Child Development, 65*, 1449-1469.

Veirmeiren, R. (2003). Psychopathology and delinquency in adolescents: a descriptive and developmental perspective. *Clinical Psychology Review, 23*, 277-318.

Webster-Stratton, C. & Hammond, M. (1997). Treating children with early-onset conduct problems: a comparison of child and parent training interventions. *Journal of Consulting and Clinical Psychology, 65*, 93-109.

CAPÍTULO DEZ ■

Parentalidade no contexto da doença crônica infantil

Elisa Kern de Castro e Caroline Venzon Thomas

Nos últimos anos, o notório desenvolvimento dos tratamentos para diversas enfermidades fez aumentar a esperança de vida de crianças doentes crônicas. Doenças que até há pouco tempo eram fatais nos primeiros anos de vida, como por exemplo a fibrose cística, algumas doenças congênitas hepáticas ou cardíacas, ou determinados tipos de câncer, agora se tornaram crônicas. Com isso, as famílias enfrentam menos a morte, porém, lidam com a situação de ter um filho doente e com as limitações e dificuldades que isso acarreta, gerando mudanças nas suas relações em geral e também na relação parental e conjugal.

As crianças doentes crônicas têm que aprender a conviver com várias limitações em sua vida cotidiana como ir ao médico, tomar remédios e faltar à escola, regularmente. Além disso, há períodos em que o seu estado de saúde pode se agravar e exigir hospitalização. Por isso, a doença crônica implica em sofrimento físico e emocional para a criança e para seus pais, com redução importante da sua qualidade de vida. Afinal, como os pais conseguem lidar com as dificuldades inerentes ao tratamento de uma criança doente, elaborar os sentimentos de tristeza, culpa e decepção, e, além disso, ser bons pais e mães? Assim, neste capítulo examinaremos a literatura a respeito da parentalidade em situação de doença crônica de um dos filhos. Inicialmente, abordaremos questões relacionadas às implicações psicológicas da doença crônica infantil e, a seguir, discutiremos sobre a parentalidade nessa situação.

Doença crônica infantil: Definições e implicações psicológicas

As doenças crônicas infantis dividem-se em grupos de diferentes doenças com características diversas. Na maioria das vezes trata-se de enfermidades progressivas e que causam deterioro físico, prejudicam o desenvolvimento da criança e demandam tratamentos longos, dolorosos, e hospitalizações (Perrin & Shonkoff, 2000). Para Silva (2001), doença crônica na infância pode ser ainda definida como uma desordem com base biológica, cognitiva ou psicológica, com duração mínima de um ano e que pode produzir sequelas como limitação das funções e prejuízo nas relações sociais, dependência de medicação, dieta ou aparelhos e ainda necessidade de cuidados médicos, psicológicos ou educacionais especiais. A exigência de cuidados médicos frequentes e o uso contínuo de medicações acarretam limitações importantes na vida de seus cuidadores, geralmente as mães (Coffey, 2006).

A forma de início da doença crônica, gradual ou aguda, gera estressores diferenciados para a criança e sua família (Rolland, 1995). Apesar das limitações que uma criança com doença congênita sofre desde o início de sua vida e das possíveis dificuldades no seu desenvolvimento físico, social e emocional, aprender a conviver desde cedo com essas dificuldades faz com que essas crianças e seus familiares se adaptem melhor às exigências do tratamento quando comparadas a crianças que foram diagnosticadas mais tarde (Castro, 2006).

Apesar da ideia do senso comum de que as doenças crônicas afetam principalmente pessoas na fase adulta, os dados de saúde indicam a prevalência de inúmeras doenças crônicas na infância. A obesidade infantil, por exemplo, é um problema que vem aumentando significativamente em todo o mundo e deve ser considerado como uma das doenças crônicas que atingem a infância, pois cerca de 22 milhões de crianças abaixo dos 5 anos de idade estão com sobrepeso (WHO, 2009). Igualmente, a incidência da diabetes do tipo 2 em crianças e adolescentes cresceu de maneira expressiva. As taxas de mortalidade infantil por diabetes tipo 1 na faixa etária de 1 a 4 anos no Brasil no ano de 2004, foi de 20 crianças por 100.000 nascidos-vivos. Outra doença não tão incomum, infelizmente, é o câncer infantil; apenas no ano de 2009 ocorreram cerca de 9.000 casos novos de câncer infanto-juvenil no Brasil (Inca, 2009). Da mesma forma que nos países desenvolvidos, o câncer já representa no Brasil a segunda causa de mortalidade entre crianças e adolescentes de 1 a 19 anos, em todas as regiões.

Enfim, as doenças crônicas parecem estar cada vez mais presentes na infância, e de acordo com a literatura estas tendem a afetar o desenvolvimento psicológico da criança e da sua família (Castro & Piccinini, 2002; Curiel, 2000). Em situações de hospitalização, comuns em indivíduos com doenças crônicas, a criança vivencia sentimentos de angústia e medo, pois entra em contato com um mundo desconhecido e ameaçador. A privação parental durante a hospitalização pode gerar ansiedade de separação tanto na criança assim como na mãe (Castro & Piccinini, 2004). O medo de uma eventual piora ou mesmo da morte ocorrer quando as mães se separam de seus filhos, mesmo que por alguns instantes, é tão grande que muitas mães acabam preterindo dos cuidados da casa, do marido e de seus outros filhos em favor da criança doente hospitalizada.

A doença crônica associada às hospitalizações pode desencadear distúrbios emocionais graves na criança, além de um funcionamento emocional instável (Chiattone, 2003). Fatores que podem contribuir para a desorganização emocional da criança em situação de hospitalização são: (a) medo do desconhecido, (b) sensação de culpa quando a criança pensa que seu problema é uma punição por algo que fez ou deixou de fazer, (c) limitação das atividades e da estimulação, (d) intensificação do sofrimento físico, (e) sensação de despersonalização gerada pelo ambiente hospitalar, entre outros. Todos esses fatores, aliados às possíveis dificuldades das mães e pais em lidarem com a criança doente, podem potencializar seu sofrimento emocional. Assim, essas crianças podem sentir-se estigmatizadas pela sua condição, medrosas, desesperançosas, e com dificuldades de estabelecer vínculos sociais com seus pares (Verhey, Kulik, Ronen, Rosenbaum, Lach & Streiner, 2009). A vulnerabilidade física passa, então, a ser também de ordem psicológica.

A parentalidade no contexto da doença crônica

De maneira geral, a doença crônica tem um efeito negativo no funcionamento familiar e influencia a relação mãe-pai-criança (Anderson et al., 2001; Castro & Moreno-Jiménez, 2005; Castro & Piccinini, 2004; Castro & Piccinini, 2002; Curiel, 2000). No caso das doenças congênitas, o nascimento de uma criança com malformação gera aflição e culpa nos pais por não terem gerado uma criança perfeita (Gomes & Piccinini, 2007; Gonçalves & Piccinini, 2007; Irvin, Kennel & Klaus, 1992). Aceitar que seu filho tem uma doença crônica e buscar forças para enfrentar a situação pode ser muito difícil e demorado. Seus planos e expectativas têm que ser reconsiderados e eles têm que aprender também a conviver com as limitações impostas pela condição da criança (Castro & Piccinini, 2004). Assim, esse pode ser considerado um processo de luto pela perda da criança saudável (Irvin, Klaus & Kennel, 1992), o que vai ter impacto na formação do vínculo.

Para Irvin, Kennel e Klaus (1992), os pais passam por cinco estágios de reações emocionais a partir do diagnóstico de uma anormalidade no seu filho. O primeiro estágio é o de choque, quando recebem a notícia da doença. Em seguida vem a descrença ou negação, fase em que muitos pais ainda não acreditam que é real a situação vivenciada. O terceiro momento se refere ao sentimento de tristeza e ansiedade, que são vivenciados intensamente. No quarto estágio, de equilíbrio, a ansiedade e as reações emocionais de angústia vão diminuindo gradualmente. Por fim, o quinto estágio ou estágio da reorganização se refere ao momento em que os pais conseguem lidar com as questões relacionadas à doença. Contudo, é importante salientar que nem todos os pais passam por todos os estágios, assim como podem apresentar reações diferentes em cada uma das fases.

Bowlby (1969/1990), em contrapartida, já havia destacado as fases pelas quais as crianças pequenas passam quando separadas de seus cuidadores em função de hospitalizações (não propriamente por doença crônica), demonstrando o impacto da separação para o apego. Segundo esse autor, os comportamentos das crianças foram divididos em três fases: protesto, desespero e desapego. A fase de protesto se caracteriza por intensa aflição da criança por ter se separado da mãe, demonstrando choros, comportamentos de busca e de expectativa de que ela volte. Na fase do desespero a criança mostra-se retraída, diminui seus movimentos físicos e não exige atenção de outras pessoas. Já na fase do desapego, parece haver por parte da criança a aceitação dos cuidados, do alimento e do brinquedo que lhe trazem; entretanto, com o retorno da mãe, ela mostra-se indiferente e distante, tendo perdido o interesse por ela. Assim, Bowlby (1976/1981), já naquela época, durante a construção de sua teoria, sugeriu que em casos de hospitalização de crianças com idades inferiores a três anos, as mães pudessem acompanhá-las durante a internação com o objetivo de diminuir o impacto emocional causado na criança pela hospitalização. Desta forma, para ele, o primeiro princípio para a assistência psicológica de uma criança doente é mantê-la perto de seus pais. Hoje em dia as unidades pediátricas permitem e incentivam que a mãe permaneça ao lado de seu filho o maior tempo possível. A proximidade e a valorização do cuidado pela mãe é estratégia das equipes de saúde dentro das instituições hospitalares.

O funcionamento familiar tem sido alvo de diversos estudos e reflexões no contexto da doença crônica na criança. Em geral, seus resultados têm demonstrado que a doença crônica pode gerar conflitos familiares entre os membros (McClellan & Cohen, 2007), o que dificulta o comprometimento dos pais, o cuidado e a adesão ao tratamento médico da criança (Fiese & Everhardt, 2006). Nesse sentido, ela também pode fazer com que os pais se comportem de maneira diferenciada com seus filhos doentes, alterando a qualidade do apego destes com seus filhos (Bowlby, 1976/1981). Na medida em que os cuidados parentais no início da vida da criança são essenciais para sua saúde emocional futura, é preocupante quando os pais não se encontram emocionalmente mais preservados. Ainda, é importante lembrar que o comportamento dos pais com relação à sua criança não é determinado somente pelo contexto presente, mas sim fortemente influenciado pelas próprias vivências que eles tiveram e ainda têm com seus pais (Bowlby, 1989).

A revisão de literatura realizada por McLellan e Cohen (2007) sobre funcionamento familiar e doenças crônicas infantis revelou que pais e mães dessas crianças apresentam dificuldades emocionais decorrentes dessa experiência. Não houve consenso na literatura a respeito do funcionamento familiar de crianças com fibrose cística, pois alguns estudos apontavam problemas nas relações e outros não encontraram tais déficits. Em relação às crianças com diabetes, os estudos revisados por McLellan e Cohen (2007) indicaram que suas mães dispõem de menos tempo para atividades com seus filhos, quando comparadas às mães de crianças saudáveis. Da mesma forma, nas famílias com crianças hemofílicas, identificou-se que os pais e mães desses meninos relataram maior número de dificuldades no ambiente familiar, indicando a importância do sexo da criança em relação à doença e na dinâmica da família.

Para a criança, o funcionamento familiar e o nível de bem-estar de seus pais e irmãos estão intrinsecamente relacionados com a sua adaptação e aceitação da doença (Anderson et al., 2001). O modo de funcionamento familiar, seus padrões de interação, e as crenças sobre a saúde/doença são fatores importantes a serem considerados na avaliação familiar (Bradford, 1997). Não apenas as crianças doentes, mas também seus irmãos, pertencem a um grupo de risco para o aparecimento de transtornos emocionais (Barlow & Ellard, 2006; Bradford, 1997). Existe uma tendência de que os irmãos da criança doente apresentem problemas psicológicos, como mudanças de humor, comportamentos regressivos, isolamento e dificuldades escolares. Os pais costumam focalizar sua atenção no filho doente e podem deixar de atender adequadamente aos outros filhos, que também estão sensíveis à situação. No entanto, o estudo realizado por Gomes e Bosa (2004) não encontrou indicadores de estresse em irmãos de crianças com transtornos globais do desenvolvimento. As autoras referem que a ausência de estresse nos irmãos pode ser entendida como resultado de um adequado funcionamento familiar.

A presença de doença crônica na criança pode fazer com que seus pais tenham comportamentos de superproteção para evitar mais sofrimento ao filho (Castro & Moreno-Jiménez, 2005; Curiel, 2000; Remor et al., 2003). O excesso de cuidados e de supervisão das atividades da criança doente acaba por prejudicar o desenvolvimento da sua autonomia e autoestima. Por parte dos pais, a percepção de vulnerabilidade da criança afeta suas condutas superprotetoras e gera níveis altos de estresse nas crianças (Anthony, Gil & Schanberg, 2003). Do mesmo modo, as práticas educativas empregadas por mães de crianças com doença crônica podem ser diferentes daquelas empregadas por mães de crianças saudáveis, tendendo, a utilizar menos práticas do tipo coercitivas (Piccinini et al., 2003). Assim, as consequências da doença crônica infantil para a família podem ser muito diferentes dependendo da saúde emocional de cada um dos seus membros, de como se relacionam, do surgimento de sintomas emocionais e de como percebem a doença da criança.

Sabe-se, ainda, que, em função das dificuldades no cuidado da criança doente, o nível de estresse dos membros da família, em especial dos pais, fica elevado, gerando consequências diversas. De acordo com Anderson et al. (2001), as famílias com uma criança doente crônica possuem fontes diversas de estresse. Dentre elas, os autores destacam: (a) sobrecarga constante de cuidados por parte dos pais, (b) sintomas físicos da criança que requerem cuidado permanente, (c) interferência da doença e do tratamento no desenvolvimento da relação pais-criança, (d) dificuldades da criança em entender os motivos pelos quais está sendo submetida aos procedimentos, (e) vigilância constante dos pais com relação à saúde da criança, que pode promover conflito familiar, e (f) dificuldade em deixar a criança sob cuidado de terceiros. Além desses fatores, ter um filho doente pode afetar também a situação de trabalho e econômica dos pais devido à falta de tempo e disponibilidade emocional para realizar suas atividades e aumento dos gastos relacionados à criança (Canning et al., 1996).

Estudos clínicos com famílias de crianças doentes crônicas têm indicado, além de níveis elevados de estresse nos seus membros, desorganização do casamento acompanhado de transtornos emocionais frequentes, divórcio e diversos indícios de psicopatologia tanto nos pais e mães, quanto nas crianças. Entre as implicações psicológicas descritas se encontram ocasionalmente depressão e tensão na relação do casal, além de sintomas psicóticos e psicossomáticos nos progenitores (Curiel, 2000). De tal modo, em condições de maior estresse parental, os pais investem menos nos filhos e os percebem com poucas capacidades de cuidar-se, afetando o comportamento da criança doente (Bourdeau, Mullins, Carpentier, Colletti & Wolfe-Christensen, 2007). No caso de crianças que recebem nutrição através do tubo nasogástrico, Pedersen et al. (2004) verificaram que o nível de estresse desses pais foi superior aos níveis de pais de crianças doentes que recebem alimentação via oral. Do mesmo modo, Chiou (2008) encontrou maiores níveis de estresse nos progenitores das crianças com epilepsia em comparação ao estresse de progenitores de crianças asmáticas. Os autores atribuíram esses achados à discriminação, pouca adaptação da criança, imprevisibilidade das crises epilépticas, além da disfunção neurológica. Por esse motivo, podemos pensar que as características da doença têm relação com a forma de adaptação da criança e consequentemente a maneira como o grupo familiar irá lidar com a patologia.

Para lidar com o estresse da doença crônica da criança, pais e mães lançam mão de uma série de diferentes estratégias de enfrentamento para lidar com o filho doente. Cimete (2002) investigou qualitativamente as principais fontes de estresse e as estratégias de enfrentamento empregadas por pais de crianças com doenças renais em hemodiálise. As principais categorias apontadas pelos pais como geradoras de estresse relacionavam-se a problemas burocráticos (por exemplo, dificuldades com o convênio de saúde, espera por exames), dificuldades financeiras, aparência abatida e limitações da vida da criança causada pela doença, dificuldades com a dieta restrita, relações da criança com seus pares saudáveis, além da falta de apoio social. Já no que se refere às estratégias de enfrentamento, foram mencionadas a oração, procurar ver o lado positivo das coisas, compartilhamento de sentimentos com o parceiro, amigos e/ou pais na mesma situação, expressão emocional (choro), além da solicitação de ajuda quando necessário.

O aparecimento de transtornos psicológicos nas mães e nos pais de crianças doentes tem sido associado na literatura ao estresse parental e às formas de enfrentamento desadaptativas frente à situação (Boman, Lindahl & Björk, 2003; Streisend et al., 2008; Wong & Heriot, 2007; Zelikovsky, Schast & Jean-Francois, 2007). No estudo de Zelikovsky, Schast e Jean-Francois (2007), por exemplo, sobre o grau de estresse e depressão de mães e pais de crianças com doença renais e indicadas para transplante, os autores verificaram que as mães apresentaram níveis mais elevados de estresse e de depressão que os pais, embora o emprego de estratégias de enfrentamento adaptativas e evitativas tenha sido semelhante entre eles. Além disso, enquanto as variáveis renda familiar baixa, uso de estratégias de enfrentamento evitativas e altos índices de estresse foram preditoras de depressão nas mães, para os pais a única variável preditora de depressão foi o estresse. Já no estudo de Wong e Heriot (2007) com pais e mães de crianças com fibrose cística, foi encontrado que a autoculpabilização dos progenitores pelos problemas da criança esteve associado à depressão nas mães e ansiedade nos pais. Da mesma forma, estratégias de evitação foram associadas à piora na saúde mental infantil, maior ansiedade dos pais, além de maior impacto emocional da doença. Ainda, a investigação de Boman, Lindahl e Björk (2003) avaliou a relação entre o nível de estresse dos progenitores, o tempo de diagnóstico da doença da criança e o surgimento de transtornos psicológicos de pais e mães de crianças com câncer. Os resultados demonstraram a influência do estresse da doença da criança na saúde mental dos pais, mesmo alguns anos após o diagnóstico do câncer na criança. Os progenitores apontaram a existência de medo, preocupação, dificuldades para dormir, ansiedade, depressão, menor controle das emoções, além de dificuldades na relação com os outros filhos saudáveis. Em crianças diabéticas, Streisand et al. (2008) encontraram associação entre depressão e ansiedade dos pais e o aumento da frequência do estresse parental, havendo uma tendência para a depressão estar relacionada à baixa autoeficácia em relação aos cuidados com a diabetes. A associação do sexo feminino com a ansiedade e a depressão foi parcialmente mediada por uma maior frequência de estresse.

O fenômeno da experiência de ser pai/mãe de crianças com doença crônica foi o tema da revisão de Coffey (2006) e Tong, Lowe, Sainsbury e Craig (2008). Segundo Coffey (2006), a preocupação faz parte da vida dos pais e mães de crianças doentes, indicando um estado permanente de vigilância do cuidador em suas funções. A preocupação em manter uma vida familiar normal e a preocupação com os irmãos também foram referidas por eles. Ainda, a experiência da parentalidade evocava fortes emoções nos pais e mães para proteger a criança do sofrimento ao mesmo tempo em que aparece o desejo de retirar-se da situação. A sobrecarga dos cuidados também foi mencionada nos artigos, e a mãe foi colocada como principal cuidadora, indicando sentimentos de exaustão por parte delas. A preocupação em relação ao impacto da doença crônica na família também foi mencionada nos estudos, especialmente o impacto negativo sobre os irmãos. Por fim, a revisão mostrou que em diferentes artigos estavam presentes sentimentos de falta de liberdade por parte dos pais, que se refere ao cuidado intenso e diário que muitas crianças necessitam. Muitos pais optaram por não deixar seus filhos doentes com outras pessoas, e diante disto, estavam invariavelmente durante todo o tempo ao lado da criança, deixando todas as outras atividades de lado. A revisão de Tong, Lowe, Sainsbury e Craig, (2008), ainda, mostrou que os progenitores sentem-se culpados pela doença do filho, sentem raiva e incerteza frente ao futuro da criança, além de tristeza. Ademais, observou-se pouca vida social dos pais e mães, além de dificuldades desses em ajudar a criança a seguir as restrições da dieta, especialmente com relação à pouca ingestão de líquidos.

Perante estas questões, Dixon-Woods, Young e Heney (2002) sugerem que a experiência de ser mãe ou pai de uma criança doente reflete uma intensificação dos seus papéis. Esses progenitores não se sentem uma extensão da equipe de saúde que trata da criança e, sim, pais e mães com uma sobrecarga de cuidados e de preocupação enorme com o filho. A criança, ao estar exposta a uma grande fragilidade física e emocional, exige dos seus progenitores o suprimento de suas necessidades para garantir seu bem-estar.

Ser pai e mãe não necessariamente supõe que exista relação conjugal, porém, para os casais que se mantêm juntos e que têm uma criança doente, esse é um aspecto que merece atenção. Pode haver um descompasso no tempo necessário para aceitar a doença da criança entre pai e mãe, e daí surgir certa falta de entendimento entre o casal, o que pode causar uma separação emocional transitória. Viana, Barbosa e Guimarães (2007) observaram que a intimidade e vida social do casal foram profundamente afetadas pela presença de doença crônica em um dos filhos. A diminuição do companheirismo e da vida sexual foi atribuída à responsabilidade dos cuidados com a criança. Assim sendo, é frequente que as questões relacionadas à relação conjugal, aos filhos saudáveis e a vida social sejam deixados de lado em algum momento pelos pais devido à carga que a doença e hospitalização da criança geram nos pais. Além disso, o sofrimento ocasionado pela doença associado muitas vezes ao sentimento de culpa faz com que se sintam tristes e sem saber como lidar com a situação.

Bowlby (1989) referiu que cuidar de um bebê ou de uma criança não é tarefa para uma única pessoa. Para que a tarefa de cuidado seja executada de forma adequada e não leve o cuidador da criança à exaustão, é necessária uma fonte de ajuda extra, que frequentemente vem de outros membros da família. Diante dessa ideia, pensando no cuidado e assistência necessárias a uma criança doente, a sobrecarga é multiplicada, levando pais e mães à exaustão tanto física quanto psíquica. Torna-se, então, um problema maior ainda quando os progenitores, ao sentirem-se culpados pela doença da criança, não se permitem dividir as tarefas necessárias com outras pessoas de suas redes de apoio. Desse modo, encontramos mães esgotadas apresentando transtornos psíquicos e sintomas somáticos por conta do cansaço, além de superprotegerem a criança doente. Contudo, este comportamento tende a prejudicar o desenvolvimento psicológico da criança, trazendo uma falsa ideia de conforto e proteção. Como os modelos de apego que a criança desenvolve tendem a persistir no decorrer de sua vida com outras pessoas (Bowlby, 1989), as relações estabelecidas no decorrer da vivência de uma doença crônica infantil serão a base de suas relações futuras. Ajudar pais e mães a exercerem bem o seu papel nessa etapa é investir na promoção da saúde da criança e de sua família.

Considerações finais

A partir do que foi exposto, observam-se a complexidade e a multiplicidade de sentimentos que o diagnóstico de uma doença crônica em um dos filhos gera nos pais e mães, o que reforça a necessidade de seguir explorando esse tema. Os estudos que vêm sendo feitos nessa área se preocupam essencialmente com a saúde mental da criança. No entanto, é essencial que para que a criança lide adequadamente com a sua condição e se desenvolva favoravelmente apesar das limitações e dificuldades, torna-se fundamental que pais e mães estejam aptos a exercerem adequadamente seus papéis. Nesse sentido, compreender a experiência desses pais, ouvir suas dificuldades, prestar apoio e planejar intervenções que possam auxiliá-los no exercício de sua maternidade/paternidade enquanto pais de crianças doentes crônicas são tarefas que devem ser desenvolvidas e mais exploradas no futuro. Além disto, o bem-estar emocional e a qualidade de vida desses pais também devem ser foco de atenção dos profissionais da saúde que orientam essas famílias, já que a saúde física e psíquica dessas pessoas deve ser preservada para que consigam amparar suas crianças. Diante disso, torna-se importante que estratégias de enfrentamento positivas sejam estimuladas tanto nas crianças como nos pais, pois podem colaborar para a diminuição do desgaste emocional provocado pela vivência do adoecimento crônico.

Referências

Anderson, B., Loughlin, C., Goldberg, E. & Laffel, L. (2001). Comprehensive, family-focused outpatient care for very young children living with chronic disease: lessons from a program in pediatric diabetes. *Children's Services: Social Policy, Research, and Practice, 4*, 135-250.

Anthony, K., Gil, K. M. & Schanberg, L. E. (2003). Brief report: parental perceptions of child vulnerability in children with chronic illness. *Journal of Pediatric Psychology, 28*, 185-190.

Barlow, J. H. & Ellard, D. R. (2006). The psychosocial well-being of children with chronic disease, their parents and siblings: an overview of the research evidence base. *Child: Care, Health & Development, 32*, 19-31.

Boman, K, Lindahl, A. & Bjork, O. (2003). Disease-related distress in parents of children with cancer at various stages after the time of diagnosis. *Acta Oncologica, 42*, 137-146.

Bourdeau, T. L., Mullins, L. L., Carpentier, M. Y., Colletti, C. J. M. & Wolfe-Christensen, C. (2007). An examination of parenting variables and child self-care behavior across disease groups. *Journal of Developmental and Physical Disabilities 19*, 125-134.

Bowlby, J. (1976/1981). *Cuidados maternos e saúde mental*. São Paulo: Martins Fontes.

Bowlby, J. (1989). *Uma base segura: aplicações clínicas da teoria do apego*. Porto Alegre: Artes Médicas.

Bradford, R. (1997). *Children, families and chronic disease*. London: Routledge.

Canning, R. D., Harris, E. S. & Kelleher, K. J. (1996). Factors predicting distress among caregivers to children with chronic medical conditions. *Journal of Pediatric Psychology, 21*, 735-749.

Castro, E. K. (2006). *Estudio sobre la adaptación psicológica de niños y adolescentes trasplantados de órganos sólidos*. Tese de Doutorado, Doctorado en Psicologia Clínica y de la Salud, Faculdad de Psicología Universidad Autônoma de Madrid, Madrid.

Castro, E. K. & Moreno-Jiménez, B. (2005). Calidad de vida relacionada con la salud infantil y el Trasplante de órganos: una revisión de literatura. *Revista Colombiana de Psicología, 14*, 46-52.

Castro, E. K. & Piccinini, C. A. (2002). Implicações da doença orgânica crônica na infância para as relações familiares: algumas questões teóricas. *Psicologia Reflexão e Crítica, 15*, 625-635.

Castro, E. K. & Piccinini, C. A. (2004). A experiência da maternidade de mães de crianças com e sem doença crônica durante o segundo ano de vida. *Estudos de Psicologia, 9*, 89-99.

Chiatonne, E. B. C. (2003). A criança e a hospitalização. In: Valdemar Angerami Camon (Org.). *A psicologia no hospital.* São Paulo: Pioneira.

Chiou, H. H. (2008). Parenting stress in parents of children with epilepsy and asthma. *Journal of Child Neurology, 23,* 301-306.

Cimete, G. (2002). Stress factors and coping strategies of parents with children treated by hemodialysis: a qualitative study. *Journal of Pediatric Nursing, 17,* 297-306.

Coffey, J. S. (2006). Parenting a child with chronic illness: a metasynthesis. *Pediatric Nursing, 32,* 51-59.

Curiel, J. D. (2000). El modelo de funcionamiento familiar psicosomático: estudio en familias de niños con artritis reumatoide juvenil. *Psiquis, 21,* 293-300.

Dixon-Wood, M., Young, B. & Heney, D. (2002). Childhood cancer and users' views: a critical perspective. European *Journal of Cancer Care, 11,* 173-177.

Fiese, B. & Everhardt, R. (2006). Medical adherence and childhood chronic illness: family daily management skills and emotional climate as emerging contributors. *Current Opinion in Pediatrics, 18,* 551-557.

Gomes, A. G. & Piccinini, C. A. (2007). Impressões e sentimentos das gestantes sobre a ultrassonografia e suas implicações para a relação materno-fetal no contexto da anormalidade fetal. *Psico PUCRS, 38,* 67-76.

Gomes, V. F. & Bosa, C. (2004). Estresse e relações familiares na perspectiva de irmãos de indivíduos com transtornos globais do desenvolvimento. *Estudos de Psicologia, 9,* 553-561.

Gonçalves, T. R. & Piccinini, C. A. (2007). Aspectos psicológicos da gestação e da maternidade no contexto da infecção pelo HIV/Aids. *Psicologia USP, 18,* 113-142.

Instituto Nacional do Câncer (2009). Disponível em: <http://www.inca.gov.br/conteudo>. Acesso em: 5 jun. 2009.

Irvin, N. A., Kennel, J. H. & Klaus, M. H (1992). Atendimento aos pais de um bebê com malformação congênita. In: Marshall H. Klaus, John H. Kennel & Deise Batista (Orgs.). *Pais/Bebê: a formação do apego*. Porto Alegre: Artes Médicas.

Mclellan, C. B. & Cohen, L. L. (2007). Family functioning in children with chronic illness compared with healthy controls: a critical review. *The Journal of Pediatrics*, 221-223.

Organização Mundial da Saúde (2009). Disponível em: <http://apps.who.int/whosis/database/mort/table1_process.cfm>. Acesso em: 10 jun.2009.

Perrin, J. M. & Shonkoff, J. P. (2000). Developmental disabilities and chronic illness: an overview. In: Behrman, R. E., Kliegman, R. M. & Jenson, H. B. (Org.). *Nelson textbook of pediatrics*. Philadelphia: W. B. Saunders Company (pp. 452-464).

Piccinini, C. A., Castro, E. K., Alvarenga, P., Vargas, S. & Oliveira, V. (2003). A doença crônica orgânica na infância e as práticas educativas maternas. *Estudos de Psicologia*, 8, 75-83.

Remor, E., Ulla, S., Ramos, J. L., Arranz, P. & Hernández-Navarro, F. (2003). La sobreprotección como un factor de riesgo en la redución de la autoestima en niños con hemofilia. *Psiquis, 24*, 191-196.

Rolland, J. S. (1995). Doença crônica e o ciclo de vida familiar. In: Carter B, McGoldrick M. (Orgs.). *As mudanças no ciclo de vida familiar: uma estrutura para a terapia familiar*. (2ª ed.). Porto Alegre: Artes Médicas, pp. 373-392.

Silva, M. G. N. (2001). Doenças crônicas na infância: conceito, prevalência e repercussões emocionais. *Revista de Pediatria do Ceará, 2*, 29-32.

Streisand, R., Mackey, E. R., Elliot, B. M., Mednick ,L., Slaughter, I. M., Turek, J. & Austin, A. (2008). Parental anxiety and depression associated with caring for a child newly diagnosed with type 1 diabetes: opportunities for education and counseling. *Patient Education and Counseling, 73*, 333-338.

Tong, A., Lowe, A., Sainsbury, P. & Craig, J. C. (2008). Experiences of parents who have children with chronic kidney disease: a systematic review of qualitative studies. *Pediatrics, 121*, 349-360.

Verhey, L. H., Kulik, D. M., Ronen, G. M., Rosenbaum, P., Lach, L. & Streiner, D. L. (2009). Quality of life in childhood epilepsy: what is the level of agreement between youth and their parents? *Epilepsy & Behavior, 14,* 407- 410.

Viana, V., Barbosa, M. C. & Guimarães, J. (2007). Doença crônica na criança: fatores familiares e qualidade de vida. *Psicologia, Saúde e Doenças, 8,* 117-127.

Wong, M. G. & Heriot, S. A. (2007). Parents of children with cystic fibrosis: how they hope, cope and despair. *Child: care, health and development, 34,* 344 - 354.

Zelikovsky, N., Schast, A. P., Jean-Francois, D. (2007). Parent stress and coping: waiting for a child to receive a kidney transplant. *Journal of Clinical Psychology in Medical Settings, 14,* 320-329.

CAPÍTULO ONZE ■

Coparentalidade e autismo: Contribuições teóricas e metodológicas

Cleonice Alves Bosa, Maúcha Sifuentes e Márcia Rejane Semensato

Coparentalidade é um conceito sistêmico na literatura sobre desenvolvimento humano e divórcio. Segundo Hackner (2003), o termo "coparentalidade"[1] foi introduzido na década de 1970 por Bohannan e Bernard,[2] aparecendo, também, mais tarde, em Galper (1978).[3] O estudo sistemático da coparentalidade, no entanto, mostrou-se mais evidente na década de 1980, com destaque para as pesquisas que se iniciaram em meados dos anos 90 (McHale, Kazali, Rotman, Talbot, Carleton & Lieberson, 2004; Van Egeren & Hawkins, 2004). Na literatura nacional, uma das primeiras revisões sistemáticas sobre o conceito foi realizada por Frizzo, Kreutz, Schmidt, Piccinini e Bosa (2005). Esse artigo originou uma linha de pesquisa específica sobre o tema, porém em outra área que não a do divórcio. O foco foi constituído pelas relações entre pais e filhos com autismo, pelo fato de o conceito mostrar-se potencialmente promissor também para a área do desenvolvimento atípico. Nesse sentido, o objetivo deste capítulo é apresentar a trajetória da utilização do conceito em nosso

---

[1] Tradução livre para *coparenting*.

[2] *Divorce and after*.

[3] *Coparenting*: sharing your child equally. a source book for the separated or divorced family.

grupo de pesquisa, desde a revisão inicial sobre a definição conceitual até a produção de evidências empíricas.

Inicialmente, apresenta-se uma revisão sobre o conceito de coparentalidade e suas dimensões. Em seguida, abordam-se as questões metodológicas que têm sido levantadas. A justificativa para o uso deste conceito, na área do autismo, e os estudos que têm sido realizados em nosso grupo de pesquisa, são também sumarizados. Finalmente, apontam-se caminhos para futuros estudos nessa área e para intervenções de apoio à família.

Coparentalidade: Definição

A coparentalidade tem sido definida como o modo com que as figuras parentais trabalham *conjuntamente* em seus papéis como pais (Feinberg, 2002). O prefixo "co" justamente reflete a ênfase nos modos de articulação e negociação que ocorrem entre os pais na questão do cuidado global da criança. Isso inclui não apenas os cuidados diretos, mas também os valores, metas e expectativas que são dirigidas à mesma. Portanto, trata-se de um conceito diferenciado e mais circunscrito que o da parentalidade (Belsky, Crnic, & Gable, 1995; McHale, 1995), embora ambos estejam, obviamente, inter-relacionados. Do ponto de vista sistêmico, a coparentalidade pode ser considerada uma variável que media o relacionamento conjugal e a parentalidade, uma vez que a colaboração entre os membros do casal pode influenciar o modo como os pais interagem com a criança. Assume-se, dessa forma, que as relações conjugais afetam as relações entre pais e filhos (Margolin, Gordis, & John, 2001). Contudo, a dinâmica coparental pode ser considerada, pelo menos parcialmente, distinta dos relacionamentos conjugal e pais-filho (Belsky et al., 1995; McHale, 1995). Além disso, não é preciso que a parceria coparental seja exercida por um casal (embora seja o mais comum), nem que seja necessariamente composta pelos pais biológicos da criança (McHale, Kuersten-Hogan, & Rao, 2004; Talbot & McHale, 2004a; Van Egeren & Hawkins, 2004).

A relação coparental estabelece-se quando se espera de ao menos dois indivíduos, por meio de acordo mútuo ou normas sociais, a responsabilidade conjunta pelo bem-estar de uma determinada criança (Van Egeren & Hawkins, 2004).

A coparentalidade envolve também um conjunto de percepções e referências, que um dos pais faz em relação ao sistema familiar e ao outro parceiro, mesmo quando este não está fisicamente presente. Quando um dos pais centra-se, exclusivamente, em seus próprios relacionamentos com a criança, não mencionando o parceiro parental em sua ausência, ou mesmo depreciando-o, ocorre uma fragilização da confiança e do senso familiar infantil (McHale, 1997).

Ademais, a coparentalidade adquiriu destaque por atender à tendência da teoria sistêmica de considerar os processos triádicos como unidade de análise no estudo de famílias (Feinberg, 2002; Talbot & McHale, 2004). Nesse caso, a tríade caracteriza-se pela dupla coparental e a criança, além de poder envolver outras crianças, que se influenciarão mutuamente. Todavia, a posição de reconhecer a coparentalidade como um construto triádico não é consenso na literatura. Van Egeren e Hawkins (2004), por exemplo, classificam o conceito como diádico, estabelecido exclusivamente pela relação mútua da dupla parental. Por outro lado, é proeminente a perspectiva que defende a coparentalidade como um construto triádico ou polidiádico (McHale et al., 2004a). De qualquer modo, defende-se a compreensão do conceito como triádico, pois se entende que, em uma visão sistêmica, as influências pai/mãe/filhos são mútuas e indissociáveis.

Diversos autores (Feinberg, 2002; McHale et al., 2004b; Van Egeren & Hawkins, 2004) têm proposto uma compreensão mais precisa a respeito da coparentalidade. Feinberg (2002), por exemplo, aponta quatro componentes inter-relacionados, necessários para configurar um modelo coparental. Nesse modelo são considerados: (a) o apoio *versus* a oposição no papel parental; (b) as divergências em questões e valores que concernem à criação da criança; (c) a divisão de deveres, tarefas e responsabilidades relacionadas a rotinas diárias, cuidado infantil e tarefas domésticas; e (d) o manejo dos pais sobre aspectos interacionais da família.

O componente "apoio *versus* oposição no papel parental" vincula-se à extensão na qual um dos membros da dupla parental apoia o outro, enquanto pais. Assim, tal dimensão contempla atitudes como afirmação e respeito a contribuições do parceiro parental, bem como apoio por parte de cada um às decisões e autoridade parental do outro. O segundo componente desse modelo, "divergências em questões e valores que concernem à criação da criança", envolve diferenças de opinião quanto a tópicos da educação da criança, sejam estes valores morais, disciplina, prioridades e padrões educacionais, segurança, entre outros. Contudo, Feinberg (2002) adverte que o desacordo nessas questões por si só pode não trazer prejuízos à criança. Segundo o autor, existem pais que "concordam em discordar", sendo capazes de manter alto nível de apoio mútuo. O terceiro componente, por sua vez, relaciona-se às responsabilidades acordadas pela dupla coparental. É relevante ressaltar que, embora a divisão objetiva das tarefas parentais seja considerada, a importância recai sobre o grau de satisfação individual e aceitação de tal divisão. O último dos componentes proposto por Feinberg (2002), "manejo de aspectos interacionais na família pelos pais", é composto por três elementos: conflito, coalizões e equilíbrio. Todavia, nem todos os conflitos incidem no domínio da coparentalidade. O autor ressalta que não se trata de ausência de conflito, mas como os pais lidam com os mesmos. A coalizão relaciona-se às atitudes e aos comportamentos dos pais em relação ao estabelecimento de limites nas relações familiares, aproximando ou afastando outros membros da família da relação interparental. O último aspecto, por sua vez, é o equilíbrio entre os pais nas interações com a criança, o qual inclui a proporção relativa de tempo em que cada pai participa de situações diádicas com a criança.

McHale et al. (2004b) articulam, também, quatro componentes da coparentalidade, os quais não diferem substancialmente dos propostos por Feinberg (2002). Trata-se de (a) divisão de trabalho relacionada aos cuidados da criança; (b) extensão de solidariedade e apoio na dupla coparental; (c) o grau de dissonância e antagonismo presente na dupla; e (d) a extensão em que ambos os parceiros participam de forma ativa e direta dos cuidados com a criança. Todas essas dimensões estão implicadas na avaliação da coparentalidade, seja no âmbito clínico, como também no da pesquisa. Por sua vez, Van Egeren e Hawkins (2004) propõem quatro dimensões (coparentalidade solidária; apoio coparental; coparentalidade destrutiva;[4] e, parentalidade compartilhada), porém, ao contrário dos autores anteriores, atribui menor destaque à divisão de tarefas parentais. O exame dessas diferentes dimensões permite concluir que não há, de fato, uma real oposição entre os modelos apresentados. Pode-se concluir que a tendência é a de ocorrer mais similaridades do que diferenças. Em alguns estudos, também se observa uma classificação dos arranjos parentais (por exemplo, funcional, destrutiva etc.). Finalmente ressalta-se que as dimensões por si só não refletem relações *coparentais*, se não forem compreendidas em seu aspecto fundamental: a forma de negociação entre os pais e o grau de satisfação com os arranjos acordados.

Os estudos acerca da coparentalidade (Katz & Low, 2004; McHale, 1995; McHale, 1997; McHale et al., 2004b) não apenas buscam estabelecer relações entre os comportamentos parentais e os infantis, como também investigam fatores que predizem uma coparentalidade adequada. Contudo, McHale (1997) complementa que um funcionamento familiar adequado não é equivalente à ausência de desacordos ou conflitos, mas sim à presença de atividades que fortaleçam os laços familiares e parentais. Famílias regularmente engajadas em atividades proativas de comprometimento, afirmando, promovendo ou estimulando um senso positivo de família, podem prover uma diferença marcante no contexto social de seus membros. O oposto ocorre quando, por exemplo, uma família pode apresentar baixo nível de conflito e apoio adequado nas tarefas parentais, mas não exercer atividades afirmativas.

McHale et al. (2004b), por sua vez, compreendem que, na pesquisa sobre coparentalidade, está implícita a noção de que em fortes alianças coparentais os adultos envolvidos ao mesmo tempo proveem e experienciam solidariedade e apoio. Para os autores, verdadeiros aliados não apenas concordam em cooperar, mas o fazem 'lutando' em frentes múltiplas para fortalecer e aumentar as chances de êxito das metas conjuntas.

---

[4] Tradução livre para *undermining coparenting*.

As pesquisas acerca da coparentalidade buscam, ainda, investigar o construto como preditor de outros processos familiares (Katz & Low, 2004; McHale et al., 2004a; McHale & Rasmussen, 1998), em especial para o desenvolvimento infantil. No entanto, à medida que o campo avança, cresce o número de estudos relacionando a coparentalidade a variáveis concernentes a outras faixas etárias, como comportamento juvenil (Baril, Crouter & McHale, 2007; Feinberg, Kan & Hetherington, 2007; Kan et al., 2008) e de adultos jovens (Gasper, Stolberg, Macie & Williams, 2009).

Além disso, o construto consolida-se na literatura internacional, pois, ao conceber o exercício coparental independente de uma relação conjugal, apresenta-se como um conceito flexível e pertinente à realidade atual de múltiplas configurações familiares. Nesse sentido, existem estudos com modelos familiares diversos como pais adolescentes (Beers & Hollo, 2009; Fagan, 2008), pais que não coabitam (Carlson, McLanahan, & Brooks-Gunn, 2008;), mães solteiras (Jones, Zalot, Foster, Sterret & Chester, 2007), avós responsáveis ou corresponsáveis pelos netos (Goodman & Silverstein, 2006) e casais homossexuais (Perrin, 2002).

Coparentalidade: Questões metodológicas

A literatura sobre pesquisa em família, a respeito do construto da coparentalidade, tem revelado um incremento nas publicações que tomam em consideração os aspectos metodológicos do construto. Nesse sentido, McHale et al. (2004b) sugerem algumas estratégias de coleta de dados, sumarizadas em três vias.

A primeira diz respeito a um maior cuidado na contextualização e fundamentação de dados que são coletados em breves observações familiares, especialmente quando instrumentos não validados e padronizados são utilizados. Este alerta parece apontar para a necessidade de se ter cautela na compreensão de resultados oriundos de um único e breve recorte de observações. Da mesma forma, é fundamental considerar se o acesso às famílias ocorre em circunstâncias envolvendo ou não estresse (por exemplo, doença, morte, mudança de residência etc.). É importante obter informações sobre em que medida um dos pais é reconhecido pelo outro, como parceiro parental. Por fim, para o refinamento das medidas, os pesquisadores indicam como ponto fundamental para a observação de processos coparentais, o entendimento com respeito às crenças, esperanças, aspirações e metas dos pais, relacionadas à coparentalidade. Os autores ressaltam que, apesar de os breves questionários e episódios de interação terem colaborado para o campo da pesquisa do assunto, o próximo passo conceitual e metodológico é a utilização de múltiplas e mais completas fontes de informação.

Buscando aprimorar a definição e, principalmente, a medida do conceito, Van Egeren e Hawkins (2004) executaram uma pesquisa com três propósitos fundamentais. O primeiro tratou de acessar elos existentes entre múltiplos indicadores de cada uma de suas dimensões conceituais (coparentalidade solidária; apoio coparental; coparentalidade destrutiva; e parentalidade compartilhada), enfatizando as experiências parentais resultantes das ações percebidas ou observadas pelo parceiro. O segundo propósito foi o de avaliar a adequação do modelo teórico proposto pelos autores, por meio da identificação empírica da estrutura das dimensões coparentais. O terceiro objetivo foi o de demonstrar algumas implicações da escolha de determinados métodos e medidas coparentais para o estudo de outro construto – a conjugalidade. Os resultados demonstraram que determinados indicadores coparentais são centrais na predição de relações conjugais positivas, tais como: (a) a percepção dos pais sobre o apoio e respeito mútuo; (b) a visão deles de que o casal está evoluindo como resultado de ter um filho e estar funcionando como uma unidade coparental; e (c) o sentimento de que o parceiro contribui nos cuidados da criança, amenizando as demandas da parentalidade. Os autores concluíram que o estudo reforça alguns aspectos do modelo teórico proposto, incluindo o das relações entre coparentalidade e conjugalidade.

McHale, Kuersten-Hogan, Lauretti e Rasmussen (2000) realizaram, também, um estudo no sentido de conferir consistência ao conceito. Assim, a pesquisa foi conduzida com o fim de examinar dois pontos principais: (a) investigar se há concordância entre indicadores familiares que são baseados em dados da família como um todo, ou de díades pai/mãe-filho; (b) examinar se as percepções dos pais sobre suas próprias condutas coparentais relacionam-se à observação da coparentalidade e dinâmicas de nível familiar. Os autores constataram a importância do contexto, visto que os pais não se comportaram da mesma forma, quando a sós com o filho, ou com toda família. O autorrelato dos pais foi identificado como uma medida complementar útil para coletar informações sobre o casamento e predizer padrões interativos.

Há muitos estudos sobre a relação entre coparentalidade e desenvolvimento infantil, sobretudo na área do desenvolvimento típico. Entretanto, há uma escassez de estudos em famílias com crianças que apresentam desenvolvimento atípico. A seguir, justifica-se a importância deste conceito para os estudos na área do autismo e apresentam-se os estudos que têm sido realizados em nosso grupo de pesquisa.

Coparentalidade e autismo: Transpondo o conceito para a área do desenvolvimento atípico

Inspiradas nos resultados apresentados no artigo de revisão sobre o tema (Frizzo et al., 2005), sobre o impacto da coparentalidade nas relações familiares e no desenvolvimento infantil, Sifuentes e Bosa (submetido) propuseram um estudo, transpondo o conceito para a área do desenvolvimento atípico. Mais especificamente, o foco do estudo foram famílias de crianças com autismo infantil, na fase pré-escolar. Tal qual na situação de divórcio, ter um filho diagnosticado como autista representa um grande estressor para a família como um todo. Além disso, compreendendo-se o conceito a partir de uma perspectiva triádica, a presença de um filho com uma necessidade especial suscita questionamentos sobre o tipo de adaptação que ocorreria na dinâmica coparental. Por sua vez, no amplo espectro do desenvolvimento atípico, o autismo representa uma das condições mais ameaçadoras para a manutenção da unidade familiar (o sistema) por envolver vários motivos, entre os quais se destacam dois: (1) o déficit básico envolve justamente os processos de interação social e de comunicação – elementos fundamentais para a família, do ponto de vista sistêmico; (2) trata-se de uma condição que afeta a família nos diferentes níveis do seu ciclo vital, já que 70% das crianças com este diagnóstico necessitam de supervisão por toda a vida (Howlin, 1997).

O transtorno autista faz parte de um grupo de condições, denominados transtornos globais ou invasivos do desenvolvimento, que compartilham a denominada "tríade autista" (DSM-IV-TR, 2002). Essa tríade caracteriza-se por um acentuado comprometimento da interação social e da comunicação, bem como pela ocorrência de comportamentos restritos e repetitivos.

Crianças com autismo tendem a apresentar comportamentos sociais inapropriados, pela dificuldade em compreender as intenções e outros estados mentais das pessoas (desejos, pensamentos, crenças etc.). Alia-se a isso a dificuldade em manter contato visual constante, agir com espontaneidade, assim como tomar a iniciativa nas interações sociais, seja com a família ou com seus pares (DSM-IVTR, 2002). Comprometimentos na brincadeira simbólica reduzem as chances de interagir reciprocamente com outras crianças. São ainda comuns os atrasos na linguagem e a presença de ecolalia (repetição de palavras ou frases pronunciadas por outros), de modo imediato ou posterior. Os comportamentos repetitivos assumem a forma de maneirismos (movimentos repetitivos das mãos ou outras partes do corpo, sem função aparente) ou rituais (insistência em executar atos em uma sequência rígida e repetitiva). Ainda que essas características sejam as que definem o diagnóstico, há muitos outros comportamentos disfuncionais, que tendem a aparecer associados ao autismo (por exemplo, transtornos do sono, da alimentação e de conduta) (Souza et al., 2008), além da deficiência mental que pode ocorrer em cerca de 70% dos casos (Klin, 2006). A etiologia ainda é desconhecida, embora o avanço e a sofisticação dos métodos de investigação apontem para a sua natureza multifatorial (Gadia, Tuchman & Rotta, 2004).

Embora ocorra uma grande variação na expressão desses comportamentos nos indivíduos com autismo, e estes apresentem também potencialidades, tanto quanto comprometimentos, é inegável que as características clínicas tenham repercussões familiares. Entretanto, a coparentalidade é uma área pouco explorada nesse contexto, ainda que pareça ser um campo promissor. Nessa perspectiva, os trabalhos do NIEPED[5] inauguraram a pesquisa neste campo, com base nas evidências sobre a relação entre coparentalidade e desenvolvimento infantil. Se as evidências apontam para uma significativa associação entre esses fatores na população com desenvolvimento típico, conjecturou-se que essa relação seja ainda mais relevante em famílias cujos filhos apresentam algum comprometimento em seu desenvolvimento, como no caso do autismo. O autismo coloca em risco o funcionamento familiar, principalmente porque envolve um desvio qualitativo da "normalidade". Do ponto de vista sistêmico, esse desvio causa um desequilíbrio no funcionamento de um sistema familiar porque afeta, sobretudo, os processos de comunicação e a reciprocidade das relações interpessoais. Dessa forma, o senso de "pertencimento" da criança, ao sistema, fica abalado. Por exemplo, os pais costumam perguntar se o filho entende o que é amar e ser amado, ou então, se ele os reconhece como pais. Certa vez um pai perguntou se o filho corria para recebê-lo por alegria em vê-lo ou por uma necessidade ritualística (ter o pai em casa, naquela determinada hora). Outro perguntou se o filho se comprazia em sair com ele por causa DELE ou do carro, que era uma de suas "obsessões". Felizmente, as respostas a estas perguntas são alentadoras, uma vez que vários estudos demonstraram que crianças com autismo apresentam comportamentos de apego aos pais (ver Sanini, Ferreira, Souza, & Bosa, 2008 para uma revisão sobre esse tema). Diante de tantas dúvidas, incertezas e estresse é compreensível que haja uma fragilização dos cuidadores e do seu senso de autoeficácia parental, principalmente logo após o diagnóstico (Schmidt, Dell'Aglio & Bosa, 2007). Entretanto, qualquer profissional que trabalha nessa área é também confrontado muitas vezes com famílias que, apesar da dor, conseguem crescer e se fortalecer. Esse panorama suscitou muitas questões, como, por exemplo, de que forma essas famílias se adaptam a essa situação? Como ocorrem as mudanças necessárias para essa adaptação? Quais os momentos de maior apoio e de

---

[5] Núcleo Integrado de Estudos e Pesquisas em Transtornos do Desenvolvimento.

conflito? Como os pais negociam esses conflitos? Como lidam com as demandas dos cuidados da criança e de suas atividades pessoais, profissionais e necessidades dos outros filhos? Como distribuem essas demandas? Com base no artigo de Frizzo e de seus colegas (alguns deles integrantes do NIEPED), percebeu-se que essas questões poderiam ser, pelo menos em parte, respondidas no domínio da coparentalidade.

Investigação da coparentalidade no contexto do autismo: Do projeto inicial a uma linha de pesquisa

O primeiro projeto, com início em 2005, foi uma dissertação de mestrado cujo objetivo foi examinar as características da coparentalidade em pais de crianças com autismo, em idade pré-escolar (Sifuentes, 2007). Participaram cinco casais cujos filhos com autismo tinham entre 4 e 7 anos. Foi realizada uma entrevista conjunta e semiestruturada, especialmente desenvolvida para este estudo, com base nas dimensões de McHale et al. (2004b): Divisão de Tarefas Relacionadas ao Cuidado da Criança; Extensão de Solidariedade e Apoio na dupla coparental; Dissonância e Antagonismo; e Situações Espontâneas dos Pais para com o Filho. Os detalhes sobre os passos na elaboração da entrevista podem ser encontrados em Sifuentes (2007). Análise de Conteúdo foi utilizada no exame dessas dimensões. Além disso, desenvolveram-se diretrizes para a realização da entrevista conjunta do casal, considerando que esse formato é consistente com a teoria sistêmica e com o próprio construto. A análise dos resultados sobre as dimensões da coparentalidade de McHale et al. (2004b) mostrou que as dimensões que a compõem estão imbricadas na Percepção do Parceiro Parental e na Percepção dos Pais sobre o Filho e que o construto parece ser influenciado pela conjugalidade, apoio social e religiosidade.

Quanto à Divisão de Tarefas Relacionadas ao Cuidado da Criança, não surpreendentemente, a maioria dos cuidados diretos com o filho ficou ao encargo das mães, enquanto o pai assume o papel de provedor prioritário. Apesar de esse arranjo gerar insatisfação materna, os próprios casais indicaram recursos importantes que eles têm utilizado para uma divisão mais satisfatória, como a divisão das tarefas parentais, baseada em preferências e características pessoais (por exemplo, paciência em determinadas tarefas, firmeza e consistência na colocação de limites etc.). Esse recurso parece ser uma maneira benéfica para ambos, uma vez que respeita a individualidade de cada um. Essa compreensão é alcançada pelo conhecimento do outro e a consciência de que a unidade familiar e, em especial, a do casal, decorre, paradoxalmente, do respeito à individualidade. De fato, para McHale (1995), um sistema coparental funcional dá-se quando os parceiros encontram meios de acomodar seus estilos individuais e preferências. Portanto, a avaliação do cônjuge como parceiro parental (por exemplo, a Percepção do Parceiro Parental) permite o mútuo conhecimento e fundamenta as ações dos pais. Além disso, a presença de uma rede social que proporcione cuidados alternativos atua, também, como relevante fator para amenizar a sobrecarga materna. Porém, o relativamente recente diagnóstico mobiliza, especialmente nas mães, o senso de proteção ao filho de uma forma exaustiva, exclusiva e quase que "insubstituível", como cuidadora. Por isso, outro sentimento evidenciado face à negociação das tarefas e regulador da divisão das mesmas relaciona-se à segurança e à confiança, ou não, das mães em especial, em delegar cuidados. Algumas mães sentem-se seguras em delegar tarefas ao companheiro e a outras pessoas, o que possibilita a criação de uma rede de apoio, que proporciona cuidados alternativos à criança. Contrariamente, à medida que a mãe vê a si mesma como a única capaz de cuidar do filho, afasta outros possíveis cuidadores, em especial o pai, o qual passa a, de fato, sentir-se pouco competente para lidar com a criança. Conforme Schmidt et al. (2007), o senso de autoeficácia parental (confiança na sua capacidade de criar/educar uma criança) é um importante fator na redução do estresse e no aumento do envolvimento com a criança. Sobre Solidariedade e Apoio Mútuo, os casais identificaram o processo diagnóstico como uma das situações mais estressantes que já enfrentaram juntos. Os relatos são detalhados a respeito das dúvidas, as múltiplas consultas médicas, exames clínicos e laboratoriais, as avaliações sobre o desenvolvimento e, após meses, o choque. Falam da incredulidade, da raiva, culpa e da busca por explicações que fizessem algum sentido. Relatam o desespero, mas também a esperança, as descobertas, a nova forma de ver a vida. Em meio ao caos, contam como sobreviveram, como se apoiaram e foram solidários na dor e no desejo de seguir em frente; como iniciaram os primeiros passos na busca por tratamento, escolas, e no manejo do comportamento da criança. Esse último aspecto foi destacado pelos pais como uma das situações em que mais ocorreu apoio mútuo.

Com relação à Dissonância e Antagonismo, o conflito entre o casal é maior quando os pais divergem na compreensão de aspectos do diagnóstico do autismo, o que repercute na aceitação ou não do diagnóstico e do próprio filho. Por exemplo, observou-se uma tendência dos pais em atribuir ao autismo comportamentos que fazem parte do desenvolvimento da criança, ou mesmo do seu temperamento. Outro fator de tensão entre os pais é quando um dos pais enfatiza o comprometimento do filho, em vez de sua potencialidade, enquanto que o outro faz o contrário.

Outro ponto de divergência entre os casais refere-se às práticas disciplinares utilizadas com os filhos. Em geral, os pais divergem entre si quanto à colocação de limites e à ênfase na autonomia do filho. É comum a situação em que um dos pais superprotege o filho, surgindo inconsistências na colocação de limites. Os casais tentaram resolver as situações de conflito, por meio de três estratégias principais: (a) Evitação, (b) Diálogo, e (c) Gradual Aumento de Tolerância, advinda da convivência entre eles. A convivência e o conhecimento mútuo possibilitaram um aumento da tolerância às fragilidades do parceiro.

No que se refere a Situações Espontâneas dos Pais para com a Criança, um dado interessante é que se observou que os pais proporcionam mais situações recreativas com os filhos do que as mães. Ademais, tais situações tendem a ser realizadas de forma mais espontânea do que as mães, estas, em geral, mais compromissadas com os cuidados diretos. Além disso, as mães, mesmo quando oferecem situações de lazer para os filhos, fazem-no como uma demanda parental, em detrimento de um lazer compartilhado. Compreendeu-se que isso, provavelmente, decorre do efeito da sobrecarga na execução de tarefas parentais.

Os resultados do estudo parecem reforçar a noção da coparentalidade como um construto triádico, ao demonstrar a importância da percepção do parceiro parental e do próprio filho, isto é, as percepções dos subsistemas familiares (Feinberg, 2002; McHale et al., 2004b; Talbot & McHale, 2004). Nos casais investigados, destaca-se a percepção do filho baseada no paradoxo da ênfase nas potencialidades ou no comprometimento da criança. O pai e a mãe que conseguem perceber seu filho por meio de suas potencialidades (por exemplo, autonomia e afetividade) tendem a ser capazes de construir novas expectativas quanto ao futuro da criança e a investirem na relação com a mesma. Paralelamente às dimensões do conceito da coparentalidade, foi possível identificar alguns fatores de influência na coparentalidade, quais sejam, a Conjugalidade, a Rede de Apoio Social, a Religiosidade e Fatores Sociodemográficos. O estudo apontou a necessidade de realização de uma maior investigação acerca das relações entre conjugalidade e coparentalidade no contexto do autismo, uma vez que parece esse não ser um tema significativamente explorado no âmbito da pesquisa psicológica. Ainda, a configuração da coparentalidade vislumbrada naquele estudo corresponde ao ajustamento desses casais às demandas parentais e aos desafios da faixa investigada, podendo mudar no percurso do ciclo vital. Por isso, a autora sugeriu a condução de estudos sobre esse tema, em outras etapas do ciclo vital do filho, a fim de gerar um corpo de conhecimento mais amplo das relações familiares. Finalmente, as potencialidades e os limites de se realizar uma entrevista conjunta com o casal também foram discutidos em Sifuentes (2007). As diretrizes e o extenso treinamento envolvido na condução da entrevista, baseados nos princípios da coparentalidade, representaram uma contribuição metodológica do estudo.

Tomando como base o conjunto de resultados aqui apresentados e os questionamentos que deles derivaram, em 2007 foi elaborado um novo projeto[6] sobre o tema. Dessa vez, o objetivo foi o de investigar as características da coparentalidade e da conjugalidade em 15 famílias, que tinham um filho autista em diferentes faixas de idade (7-12; 13-18; 19-23). Com

---

[6] Coparentalidade e Conjugalidade em Pais de Filhos com Autismo nas Diferentes Fases do Ciclo Vital (CNPq, Proc. 40201/2007-2).

isso, pretendeu-se identificar as eventuais mudanças que ocorriam nas características da coparentalidade, comparadas aquelas encontradas na faixa pré-escolar. No momento, o projeto encontra-se na fase final da análise dos dados. Dessa forma, serão apresentados apenas os resultados parciais, advindos de três subprojetos (duas dissertações de mestrado e uma tese de doutorado), abrigados no projeto maior. Cada um focaliza uma temática diferente, mas todos estão interligados direta ou indiretamente, pelo conceito da coparentalidade.

O primeiro deles buscou investigar as relações entre o apego individual e o apego compartilhado, em casais com um filho com autismo, em idade escolar (Semensato, 2009). O apego compartilhado refere-se às relações de apoio mútuo, reciprocidade, equilíbrio entre individualidade e intimidade/proximidade, e segurança/confiança na relação (Waters & Rodrigues, 2001). Considerando as interfaces entre as dimensões de apego compartilhado e as da coparentalidade, utilizou-se a entrevista de coparentalidade como medida deste construto, acrescida de tópicos da esfera da conjugalidade. O estudo foi motivado pelo conhecimento de que, no estudo de Sifuentes (2007), embora os casais vivessem situações semelhantes de estresse, havia aqueles que conseguiam acessar e fazer uso de uma rede de apoio (o próprio parceiro ou outras pessoas), de forma mais consistente do que outros. Tendo em vista que a função do apego é a de garantir a sobrevivência física e psíquica do ser humano, através da busca de proximidade com figuras de apego em momentos de tensão (Bowlby, 1969/1997), procurou-se compreender como se daria essa proximidade, no próprio casal. Nesse caso, considerou-se o apego, tanto um fator individual quanto como uma construção do casal. Esperava-se encontrar uma relação entre indicadores de apego individual, originados das experiências na infância, e os de apego compartilhado no casal.

Os participantes foram três casais com um filho com autismo, na faixa escolar. A análise dos dois instrumentos (apego individual e compartilhado) foi independente. Os principais resultados mostraram que nos casais em que pelo menos um dos membros apresentou indicativos de apego seguro individual, houve também mais indicadores de apego compartilhado.

Havia também expectativas ou perspectivas na conjugalidade e um senso de justiça na divisão de tarefas relacionadas ao cuidado com o filho. No casal em que ocorreu ausência de indicativos de base segura individual, por parte de ambos, houve também menos indicativos de apego compartilhado em termos de segurança, confiança, apoio mútuo e reciprocidade.

O casal que descreveu mais expectativas em relação à retomada da conjugalidade, trazendo paralelamente mais queixas nesse sentido, o aspecto sexual e de romantismo foram bastante enfocados. Nesse casal, a presença do conflito constituiu uma importante fonte de saúde do casal, pois fez também emergir as suas expectativas. No casal no qual a individualidade foi mais enfocada, houve menos queixas, mas também menos motivação para a relação conjugal. De qualquer modo, parece que a relação conjugal deixou de ser prioritária para todos os casais, em detrimento ao cuidado do filho, isto é, da relação coparental.

Quanto ao segundo projeto, um de seus objetivos foi o de investigar como o reconhecimento da sexualidade do filho adolescente, com autismo, influenciava a coparentalidade. A expectativa desse estudo foi de que o reconhecimento (percepção) dos pais, da adolescência do filho, enquanto uma fase de desenvolvimento, poderia repercutir, por exemplo, na divisão de tarefas quanto à higiene pessoal e íntima do filho e na coesão mútua, em relação ao manejo da sexualidade do filho.

Participaram desse estudo três casais, pais de adolescentes do sexo masculino, nas idades de 15 a 18 anos, cujos filhos apresentavam diagnóstico de autismo e deficiência mental associada. Foi utilizada a entrevista conjunta com os pais, sobre coparentalidade, acrescida de tópicos sobre a sexualidade do filho (privacidade; educação sexual; comportamento sexual; preocupações parentais e sentimentos dos pais sobre a sexualidade). Entre os principais resultados, encontrou-se que o tempo de casamento e de experiência anterior ao atual casamento, com filhos que apresentam tanto desenvolvimento típico quanto atípico, além da qualidade do relacionamento conjugal, parecem facilitar a coparentalidade. No que se refere ao reconhecimento dos pais sobre a sexualidade do filho adolescente, observou-se que o filho era visto e tratado como criança. As tarefas de higiene do filho, incluindo o banho, eram responsabilidades maternas, ainda que elas experimentassem desconforto com isso, no caso dos mais velhos. Apenas um casal conseguiu falar sobre e reconhecer a sexualidade do filho, sendo também aquele em que houve mais indicadores de compartilhamento nas tarefas parentais. Esse casal relata as dificuldades que enfrentaram com o filho, como a masturbação em público, que era comum, causando raiva e constrangimento nos pais. Nesse caso, tanto o pai quanto a mãe se empenharam na colocação de limites, não impedindo a manifestação da sexualidade do filho, mas auxiliando-o a compreender a noção de privacidade. Ambos procuraram ser consistentes e firmes nessa tarefa e, atualmente, isso não mais representa um problema. O marido demonstra uma grande admiração pela capacidade da esposa de conciliar as demandas do trabalho e da casa, embora a esposa possa contar com ele para qualquer situação. É um casal em que a divisão das tarefas tende a ser mais igualitária, já que ambos trabalham. Nesse estudo, observou-se ainda, o temor dos pais sobre a necessidade de maior autonomia dos filhos, à medida que crescem. Temem, sobretudo, a violência por parte de outros, incluindo a sexual. Foi possível identificar, também, a frustração pela impossibilidade de ver o filho casado e com filhos, significando também a ausência de netor da parte deste filho.

O terceiro projeto foi composto por dois estudos com o objetivo de investigar o impacto na família, quando os filhos adolescentes com autismo apresentam, também, comportamento agressivo. No primeiro, examinaram-se as eventuais diferenças nas características de coparentalidade em pais cujo filho apresenta autismo, associado ou não a comportamentos agressivos. O segundo investigou o impacto do autismo e da ocorrência de comportamento agressivo nas relações fraternas. Foram entrevistadas quatro famílias compostas pelo casal, um filho com autismo com idade entre 18 e 23 anos, e seus irmãos. Em duas delas, havia comportamentos agressivos associados ao autismo e, nas outras duas, não. A entrevista com o casal foi conjunta, mas a que foi realizada com os irmãos ocorreu sem a presença dos pais. Quando havia mais de um irmão, a entrevista foi também conjunta. A análise comparativa dos casos, com base na análise de conteúdo, mostrou que a maioria das dimensões de coparentalidade apresentou-se de forma similar em todos os casos, com e sem agressividade. Contudo, algumas se mostraram contrastantes, que são: (a) as crenças parentais sobre os recursos ou potencialidades do filho; (b) a percepção do filho como um sujeito em desenvolvimento e o papel que o pai exerce nos cuidados diretos do filho; e (c) a autopercepção materna sobre seu papel parental. Nas famílias em que o filho não apresentava agressividade, havia um reconhecimento das potencialidades do mesmo e dos seus avanços, participação do pai nos cuidados diretos e um senso de autoeficácia materna, ao contrário do que ocorreu nos outros dois casos. Foi possível vislumbrar o estresse adicional nos casos em que a agressividade está presente. Por exemplo, a família isola-se ainda mais e os parentes tendem a se afastar, dissolvendo uma potencial rede de apoio. O senso de autoeficácia parental se perde e a família se vê diante de um círculo vicioso. Esse tipo de comportamento reduz as oportunidades de aprendizagem e de desenvolvimento como um todo. Em um dos casos, o filho chega a dormir em uma parte anexa da casa, separada por uma porta que dá acesso à parte principal da residência, e que permanece chaveada durante a noite. Essa medida decorre do temor dos pais de serem surpreendidos, pelo filho, enquanto dormem. Os irmãos também são bastante afetados e impossibilitados de trazer os amigos para casa, além de ocorrerem queixas sobre a menor atenção dada a eles pelos pais. Os irmãos foram capazes de identificar inconsistências dos pais na criação do filho com autismo, especialmente em relação à superproteção. Esses resultados foram muito semelhantes a um outro estudo (Gomes & Bosa, 2004), o qual demonstrou que, juntamente com as queixas, raiva e ciúmes, havia uma grande preocupação dos irmãos com o desenvolvimento do irmão com autismo, além de questões sociais em geral, como por exemplo, o preconceito. Esses resultados foram discutidos com base no modelo de Bradford (1997), que integrou noções sistêmicas à teoria do estresse. A conclusão é que os resultados apontaram para uma estreita relação entre aspectos do funcionamento familiar, incluindo a coparentalidade e comportamento agressivo, embora não se possam compreender esses resultados de forma linear. Em outras palavras, é difícil afirmar se é um funcionamento familiar inadequado que leva à agressividade ou o contrário. Na verdade, parece se tratar de uma relação recíproca. Finalmente, a similaridade acerca da maioria das dimensões da coparentalidade entre as famílias, independente da agressividade, foi contrária às expectativas do estudo. Uma das possíveis explicações é o próprio viés da pesquisa, pois aquelas que aceitam participar do estudo, em geral, tendem a ter um melhor funcionamento. De fato, foi difícil encontrar famílias, nessa faixa de idade, em que os pais ainda estivessem casados. Parece que as famílias muito desajustadas do ponto de vista coparental, entre outros, sequer conseguiam identificar um propósito em participar de uma pesquisa, sendo as recusas frequentes neste estudo em particular.

Um último aspecto que vale a pena comentar é que nos dois últimos estudos elaborou-se uma ficha de registro acerca das impressões do pesquisador sobre a família, sua residência (quando era o caso) e a própria condução da entrevista. Esses registros foram fundamentais para a compreensão dos resultados da entrevista.

Considerações finais

Tomados conjuntamente, esses resultados parecem reforçar algumas das premissas do modelo teórico e suas principais dimensões. Entretanto, vale a pena ressaltar que a maioria dos estudos internacionais sobre a coparentalidade são predominantemente quantitativos, enquanto que os do NIEPED são totalmente qualitativos. É possível que o exame mais detalhado dos diferentes estudos, no projeto maior, revele dimensões não contempladas até o momento ou novos desdobramentos para uma mesma dimensão. Isto pode significar um novo contorno em termos de modelo teórico. De qualquer forma, esta é uma tarefa que ainda precisa ser levada a cabo.

No atual estágio de investigação, foi possível observar que as diferentes dimensões não são instâncias da relação coparental separadas entre si. Há uma profunda interligação entre elas. Por exemplo, sobre a questão da divisão de tarefas relacionadas ao cuidado direto do filho, apesar da sobrecarga materna sobressair-se na maioria dos casos, foi importante conhecer as bases das negociações entre os casais. Mais importante ainda foi perceber que o alicerce desse processo é o conhecimento do outro: suas preferências, forças e limites. Esses aspectos dependem do tempo de convivência, mas também do quanto um se dispõe a conhecer e a ser conhecido pelo outro – seus pontos fortes e os mais vulneráveis, em relação ao cuidado dos filhos. Em outras palavras, essas conexões apontam para a importância da percepção mútua dos pais sobre a coparentalidade, um aspecto metodológico já destacado anteriormente. Também foi importante constatar o quanto a admiração e o respeito mútuos acerca do papel parental, parecem contribuir para o senso de autoeficácia parental. Contudo, percebeu-se que não basta sentir ou perceber, mas comunicar ao parceiro essa percepção. De fato, durante a entrevista, alguns pais pareciam surpresos com as declarações de admiração do parceiro. A surpresa não decorria dos sentimentos do outro, mas da expressão dos mesmos.

Outro aspecto também ganhou relevo em nossos estudos: a percepção que os pais têm sobre o desenvolvimento do filho com autismo. A crença em seu desenvolvimento e autonomia parecia levar os pais a terem uma divisão de tarefas mais igualitária, até porque o próprio filho tinha algumas responsabilidades não só consigo mesmo, mas com o grupo familiar (por exemplo, colocar a mesa para as refeições). Fundamental também foi ter acesso à percepção dos filhos sobre os pais, em um dos estudos. Esse cruzamento de informações é consistente com as sugestões de alguns autores (McHale et al., 2004b) sobre a necessidade de múltiplas fontes de informações e também com a teoria sistêmica, em termos de acesso aos diferentes subsistemas. A percepção dos pais sobre o filho e vice-versa também reforça a questão da coparentalidade como um conceito triádico. Aliás, mesmo quando o foco era a relação conjugal, como no estudo de Sifuentes (2007), ficou claro como as questões coparentais eram trazidas espontaneamente pelos casais, durante a entrevista.

Uma avaliação global mostra que esses estudos revelam um campo promissor de investigação. Do ponto de vista conceitual, foi possível perceber a questão da coparentalidade como um construto distinto, mas interligado, da conjugalidade. No estudo de Semensato (2009), a relação conjugal predominou sobre as questões coparentais, embora as últimas tenham sido também contempladas pelo casal. Por outro lado, se os aspectos cobertos pela coparentalidade merecem uma área separada do conceito mais amplo de "parentalidade", ainda não há uma resposta final. Todavia, acredita-se que haja vantagens em se trabalhar com aspectos mais restritos da parentalidade. Essa incisão no amplo conceito conduz a um foco mais preciso de investigação e também de intervenção. A exploração das relações do conceito de coparentalidade com outros, a exemplo do estudo sobre apego, também é uma tarefa que amplia o conhecimento no campo da psicologia do desenvolvimento.

Do ponto de vista metodológico, a entrevista conjunta e as impressões do pesquisador sobre a família constituíram ferramentas de investigação que podem contribuir para os estudos nesta área. A utilização de observação da interação dos pais ou destes com os filhos são aspectos que podem ser mais bem explorados nos futuros estudos. Por fim, a metodologia qualitativa adotada nesses estudos e seu propósito em "testar" modelos teóricos, parecem ter cumprido seu papel.

O próximo passo neste campo, que está sendo dado pelo grupo, é o de utilizar o conhecimento empírico adquirido por meio do conceito para elaborar intervenções voltadas ao apoio dessas famílias. Em especial, a intervenção precoce nesta área parece ter um importante potencial, pois como visto nas investigações relatadas é difícil para a família modificar seu funcionamento depois de manter padrões específicos de relação coparental.

Referências

Associação Psiquiátrica Americana – APA (2002). *Manual Diagnóstico e Estatístico de Transtornos Mentais (DSM-IV-TR)*. Porto Alegre: Artmed.

Baril, M., Crouter, A. & McHale, S. (2007). Processes linking adolescent well-being, marital love, and coparenting. *Journal of Family Psychology, 21* (4), 645-654.

Beers, L. & Hollo, R. (2009). Approaching the adolescent-headed family: a review of teen parenting. *Current problems in pediatric and adolescent health care, 39* (9) 216-233.

Belsky, J., Crnic, K. & Gable, S. (1995). The determinants of coparenting in families with toddler boys: Spousal differences and daily hassles. *Child Development, 66,* 629-642.

Bowlby, J. (1997). *Attachment*. London: Pimlico (Original work published 1969).

Bradford, R. (1997). *Children, families and chronic disease: psychological models and methods of care*. London: Routledge.

Carlson, M. J., McLanahan, S. S. & Brooks-Gunn, J. (2008). Co-parenting and nonresident fathers' involvement with young children after a nonmarital birth. *Demography, 45,* 461-488.

Fagan, J. (2008). Randomized study of a prebirth coparenting intervention with adolescent and young fathers. *Family Relations, 57* (3), 309-323.

Feinberg, M. E. (2002). Coparenting and the transition to parenthood: a framework for prevention. *Clinical child and family psychology review, 5* (3), 173-195.

Feinberg, M. E., Kan, M. L. & Hetherington, E. M. (2007). Longitudinal study of coparenting conflict on adolescent maladjustment. *Journal of Marriage and Family, 69,* 687-702.

Frizzo, G. B., Kreutz, C., Schmidt, C., Piccinini, C. A. & Bosa, C. A. (2005). O conceito de coparentalidade e suas implicações para a pesquisa e a clínica. *Revista Brasileira de Crescimento e Desenvolvimento Humano, 15* (3), 84-94.

Gadia, C. A., Tuchman, R. & Rotta, N. T. (2004). Autismo e doenças invasivas de desenvolvimento. *Jornal de Pediatria, 80* (2), 83-94.

Galper, M. (1978). *Co-parenting: sharing your child equally. A source book for the separated or divorced family.* Philadelphia: Running Press.

Gasper, J. A. F, Stolberg, A. L. Macie, K. & Williams, L. (2009). Co-parenting in intact and divorced families: its impact on young adult adjustment. *Journal of Divorce and Remarriage, 4 (3/4),* 272-290.

Goodman, C. & Silverstein, M. (2006). Grandmothers raising grandchildren: ethnic and racial differences in well-being among custodial and coparenting families. *Journal of Family Issues, 27* (11), 1605-1626.

Gomes, V. F. & Bosa, C. A. (2004). Estresse e relações familiares na perspectiva de irmãos de indivíduos com transtornos globais do desenvolvimento. *Estudos de Psicologia, 9* (3), 553-561.

Hackner, I. T. (2003). *A manutenção da parentalidade frente à ruptura da conjugalidade.* Dissertação de Mestrado não publicada, Programa de Pós-Graduação em Psicologia Clínica, Pontifícia Universidade Católica, Porto Alegre, RS.

Howlin, P. (1997). *Autism: preparing for adulthood.* London: Routledge.

Jones, D. Zalot, A., Foster, S., Sterret, E. & Chester, C. (2007). A review of childrearing in African American single mother families: the relevance of a coparenting framework. *Journalof Child and Family Studies, 16,* 671-683.

Kan, M. L., McHale, S. M. & Crouter, A. C. (2008). Incongruence between mothers' and fathers' differential treatment of adolescent siblings: Links with marital quality. *Journal of Marriage and the Family, 70* (2), 466-479.

Katz, L. F. & Low, S. M (2004). Marital violence, co-parenting, and family-level processes in relation to children's adjustment. *Journal of Family Psychology, 18* (2), 372-382.

Klin, A. (2006). Autismo e síndrome de Asperger: uma visão geral. *Revista Brasileira de Psiquiatria, 28*(1), 3-11.

Margolin, G., Gordis, E. B. & John, R. S. (2001). Coparenting: a link between marital conflict and parenting in two-parent families. *Journal of Family Psychology, 15,* 3-21.

McHale, J. P. (1995). Coparenting and triadic interactions during infancy: The roles of marital distress and child gender. *Developmental Psychology, 31* (6), 985-996.

McHale, J. P. (1997). Overt and covert coparenting processes in the family. *Family Process, 36,* 183-270.

McHale, J. P., Kazali, C., Rotman, T., Talbot, J., Carleton, M. & Lieberson, R. (2004a). The transition to coparenthood: Parents' prebirth expectations and early coparental adjustment at 3 months postpartum. *Development and Psychopathology, 16,* 711-733.

McHale, J. P., Kuersten-Hogan, R, Lauretti, A. & Rasmussen, J. L. (2000). Parental reports of coparenting and observed coparenting behavior during the toddler period. *Journal of Family Psychology, 14* (2), 220-236.

McHale, J. P., Kuersten-Hogan, R. & Rao, N. (2004b). Growing points for coparenting theory and research. *Journal of Adult Development, 11* (3), 221-234.

McHale, J. P. & Rasmussen, J. (1998). Coparental and family group-level dynamics during infancy: Early family functioning during preschool. *Development and Psychopatology, 10,* 39-59.

Perrin, E. (2002). Technical Report: coparent or second-parent adoption by same-sex parents. *Pediatrics – AAP, 109* (2), 341-344.

Sanini, C., Ferreira, G., D. Souza, T. & Bosa, C. (2008). Comportamentos indicativos de apego em crianças com autismo. *Psicologia: Reflexão e Crítica, 21* (1), 60-65.

Schmidt, C., Dell'Aglio, D. & Bosa, C. A. (2007). Estratégias de coping de mães de portadores de autismo: Lidando com as dificuldades e com a emoção. *Psicologia Reflexão e Crítica, 20* (1), 124-131.

Semensato, M. (2009). *Relações entre os scripts de apego individuais e compartilhados em casais com um filho com autismo.* Dissertação de mestrado não publicada. Programa de Pós-graduação em Psicologia do Desenvolvimento, Universidade Federal do Rio Grande do Sul, Porto Alegre, RS.

Sifuentes, M. (2007). *As características da coparentalidade em pais de crianças com autismo em idade pré-escolar.* Dissertação de mestrado não publicada. Programa de Pós-graduação em Psicologia do Desenvolvimento, Universidade Federal do Rio Grande do Sul, Porto Alegre, RS.

Souza, V. M. et al. (2008). Síndrome de West, autismo e displasia cortical temporal: resolução da epilepsia e melhora do autismo com cirurgia. *Journal of Epilepsy and Clinical Neurophysiology, 14* (1), 33-37.

Talbot, J. A. & McHale, J. P. (2004). Individual parental adjustment moderates the relationship between marital and coparenting quality. *Journal of Adult Development, 11* (3), 191-205.

Van Egeren, L. A. & Hawkins, D. P. (2004). Coming to terms with coparenting: implications of definition and measurement. *Journal of Adult Development, 11* (3), 165-178.

Waters, H. S. & Rodrigues, L. M. (2001). Are attachment scripts the building blocks of attachment representations? : narrative assessments of representations and the AAI. Poster presented at a Poster Symposium *What does the Adult Attachment Interview measure and when does it matter? Longitudinal studies of attachment representations,* at the biennial meeting of the Society for Research in Child Development. Minneapolis, Minnesota. Disponível em: <http://psychology.sunysn.edu/attachment/srcd2001/HSWScripts/Index.html>. Acesso em: 03 out. 2007.

CAPÍTULO DOZE ■

Desafios para a maternidade decorrentes da gestação e do nascimento do segundo filho

Rita de Cássia Sobreira Lopes, Aline Groff Vivian, Débora Silva de Oliveira, Caroline Rubin Rossato Pereira e Cesar Augusto Piccinini

A chegada de um filho exige redefinições para além de papéis e estrutura familiar. As diferentes etapas do desenvolvimento infantil possuem impacto sobre cada membro da família (Kreppner, Puelsen & Schuetze, 1982) e especialmente sobre a mãe, que tem que se adaptar ao ritmo de desenvolvimento rumo à independência da criança (Lopes, Alfaya, Machado & Piccinini, 2005; Lopes, Oliveira, Vivian, Bohmgahren & Piccinini, 2007; Lopes, Vivian, Oliveira, Silva, Piccinini & Tudge, 2009; Lopes, Caron, Thormann & Ribas, 2009). O desafio imposto pelas modificações decorrentes de períodos de transição pode servir de impulso para mudanças e o amadurecimento emocional dos membros familiares (Dessen, 1994; Kowaleski-Jones & Dunifon, 2004). No presente capítulo, buscamos enfatizar os desafios para a mãe, decorrentes da gestação e do nascimento de um segundo filho.

Na literatura psicanalítica, encontramos a noção de que a parentalidade representa uma importante etapa no processo de separação-individuação (Colarusso, 1990; Corrêa, 2001). A mãe e o pai revivem as etapas iniciais de desenvolvimento, agora na posição de genitores, o que lhes dá a possibilidade de amadurecimento (Lopes, Caron, Thormann & Ribas,

2009), de elaboração de conflitos e tarefas específicas da infância e da adolescência, incluindo a relação com os próprios pais. Os pais crescem com cada filho (Winnicott, 1968/1987), assim como com cada neto, mais tarde, quando se tornam avós (Colarusso, 1997; Kipper & Lopes, 2006).

O conceito winnicottiano de regressão à dependência (Winnicott, 1954/2000) pode também nos ajudar a entender como a chegada de um filho pode contribuir para o amadurecimento da mulher. O desenvolvimento saudável pressupõe a possibilidade de ir e vir, de poder regredir a cada momento que a vida exige, para retomar pontos perdidos ou simplesmente descansar (Caron & Lopes, 2009; Dias, 2003; Ribas, Vivian, Rodrigues, Álvares, Thormann, Caron & Lopes, 2008; Winnicott, 1960/1986; Winnicott, 1965/1977b). Em virtude da gestação, da chegada de um bebê e dos cuidados que se farão necessários, a mãe também se encontra em um estado regressivo, o que a possibilita identificar-se com o filho e atender as suas necessidades (Winnicott, 1967/2005). Mesmo assim, a mãe conserva seu lugar adulto, de modo que se encontra apta a cuidar e compreender a criança (Dias, 2003). Nesse período, a mãe está devotada ao bebê, o que inclui seu envolvimento total, a partir de sua identificação com a criança. Para Winnicott (1966/1987), essa aptidão vem de sua própria experiência de ela ter sido um bebê e de ter sido cuidada. Por esta razão, na teoria winnicottiana, a capacidade para regressão é uma conquista do desenvolvimento e depende da experiência com a mãe, na fase de dependência. Tornar-se mãe representa uma oportunidade de regressão à dependência, de retomar pontos perdidos para seguir adiante e, portanto, de amadurecimento.

Em uma revisão da literatura, foram encontrados poucos estudos empíricos enfocando a experiência da maternidade de um segundo filho (Frost, 2006; O'Reilly, 2004). Alguns estudos incluíam o pai, quando investigavam outros aspectos, como conjugalidade ou apoio à mãe (Krieg, 2007; Lorensen, Wilson, & White, 2004; Möller, Hwang & Wickberg, 2006; Gottlieb & Mendelson, 1995). O impacto das mudanças decorrentes do nascimento de um segundo filho na relação mãe-primogênito é o aspecto mais destacado na literatura, mas também vem sendo pouco explorado

(Dunn & Kendrick, 1980; Dessen & Braz, 2000; Kowaleski-Jones & Dunifon, 2004; Field & Reite, 1984; Oliveira, 2006; Oliveira & Lopes, 2008; Stewart, Mobley, Van-Tuyl & Salvador, 1987; Walz & Rich, 1983). Deste modo, e em decorrência da própria escassez da literatura, torna-se necessário examinar os desafios da gestação e nascimento de um segundo filho para a experiência da maternidade e para a relação mãe-primogênito.

Recentemente, esse tema vem sendo investigado no contexto brasileiro, através de um projeto intitulado, *Estudo Longitudinal sobre o Impacto do Nascimento do Segundo Filho na Dinâmica Familiar e no Desenvolvimento Emocional do Primogênito* – ELSEFI (Lopes, Piccinini, Pereira & Oliveira, 2005), desenvolvido pelo Grupo de Pesquisa em Infância, Desenvolvimento e Psicopatologia (GIDEP), através do Núcleo de Infância e Família (Nudif), da Universidade Federal do Rio Grande do Sul (UFR-GS). Esse projeto busca investigar o impacto do nascimento do segundo filho no desenvolvimento de cada membro familiar, em especial da mãe, do pai e do primogênito.

A seguir, serão apontadas algumas questões teóricas e achados empíricos provenientes dos estudos acerca do impacto do nascimento do segundo filho na experiência da maternidade e na relação mãe-primogênito nas famílias nucleares. Serão discutidos, especialmente, os desafios à maternidade, decorrentes da gestação e do nascimento de um segundo filho. Na relação mãe-primogênito destacam-se, mais especificamente, os desafios trazidos pelos comportamentos regressivos da criança neste contexto.

A experiência da maternidade do segundo filho

A gestação e a chegada de um segundo filho é uma tarefa complexa para a mãe que já possui um filho pequeno. Um desafio será criar espaço para o novo bebê, que passará a ocupar um lugar emocional específico na família. Por isso, a forma como a mulher realiza a transição para a maternidade de cada filho tem um impacto significativo para ela e para a criança (Krieg, 2007). De acordo com Winnicott (1967/1996), pode ser difícil para a mãe ter que se adaptar às necessidades de um novo bebê.

Assim como não existem dois bebês iguais, a mãe é diferente para cada criança. Experienciar essas mudanças pode ser gratificante para muitas mães e, ainda assim, gerar estresse, em função da necessária adaptação e das inúmeras demandas advindas dessa vivência. A história pessoal da mãe, sua posição na família de origem e o fato de ter tido irmãos também podem influenciar a experiência da maternidade. A mãe que também já foi um bebê traz consigo as lembranças desse período, especialmente recordações de que alguém a cuidou (Winnicott, 1966/1987). Tais lembranças podem tanto ajudá-la quanto atrapalhá-la na sua própria experiência como mãe. Sendo assim, o nascimento de um filho remete a mulher à relação com os seus irmãos, seu pai e, principalmente, sua mãe (Stern, 1997; Winnicott, 1964/1986).

No que tange especificamente à experiência da maternidade de um segundo filho, pode-se considerar que ainda existe uma lacuna na literatura (Stewart, 1990). Neste contexto, a tese da americana O'Reilly (2002) se destaca ao investigar o significado atribuído pelas mães à experiência de transição para a maternidade do segundo filho. A partir do relato de 10 mulheres, com um segundo filho com idade entre 6 e 24 meses e um primogênito com idade entre 2,5 e 10 anos, O'Reilly encontrou que, de forma geral, o novo bebê levou as mulheres a realizarem um balanço da maternidade e a buscarem integrar o novo membro à família. Embora as mães tenham se sentido sobrecarregadas com os dois filhos, elas perceberam a experiência como enriquecedora, esforçando-se para se adaptar às necessidades das duas crianças. Após o nascimento do segundo filho, algumas mães consideraram as primeiras semanas e meses um período difícil e enfrentaram estresse diante da nova rotina de amamentação e sono do bebê. Em contraposição, outras mães sentiram que a segunda experiência de maternidade foi tranquila, o que propiciou uma boa dose de energia para aproveitar os momentos iniciais com o bebê. Essas mães apontaram que a experiência anterior permitiu que pudessem desfrutar da maternidade do novo bebê com mais tranquilidade, em função dos conhecimentos já adquiridos com o primeiro filho. Mesmo assim, o estabelecimento de uma nova rotina, com diferentes prioridades diante do nascimento, foi relatado como frequentemente exaustivo por todas as mães, especialmente no ajuste dos padrões de sono de ambos os filhos, além de demandas de alimentação, higiene, brincadeiras, entre outras.

Apesar dos diferentes desafios, ter um segundo filho pode ser considerado como uma nova oportunidade de desenvolvimento para a mulher. Em um estudo com sete mulheres inglesas, desde a gestação até os nove meses do segundo filho, Frost (2006) assinalou que as mães tornaram-se capazes de reconhecer a impossibilidade de ser a "mãe perfeita", ao entrar em contato com seus sentimentos ambivalentes e com o desejo de ter o seu próprio espaço. Para a autora, após o nascimento do segundo filho, as mulheres buscavam oportunidades de estar a sós com a criança. O primogênito era percebido como um intruso na relação da mãe com o bebê, que precisava de sua constante atenção nos primeiros meses. À medida que o bebê se tornava menos dependente, a mãe buscava fornecer espaço suficiente para conter as demandas dos dois filhos favorecendo a interação entre os irmãos e, posteriormente, passava a procurar um espaço para ficar longe das crianças. A experiência de ser mãe de duas crianças foi assim sentida como uma chance de reavaliar os ideais maternos.

Alguns pontos em comum foram encontrados nos estudos de Frost (2006) e de O'Reilly (2004). As mães de ambos os estudos relataram que usavam a experiência anterior para pautarem suas expectativas em relação ao segundo bebê, durante a gestação. Para as autoras, com a chegada do novo bebê, as mães identificaram mudanças na disponibilidade de tempo e necessidades de criar espaço para o segundo filho. Integrar um novo bebê à família também pode ser exaustivo para a mãe, que passa a lidar com diversos sentimentos e desafios decorrentes de sua chegada.

Contudo, parece não haver consenso no que se refere aos sentimentos das mães. Alguns autores buscaram compreender a perspectiva materna em relação ao segundo filho e relataram que as mães de duas crianças também perceberam o primogênito como alguém que interferia na relação desta com o bebê, pois o segundo filho precisava de mais cuidados e dedicação do que o filho mais velho, especialmente nos primeiros meses (Frost, 2006; Kreppner, 1988). Esse sentimento materno de intrusão por parte de um filho ou de outro pode ser inconscientemente influenciado pela própria experiência materna, em suas vivências com a própria mãe ou irmãos em sua família de origem (Raphael-Leff, 1997; Winnicott, 1968/1987).

A experiência de ser mãe de um segundo filho requer adaptações e uma busca permanente de equilíbrio (Frost, 2006; O'Reilly, 2004), e a forma como isso se realiza reflete na relação da mãe com as crianças (Krieg, 2007). Nesta experiência estão envolvidos diferentes sentimentos e expectativas maternas (Parker, 2005), além de um processo de crescimento e transformação da identidade materna (Mercer, 2004; Nelson, 2003, Stern, 1997). De forma geral, há uma tendência de idealizar a maternidade e a relação mãe-bebê (Caron, Matte, Cardoso, Lopes & Dalcin, 2000). Portanto, a experiência da maternidade do segundo filho é considerada como uma nova e diferente oportunidade para muitas mulheres que têm a chance de vivenciá-la de forma integrada e menos idealizada do que a primeira (Frost, 2006; O'Reilly, 2004).

Ainda assim, considera-se o necessário afastamento parcial do filho mais velho como uma das maiores dificuldades para a mulher que espera outro bebê (Brazelton, 1988). Brazelton aponta a existência do medo de abandonar um filho ou de prejudicá-lo pela rivalidade com o novo bebê. Contudo, a maioria das crianças é capaz de se beneficiar pelo fato de compartilhar e aprender a se adaptar a um irmão (Vivian, 2006). As relações consanguíneas são importantes no deslocamento gradual das relações de duas a três pessoas, no sentido da mãe e do pai para a sociedade, em seu aspecto mais amplo (Winnicott, 1965/1977b). É possível que a chegada de um irmão auxilie a criança no seu amadurecimento e deslocamento em direção ao mundo externo.

O segundo filho torna mais complexas as inter-relações emocionais na família, pois sua chegada cria novos relacionamentos e demandas diferentes, não apenas em termos de tempo, mas também de envolvimento afetivo (Adams, 1985; Raphael-Leff, 1997). Receber apoio prático, econômico e emocional pode auxiliar a mãe nesta transição. Através de seu maior envolvimento com o primogênito, o papel do pai torna-se essencial nesse contexto (Gottlieb & Mendelson, 1995), pois ajuda a proteger a mãe e o bebê (Winnicott, 1965/1977a). Além do apoio imediato que costuma ser fornecido pelo marido, a mãe de dois filhos pode obter ajuda dos demais familiares e amigos (Choi, Benshaw, Baker & Tree, 2005), do âmbito social (Goldstein, Diener & Mangelsdorf, 1996) ou ainda de profissionais de saúde (Gottlieb & Mendelson, 1995), através de uma rede mais ampla. Dentre as figuras de apoio familiar, a avó materna ocupa um lugar de destaque diante do nascimento do segundo filho (Piccinini, Pereira, Marin, Lopes & Tudge, 2007), diante da necessidade de mais auxílio no cuidado de duas crianças. Sendo assim, o relacionamento com a própria mãe se torna especialmente significativo para as mães de um segundo filho, quando comparadas às primíparas (Levitt, Webber & Clark, 1986). De forma geral, as mães que receberam um apoio adequado desde a gestação e durante a transição para a maternidade do segundo filho costumaram apresentar melhor saúde física e mental do que as que não tiveram tal apoio.

Para finalizar, cabe lembrar que, além da reorganização psíquica para o nascimento do segundo filho, a literatura tem destacado a relação mãe-primogênito como um dos maiores desafios no processo de tornar-se mãe de um segundo filho. A difícil tarefa de adaptar o relacionamento com o primogênito às mudanças decorrentes da chegada de um novo filho será discutida a seguir.

A relação mãe-primogênito e o impacto na maternidade

Tornar-se mãe de dois filhos desencadeia diferentes sentimentos. A literatura tem destacado sentimentos de perda da relação mãe e filho único, busca de aceitação do bebê pelo primogênito, preocupação com a sua inserção no ambiente familiar, bem como ambivalência em dar conta de amá-lo da mesma forma que o mais velho (Jenkins, 1976; Oliveira, 2006; Oliveira & Lopes, 2008; Pereira, 2006; Pereira & Piccinini, 2007; Richardson, 1983; Walz & Rich, 1983). No estudo de Richardson (1983), um dos temas mais abordados pelas mães, ao retratar sua relação com o primogênito durante a gestação do segundo filho, foi um sentimento de distância emocional. As mães relataram não compreender a criança, de modo que não podiam prever sua reação e seus comportamentos neste período. Somado a isso, a necessidade crescente de contar com outras pessoas para o cuidado do primogênito e o seu envolvimento com diferentes cuidadores era vivido com tristeza pela mãe, que sentia como se estivesse perdendo seu lugar especial na relação com o filho. No final da gestação, segundo Richardson (1983), as mães sentiam-se, de modo geral, cansadas, sobrecarregadas e menos aptas a lidar com o primogênito, o qual se tornava gradualmente mais exigente e malcomportado. Nesse período, a relação com o primogênito foi percebida pelas mães como predominantemente insatisfatória. Na verdade, já ao longo da gestação era evidente para as mães que as crianças percebiam desde cedo que sua posição na família estava em risco, o que interferia na relação mãe-primogênito. Conforme o autor, as mães atribuíam grande importância à aceitação do bebê por parte do primogênito, tarefa que se tornava incerta frente às respostas das crianças. Atitudes de aceitação eram supervalorizadas, enquanto que atitudes contrárias eram fonte de grande preocupação para as gestantes.

A chegada de um novo bebê pode ser precedida de um aumento nas interações entre os genitores e o primogênito, enquanto buscam preparar a criança para o iminente nascimento. Os achados de Kowaleski-Jones e Dunifon (2004) sugerem que no período anterior ao nascimento de um irmão, em contraste com o período pós-parto, ocorre um aumento na atenção destinada ao primogênito, o que favorece seu bem-estar socioemocional. O apoio do pai e o envolvimento afetivo da mãe com o primogênito, ainda na gestação, beneficiam a adaptação da criança que, como consequência, apresenta menores níveis de estresse após o nascimento do irmão (Dunn & Kendrick, 1986; Teti, Sakin, Kucera, Corns & Eiden, 1996). Em contrapartida, algumas evidências sugerem que primogênitos que experienciam mais confrontação com a mãe durante a gravidez tendem a reagir mais negativamente ao nascimento do bebê (Dunn & Kendrick, 1986).

Adaptar-se aos inúmeros fatores envolvidos no contexto da chegada de um segundo filho suscita sentimentos diversos em todos os membros da família. Quanto às mães, sentimentos de tristeza, de culpa e de raiva foram relatados durante a gestação e após o nascimento do segundo filho (Young, Boyle & Colletti, 1983). Tais sentimentos eram expressos através de uma preocupação de que as demandas do segundo bebê pudessem interferir na habilidade materna para atender às necessidades do primogênito. Uma das principais inquietações das mães americanas que participaram deste estudo foi a mudança na intensidade de sua relação com o primeiro filho, gerando sentimentos de perda e luto. Por outro lado, Frost (2006) relatou os sentimentos de satisfação materna em compartilhar momentos com os dois filhos, decorridos os primeiros meses de vida do segundo filho, quando o primogênito podia ser inserido mais ativamente nas interações. O pai, através de seu apoio à esposa e maior envolvimento com o filho mais velho, exerce um papel fundamental nesse momento de transição familiar.

Conforme relatado em diversos estudos (Dunn & Kendrick, 1980, 1986; Field & Reite, 1984; Stewart et al., 1987), após a chegada do segundo filho, costuma haver uma diminuição acentuada nas interações mãe-primogênito, na atenção materna e no tempo que ocupavam em brincadeiras e jogos conjuntos. Ao mesmo tempo, Dunn e Kendrick (1980, 1986) perceberam um aumento na incidência de enfrentamentos mãe-primogênito e de proibições e repreensões por parte das mães. Quanto à tomada de iniciativa para as interações, estes autores apontaram uma diminuição de interações com a criança, tais como atenção mútua, jogo compartilhado e conversações e um aumento significativo nas interações verbais restritivas iniciadas pela mãe. Frente a isso, o primogênito passa a ter mais iniciativas de interagir, conversar e brincar com a mãe.

A partir do descréscimo nas interações mãe-primogênito, o pai desempenha um papel fundamental na busca pelo equilíbrio do sistema, podendo suprir a diminuição das interações experienciadas entre mãe e primogênito (Dessen, 1997). A autora destaca a distribuição da atenção entre os filhos como a principal tarefa familiar de adaptação ao nascimento do segundo filho, e o pai aparece como essencial neste processo. Frente à grande alteração na disponibilidade da mãe, o pai tende a se ajustar às necessidades da família e a aumentar sua participação, mantendo níveis estáveis de interação com o primogênito (Stewart et al., 1987), ou ainda passando a iniciar mais interações com este (Dessen & Mettel, 1984). Isto parece refletir uma distribuição típica dos cuidados dos filhos entre os genitores, em que o pai desempenha um papel secundário em relação às crianças pequenas, mas pode aliviar a tarefa da mãe em relação aos filhos mais velhos. Segundo Stewart et al. (1987), o aumento do envolvimento paterno com o primogênito após o nascimento do segundo filho constitui, em parte, uma resposta às demandas da criança, a qual passa a buscar atenção de fontes alternativas à mãe. Já no período gestacional, percebeu-se uma diminuição nos comportamentos do primogênito em direção à mãe e um aumento do direcionamento de seus comportamentos para o pai (Pereira, 2006; Pereira & Piccinini, 2007).

A importância do pai neste momento também foi apoiada por Dunn e Kendrick (1986). As pesquisadoras revelaram que nas famílias onde o primogênito tinha uma relação intensa e próxima com o pai, o aumento de conflito mãe-primogênito e a diminuição da atenção entre ambos foram menos intensos do que nas famílias onde o primogênito não possuía relação estreita com o pai. Segundo os autores, nesses casos, o pai seria capaz de cuidar e distrair o primogênito de modo eficaz, de forma que a criança ficaria menos aborrecida com o envolvimento da mãe com o bebê.

Cabe salientar que as pesquisas anteriormente mencionadas investigaram famílias intactas, ou seja, famílias em que o pai e a mãe moravam juntos em situação matrimonial. Nesse caso, de modo geral, o pai se apresenta como a principal figura de apoio à criança, oferecendo-se como possível substituto à mãe no momento da chegada do segundo filho. Contudo, destaca-se que essa função de substituto pode ser desempenhada por outras pessoas significativas do convívio da criança, tais como avós, demais familiares, amigos da família, educadores, cuidadores, entre outros.

Retomando o foco sobre a relação mãe-criança, estudos longitudinais mais recentes enfocando a relação mãe-primogênito corroboraram e ampliaram os achados descritos anteriormente. Em um estudo realizado com 194 famílias norte-americanas, desde o último trimestre gestacional até o segundo mês de vida do segundo filho, Teti et al. (1996) evidenciaram um declínio acentuado no apego de crianças pré-escolares após o nascimento do irmão, caracterizando uma ruptura na relação mãe-primogênito nesse momento. Contudo, com a adequada redefinição das relações e papéis na família, as crianças inicialmente seguras recuperaram seus níveis de segurança ao longo do tempo. Já as crianças que experienciavam um apego pouco seguro no período anterior ao nascimento do irmão tiveram sua segurança abalada de modo mais duradouro após a chegada do bebê.

Embora haja evidências de uma diminuição na frequência e na qualidade afetiva das interações mãe-primogênito após o nascimento do segundo filho (Dunn & Kendrick, 1980, 1986; Field & Reite, 1984; Stewart et al., 1987), também foi apontada uma maior disponibilidade materna e um aumento na provisão de outras atividades ao primogênito nesse período (Kowaleski-Jones & Dunifon, 2004).

De modo geral, as reações mais frequentes do primogênito durante a gestação e após o nascimento de um primeiro irmão foram: aumento nos comportamentos de confrontação e de agressão com a mãe e com o bebê, especialmente em momentos de cuidado deste (Baydar, Greek & Brooks-Gunn, 1997a; Baydar, Hyle & Brooks-Gunn, 1997b; Dunn & Kendrick, 1980; Kendrick & Dunn, 1980; Legg, Sherick & Wadland, 1974; Teti et al., 1996) e aumento nos comportamentos de dependência em relação à mãe, maior demanda e regressão (Baydar et al., 1997a; Baydar et al., 1997b; Dunn, Kendrick & McNamee, 1981; Field & Reite, 1984; Gottlieb & Baillies, 1995; Legg et al., 1974; Stewart et al., 1987). Observou-se ainda aumento no afastamento, nos comportamentos de independência e maior capacidade e interesse em realizar atividades do cotidiano de modo independente, entre outros, além de ora desejar comportar-se como bebê ora como irmão mais velho (Dunn et al., 1981; Stewart et al., 1987; Kendrick & Dunn, 1980; Kramer & Gottman, 1992; Gottlieb & Baillies, 1995; Legg et al., 1974).

As tarefas mais difíceis para os pais nesse momento estão intimamente relacionadas aos comportamentos de dependência do primogênito (Legg et al., 1974). Para os autores, a retomada do uso da mamadeira, do bico e de chupar o dedo, sobretudo em crianças de até três anos, e as alterações no sono costumam ser indicativos de comportamentos já superados pelo primogênito, mas que podem ressurgir nesse período. Esses comportamentos podem estar indicando sentimentos de exclusão e de substituição, sobretudo se houve alterações na rotina diária do filho mais velho. Especificamente com relação à hora do sono, o primogênito pareceu apresentar comportamentos oscilatórios, de ora desejar dormir sozinho, ora dormir com os pais. O comportamento de dependência também apareceu em outras áreas do desenvolvimento, como no treino de toalete. Desde a gestação já é possível observar esses comportamentos (Dunn & Kendrick, 1980; Kramer, 1996; Gottlieb & Baillies, 1995; Legg et al., 1974; Oliveira, 2006; Oliveira & Lopes, 2008), que se mantêm em destaque também após o nascimento do irmão (Baydar et al., 1997a; Baydar et al., 1997b; Dunn et al., 1981; Field & Reite, 1984; Legg et al., 1974; Stewart et al., 1987; Taylor & Kogan, 1973).

Em contexto brasileiro (Oliveira, 2006; Oliveira & Lopes, 2008) foram investigados os comportamentos de dependência e de independência de cinco primogênitos em idade pré-escolar e suas mães, participantes do estudo longitudinal ELSEFI (Lopes, Piccinini, Pereira & Oliveira, 2005), durante o período gestacional. Através de um teste projetivo realizado com a criança e de entrevistas semidirigidas com a mãe, foi observada uma tendência de comportamentos de dependência, tais como retomada da mamadeira, fala infantilizada, desejo de dormir com os pais, maior demanda por atenção, cuidado e presença materna, dentre outros. Embora os movimentos de independência também tenham sido revelados, houve destaque para a dependência. Os comportamentos de dependência foram entendidos como um meio que a criança encontrou para enfrentar situações que lhe causavam ansiedade, bem como um dos recursos para desviar a atenção materna do bebê e da gestação. A regressão também pode ter sido utilizada como forma de comunicar aos pais os custos de assumir novas responsabilidades, na medida em que o primogênito teve de renunciar a antigos papéis e compartilhar os cuidados maternos com outra criança.

Em contraposição, alguns estudos também têm identificado aumento no afastamento do primogênito em relação aos genitores, nos comportamentos de independência e maior interesse em realizar atividades do dia a dia de modo mais independente de seus cuidadores, assumindo papel de filho mais velho, entre outros (Dunn et al., 1981; Kendrick & Dunn, 1980; Kramer & Gottman, 1992; Kreppner et al., 1982; Gottlieb & Baillies, 1995; Legg et al., 1974; Oliveira & Lopes, 2008; Stewart et al., 1987). O crescimento e maturidade do primogênito podem ter sido estimulados pelas mães como forma de incitar a criança a se adaptar às novas demandas decorrentes desse momento (Dessen & Mettel, 1984; Oliveira & Lopes, 2008; Walz & Rich, 1983; Taylor & Kogan, 1973). É possível que a existência desse novo bebê faça com que as mães tentem separar-se de seu primeiro filho buscando incentivar sua maturidade. Walz e Rich (1983) apontaram que as mães, no período pós-parto, empregam diferentes métodos para promover a maturidade do primogênito, encorajando-o a perceber-se como criança mais velha e irmão maior. Esse encorajamento da maturidade e independência foi considerado pelas mães como forma de adaptar-se à redistribuição de tempo e de atenção fornecida por elas aos filhos.

De maneira geral, crianças em idade pré-escolar apresentam maiores dificuldades para adaptar-se ao nascimento de um irmão (Dunn & Kendrick, 1980; Field & Reite, 1984; Gottlieb & Mendelson, 1990; Kowaleski-Jones & Dunifon, 2004; Stewart et al., 1987; Walz & Rich, 1983). Nessa fase do desenvolvimento infantil, o primogênito pode apresentar reações variadas e, até mesmo, contraditórias, oscilando entre uma maior independência e autonomia – assumindo o papel de "irmão mais velho" – e o desejo de receber a mesma atenção e cuidados que o recém-nascido (Dessen, 1997; Dunn et al., 1981; Kreppner et al., 1982; Stewart et al., 1987; Legg et al., 1974). Isso se deve ao fato de que nesse período, embora a criança possua maiores habilidades motoras, cognitivas e emocionais para ter outras experiências no mundo externo, também está vivenciando um processo evolutivo de separação e de individuação (Mahler, 1979/1982; Mahler, Pine & Bergman, 1975/2002; Balaban, 1988) e elaborando sua independência (Dunn & Kendrick, 1980), a partir dos cuidados fornecidos pela mãe (Winnicott, 1956/2000). De acordo com Dessen e Mettel (1984), essas alterações de comportamento são variadas e parecem refletir um misto de mudanças próprias do desenvolvimento infantil, de todo um contexto de exigências de cuidado e de atenção provenientes do nascimento de um irmão, bem como da maneira como os pais encaram o desenvolvimento de habilidades e autonomia do primogênito.

A literatura tem considerado os comportamentos de dependência como algo "negativo" ou refletindo "níveis de ajustamento prejudicado" do primogênito, deixando de considerar os comportamentos regressivos como um impulso para o amadurecimento emocional. No entanto, acredita-se que o aumento na dependência do primogênito pode indicar a sensibilidade da criança às mudanças no ambiente familiar e às alterações na relação com seus cuidadores, uma vez que a confiança e a segurança podem estar abaladas pelo processo de tornar-se irmão (Oliveira, 2006; Oliveira & Lopes, 2008). Desse modo, o impacto do nascimento do irmão para a vida do primogênito é algo previsível e esperado, já que sua relação com os genitores, a mais importante e formativa relação da vida inicial de uma criança, vê-se ameaçada nesse momento (Volling, McElwain & Miller, 2002). De acordo com Trause e Irvin (1992), a segurança da criança pode ser colocada à prova frente a qualquer evento estressor, como o nascimento de um irmão. Nesse caso, para os autores, tornam-se fundamentais o apoio e o cuidado parental. Nesse mesmo sentido, Kramer e Ramsburg (2002) apontam que é esperado algum comportamento regressivo ou dependente do primogênito quando da chegada de um irmão, uma vez que estes são utilizados como estratégia para resgatar a atenção e os cuidados fornecidos pelos genitores. Pode-se pensar no desafio que essas mudanças e demandas emocionais do primogênito representam para as mães. Retomando a ideia inicial apresentada neste capítulo de que as mudanças decorrentes de períodos de transição podem servir de impulso para mudanças e para o amadurecimento emocional de seus membros familiares (Dessen, 1994; Kowaleski-Jones & Dunifon, 2004), pode-se pensar que esse desafio traz em si um potencial de amadurecimento para a mãe.

O processo de tornar-se mãe de um segundo filho exige adaptação ao ritmo de desenvolvimento rumo à independência do primogênito, bem como do segundo filho. A gestação e o nascimento de um bebê propiciam a regressão à dependência em todos os membros familiares, tal como constatado em estudo observacional no contexto de ultrassonografias obstétricas (Caron, Fonseca & Lopes, 2008; Lopes & Caron, 2009). Realizamos uma análise em conjunto de todos os participantes ao exame (mãe, pai, irmão, avó), a partir de observações conduzidas com base no método Bick de observação. Observamos que, em função da intensa mobilização interna de cada um no processo de tornar-se pai, mãe, irmão, avó, todos sofrem um impacto emocional que favorece a regressão, deixando os presentes mais permeáveis, transparentes, expressando mais facilmente suas sensações e sentimentos de desamparo, vulnerabilidade, ambivalência.

O tempo necessário para a reestruturação familiar parece estar intimamente relacionado aos diferentes estágios do desenvolvimento do segundo filho (Kreppner et al., 1982; Dessen, 1997). As mudanças na interação e nos padrões de comunicação entre mãe e primogênito, bem como na percepção que a mãe possui sobre este, tornam-se visíveis e ricas, sobretudo quando a relação fraterna passa a ser mais significativa com o desenvolvimento e o crescimento do bebê. Tal fato ocorre, especialmente, nos primeiros dois anos do segundo filho, quando há aumento de sua participação nas interações familiares (Dessen, 1997; Kreppner, 1988). As aquisições cognitivas, sociais, físicas e emocionais, que se destacam no curso de desenvolvimento do segundo filho, demandam mais atenção e disponibilidade materna, e maior capacidade para interagir em suas brincadeiras (Kreppner, 2000; Legg et al., 1974). Tal aspecto pode levar a mãe a responder ao primogênito de modo fatigado, com raiva e irritação, bem como com maior sono, em função do estresse das condições e organizações familiares derivadas de múltiplas tarefas da maternidade de dois filhos e dos cuidados com um novo bebê (Dunn & Kendrick, 1980; Dunn et al., 1981;

Kowaleski-Jones & Dunifon, 2004; Gottlieb & Mendelson, 1995; Taylor & Kogan, 1973). Sendo assim, são inúmeros os desafios para o processo de tornar-se mãe de um segundo filho, devido às mudanças que ocorrem desde a gestação do novo bebê, passando pelo fato de ter que lidar com o primogênito e todo o contexto pessoal envolvido nessa experiência.

Considerações finais

A gestação e o nascimento de mais um bebê são eventos marcantes no ciclo de vida familiar, implicando mudanças em cada um dos membros da família, assim como nas relações estabelecidas entre eles. Essas tarefas são complexas e envolvem desafios, especialmente para a mãe. A experiência da maternidade traz um conjunto de transformações afetivas e psíquicas, tratando-se de um processo contínuo, que dura toda a vida, sendo que cada novo filho irá reavivá-lo (Lamour & Barraco, 1998).

No contexto de chegada de um segundo filho, a maternidade envolve um desafio particular, qual seja o de acolher o primogênito no processo de se tornar irmão e também o filho mais novo que precisa se inserir no cotidiano de uma família com relações estabelecidas antes de sua chegada. O primogênito pode apresentar uma variedade de reações e de mudanças de comportamento, já desde o período gestacional (Oliveira & Lopes, 2008). As implicações são muito variadas e complexas e dependem tanto dos genitores quanto do primogênito (Dessen, 1997; Dessen & Mettel, 1984; Dunn & Kendrick, 1980; Oliveira & Lopes, 2008). Os comportamentos regressivos, de dependência, são esperados e representam um desafio para a mãe (Oliveira & Lopes, 2008). Na verdade, a presença de um bebê propicia uma experiência de regressão em todos os membros familiares, uma revivência de estados primitivos de desamparo (Caron, Fonseca & Lopes, 2008; Caron & Lopes, 2009). As diferentes etapas evolutivas repercutem em cada membro familiar (Kreppner et al., 1982), o que constitui um grande desafio e oportunidade de amadurecimento para cada um.

Parece haver um mito de que o segundo filho seria mais fácil do que o primeiro, uma vez que a mãe já teria inaugurado a experiência da maternidade com o primogênito. A presente revisão retrata uma realidade diferente, com tarefas e dificuldades específicas que vão desde a criação de um espaço para incluir mais um filho na família, a ter que lidar com as necessidades do primogênito e com as diferentes demandas decorrentes das mudanças que um novo bebê traz consigo neste momento de transição, até manejar o desafio de ser mãe de dois filhos, chamando a atenção dos pesquisadores para a necessidade de novas investigações nesta área. Há que se lembrar também que assim como cada filho é único, a mãe também o é com cada filho (Winnicott, 1968/1987), o que constitui um desafio em si mesmo para os estudos sobre maternidade.

A partir da revisão da literatura, constata-se, também, que um aspecto que tem sido negligenciado nos estudos sobre maternidade de um segundo filho é o seu significado do ponto de vista do desenvolvimento emocional da mãe. Sabe-se que cada gestação surge em determinado momento da vida do casal e da família, e cada gravidez será diferente, dependendo do momento em que acontece. Além disso, a mãe depara-se com vivências que a remetem a sua própria história como filha. É importante questionarmos como ela própria vivenciou o processo de tornar-se irmã na sua infância. E se não vivenciou, carregará também esta marca de filha única ao tornar-se mãe de um segundo filho. A posição que ocupa entre os irmãos na sua família de origem (primogênita, filha do meio ou caçula) é outro aspecto a ser investigado, o qual pode repercutir na relação mãe-primogênito e no processo de tornar-se mãe de um segundo filho.

Para concluir, cabe lembrar que cada gravidez evoca para a mãe a sua própria história. Em cada mulher há sempre três: o bebê menina, a mãe e a mãe da mãe (Winnicott, 1964/1986). E de um filho para o outro, a mulher aprende um pouco mais sobre si mesma e a maternidade (Szejer, 2002). Por isso, torna-se importante resgatarmos a noção de maternidade como uma etapa crucial no processo de desenvolvimento emocional, na vida adulta, que traz consigo a possibilidade de amadurecimento, e de elaborar conflitos e tarefas específicas da infância e da adolescência (Colarusso, 1990; Lopes, Caron, Thormann & Ribas, 2009).

Referências

Adams, W. J. (1985). The missing triad: the case of two-child families. *Family Process*, 24, 409-413.

Balaban, N. (1988). *O início da vida escolar: da separação à independência*. Porto Alegre: Artes Médicas

Baydar, N., Greek, A. & Brooks-Gunn, J. (1997a). A longitudinal study of the effects of the birth of a sibling during the first six years of life. *Journal of Marriage and the Family*, 59, 939-956.

Baydar, N., Hyle, P. & Brooks-Gunn, J. (1997b). A longitudinal study of the effects of the birth of a sibling during preschool and early grade school years. *Journal of Marriage and the Family*, 59, 957-965.

Brazelton, B. T. (1988). *O desenvolvimento do apego: uma família em formação*. (D. Batista, trad.).Porto Alegre: Artes Médicas.

Caron, N. A., Fonseca, M. & Lopes, R. C. S. (2008). The baby and his majesties: some reflexions on human helplessness. *Infant Observation, 11* (1), p. 67-76.

Caron, N.A. & Lopes, R. C. S. (2009). *Tornar-se mãe, pai, avó, irmão: algumas reflexões sobre a regressão no setting ultrassonográfico*. Trabalho apresentado no XIV Colóquio Internacional Winnicott: o psíquico, o mental e o simbólico. São Paulo, SP.

Caron, N. A.; Matte, L. D. da S.; Cardoso, M. G.; Lopes, R. C. S. & Dalcin, V. E. (2000). Vivenciando a violência sutil: o impacto emocional diante de tendências humanas comuns. In: Caron, N. (Ed.). (2000). *A relação pais-bebê: da observação à clínica* (pp. 45-59). São Paulo: Casa do Psicólogo.

Choi, P., Henshaw, C., Baker, S. & Tree, J. (2005).Supermum, superwife, supereverything: performing femininity in the transition to motherhood. *Journal of Reproductive and Infant Psychology*, 23 (2), 167-180.

Colarusso, C. A. (1990). The third individuation: the effect of biological parenthood on separation-individuation process in adulthood. *Psychoanalitic Study of the Child*, 45, 179-194.

Colarusso, C. A. (1997). Separation-individuation process in middle adulthood: the fourth individuation. In: S. Akhtar & S. Kramer (Orgs.). *The seasons of life: separation-individuation perspectives* (pp. 73-94). Northvale: Jason Aronson.

Corrêa, C. N. (2001). *A transição do casal para a parentalidade*. Dissertação de mestrado não publicada. Programa de Pós-Graduação em Psicologia do Desenvolvimento, Universidade Federal do Rio Grande do Sul.

Dessen, M. A. & Mettel, T. P. (1984). Interação pais-primogênito quando da chegada de uma segunda criança na família. *Psicologia, 10*, 27-39.

Dessen, M. A. (1994). Interações e relações no contexto familiar: questões teóricas e metodológicas. *Psicologia: Teoria e Pesquisa, 10*, 213-220.

Dessen, M. (1997). Desenvolvimento familiar: transição de um sistema triádico para poliádrico. *Temas em Psicologia, 3*, 51-61.

Dessen, M. A., & Braz, M. P. (2000). Rede social de apoio durante as transições familiares decorrentes do nascimento de filhos. *Psicologia: Teoria e Pesquisa, 16* (3), 221-231.

Dias, E. (2003). *A teoria do amadurecimento de D.W. Winnicott*. Rio de Janeiro: Imago.

Dunn, J. & Kendrick, C. (1980). The arrival of a sibling: changes in patterns of interaction between mother and first-born child. *Journal of Child Psychology and Psychyatry, 21,* 2, 119-132.

Dunn, J. & Kendrick, C. (1986). *Hermanos y hermanas: amor, envidia y comprensión* (C. Barrio, B. Barrio & B. Slobodziaanek, trad.). Madrid: Alianza Editorial.

Dunn, J., Kendrick, C. & MacNamee, R. (1981). The reaction of first-born children to the birth of a sibling: mother's reports. *Journal of Child Psychology and Psychiatry, 22,* **1-18.**

Field, T. & Reite, M. (1984). Children's responses to separation from mother during the birth of another child. *Child Development, 55*, 1308-1316.

Frost, N. (2006). *Taking the other out of mother: A qualitative study of the transition to second-time motherhood using narrative analysis*. Doctoral Thesis. Birbeck College, London.

Goldstein, L., Diener, M. & Mangelsdorf, S. (1996). Maternal characteristics and social support across the transition to motherhood: Associations with maternal behavior. *Journal of Family Psychology, 10*, 60-71.

Gottlieb, L. & Mendelson, M. (1990). Parental support and firstborn girls' adaptation to the birth of a sibling. *Journal of Applied Developmental Psychology, 11*, 29-48.

Gottlieb, L. N. & Mendelson, M. J. (1995). Mothers' moods and social support when a second child is born. *Maternal-Child Nursing Journal, 23* (1), 3-14.

Gottlieb, L. & Baillies, J. (1995). Firstborns' behaviors during a mother's second pregnancy. *Nursing Research, 44,* 356-362.

Jenkins, P. (1976). Conflicts of a secundigravida. *Maternal-Child Nursing Journal, 5,* 117-126.

Kendrick, C. & Dunn, J. (1980). Caring for a second baby: effects on interaction between mother and firstborn. *Development Psychology, 16,* 4, 303-311.

Kipper, C. & Lopes, R. C. S. (2006). O tornar-se avó no processo de individuação. *Psicologia: Teoria e Pesquisa, 22 (1),* 29-34.

Kowaleski-Jones, L. & Dunifon, R. (2004). Children's home environments – understanding the role of family structure changes. *Journal of Family Issues, 25,* 1, 3-28. Retirado em 11 de fevereiro de 2005 no Scholar Google de http://www.scholar.google.com/scholar.

Kramer, L. & Ramsburg, D. (2002). Advice given to parents on welcoming a second child: a critical review. *Family Relations, 51,* 2-14.

Kramer, L. (1996). What's real in children's fantasy play: fantasy play across the transition to becoming a sibling. *Journal of Child Psychology and Psychiatry, 37,* 329-337.

Kramer, L. & Gottman, J. (1992). Becoming a sibling: with a little help from my friends. *Developmental Psychology, 28,* 685-699.

Kreppner, K. (1988). Changes in parent-child relationships with the birth of the second child. *Marriage and Family Review, 12,* 3-4, 157-181.

Kreppner, K. (2000). The child and the family: interdependence in developmental pathways. *Psicologia: Teoria e Pesquisa, 16,* 1, 11-22.

Kreppner, K., Paulsen, S. & Schuetze, Y. (1982). Infant and family development: from triads to tetrads. *Human Development, 25,* 373-391.

Krieg, D. L. B. (2007). Does motherhood get easier the second-time around? Examining parenting stress and marital quality among mothers having their first or second child. *Parenting: Science and Practice, 7 (2),* 149-175.

Lamour, M. & Barraco, M. (1998). *Souffrances autour du berceau.* Paris: Gaëtan Morin.

Legg, C., Sherick, I. & Wadland, W. (1974). Reaction of prescholl children to the birth of a sibling. *Child Psychiatry and Human Development*, 5 (1), 3-39.

Levitt, M., Weber, R. & Clark, M. (1986). Social network relationships as sources of maternal support and well-being. *Developmental Psychology*, 22, 310-316.

Lopes, R. C. S., Vivian, A., Oliveira, D. S., Silva, C., Piccinini, C. & Tudge, J. (2009). Quando eles crescem, eles voam: percepções e sentimentos maternos frente ao desenvolvimento infantil aos 18 - 20 meses. *Psicologia em Estudo, 14 (2)*, 221-232.

Lopes, R. C. S., Alfaya, C., Machado, C. V. & Piccinini, C. A. (2005). No início eu saía com o coração partido...: as primeiras situações de separação mãe-bebê. *Revista Brasileira de Crescimento e Desenvolvimento Humano, 15 (3)*, 26-35.

Lopes, R. C. S., Caron, N. A., Thormann, L. L. & Ribas, A. (2009). Tornar-se mãe no processo de amadurecimento: implicações para a ética do cuidado. Trabalho apresentado no II Colóquio Winnicott de Porto Alegre: A ética do cuidado.

Lopes, R. C. S., Oliveira, D. S., Vivian, A. G., Bohmgahren, L. M. C. & Piccinini, C. A. (2007). Sentimentos maternos frente ao desenvolvimento da criança aos 12 meses: convivendo com as novas aquisições infantis. *Psicologia: Teoria e Pesquisa, 23 (1)*, 5-16.

Lopes, R. C. S., Piccinini, C. A., Pereira, C. R. R., & Oliveira, D. S. (2005). *Estudo longitudinal sobre o impacto do nascimento do segundo filho na dinâmica Familiar e no desenvolvimento emocional do primogênito*. Projeto de pesquisa não publicado, apoiado por recursos do CNPq, Curso de Pós-Graduação em Psicologia, Universidade Federal do Rio Grande do Sul, Porto Alegre, RS.

Lorensen, M., Wilson, M. E. & White, M. A. (2004). Norwegian families: transition to parenthood. *Health Care for Women International*, 25, 334-348.

Mahler, M. (1982). *O processo de separação-individuação*. (H. M. de Souza, Trad.). Porto Alegre: Artes Médicas. (Original publicado em 1979).

Mahler, M., Pine, F. & Bergman, A. (2002). *O nascimento psicológico da criança: simbiose e individuação*. (J. A. Russo, trad.). Porto Alegre: Artes Médicas. (Original publicado em 1975.)

Mercer, R. T. (2004). Becoming a mother *versus* maternal role attainment. *Journal of Nursing Scholarship*, 36, 3, 226-232.

Möller, K. Hwang, C. P. & Wickberg, B. (2006). Romantic attachment, parenthood and marital satisfaction. *Journal of Reproductive and Infant Psychology, 24* (3), 233-240.

Nelson, A. M. (2003). Transition to motherhood. *Journal of Obstetric, Gynecologic, & Neonatal Nursing, 32,* 465-477.

Oliveira, D. S. & Lopes, R. C. S. (2008). Mãe, quero ficar contigo...: Comportamentos de dependência do primogênito no contexto de gestação de um irmão. *Psicologia. Reflexão e Crítica, 21,* 212-220.

Oliveira, D. S. (2006). *Os comportamentos de dependência e independência do primogênito e as percepções maternas no contexto de gestação do segundo filho.* Dissertação de mestrado não publicada. Programa de Pós-Graduação em Psicologia do Desenvolvimento, Universidade Federal do Rio Grande do Sul.

O'Reilly, M. M. (2002). *The experience of maternal transition to second-time parenthood.* Doctoral Thesis. University of Connecticut.

O'Reilly, M. M. (2004). Achieving a New Balance: Women's Transition to Second-Time Parenthood. *Journal of Obstetric, Gynecologic, & Neonatal Nursing, 33* (4), 455-462.

Parker, R. (2005). *Torn in two: the experience of maternal ambivalence.* London: Virago Press.

Pereira (2006). *Impressões e sentimentos maternos sobre o relacionamento mãe-primogênito durante a gestação do segundo filho.* Dissertação de mestrado não publicada. Programa de Pós-Graduação em Psicologia do Desenvolvimento, Universidade Federal do Rio Grande do Sul.

Pereira, C. R. R. & Piccinini, C. A. (2007). O impacto da gestação do segundo filho na dinâmica familiar. *Estudos de Psicologia, 24* (3), 385-395.

Piccinini, C. A., Pereira, C. R. R., Marin, A. H., Lopes, R. C. S. & Tudge, J. (2007). O nascimento do segundo filho e as relações familiares. *Psicologia: Teoria e Pesquisa, 23* (3), 253-262.

Raphael-Leff, J. (1997). *Gravidez: a história interior.* (R. D. Pereira, Trad.). Porto Alegre: Artmed.

Ribas, A. D., Vivian, A. G., Rodrigues, A. M. P., Alvares, I. C., Thormann, L. L., Caron, N. A. & Lopes, R. C. S. (2008). *Todas as idades ou nenhuma: desafios clínicos da teoria winnicottiana.* Trabalho apresentado no I

Colóquio Winnicott de Porto Alegre: A teoria do amadurecimento pessoal de D.W. Winnicott.

Richardson, P. (1983). Women's perceptions of changes in relationships shared with children during pregnancy. *Maternal-Child Nursing Journal, 12*, 75-88.

Stern, D. (1997). *A constelação da maternidade: o panorama da psicoterapia pais/bebê*. (M. A. V. Veronese, trad.). Porto Alegre: Artes Médicas.

Stewart, R. B. (1990). *The second child: family transition and adjustment*. London: Sage.

Stewart, R. B., Mobley, L. A., Van-Tuyl, S. & Salvador, M.A. (1987). The firstborn's adjustment to the birth of a sibling: a longitudinal assessment. *Child Development, 58*, 341-355.

Szejer, M. (2002). Uma abordagem psícanalitica da gravidez e do nascimento. Em L. Corrêa Filho, M. E. G. Corrêa & P. S. França (Orgs.). *Novos olhares sobre a gestação e a criança de 0 a 3 anos – Saúde perinatal, educação e desenvolvimento do bebê*. Brasília: L.G.E.

Taylor, M. & Kogan, K. (1973). Effects of birth of a sibling on mother-child interactions. *Child Psychiatry and Human Dev., 4*, 1, 53-58.

Teti, D., Sakin, J., Kucera, E., Corns, K. & Eiden (1996). And baby makes four: Predictors of attachment security among preschool-age firstborns during the transition to siblinghood. *Child Development, 67*, 579-596.

Trause, M., & Irvin, N. (1992). Atendimento aos irmãos. In: M. Klaus & J. Kennel (Orgs.). *Pais/Bebê: A formação do apego* (pp. 129-148). (D. Batista, trad.). Porto Alegre: Artmed.

Vivian, A. G. (2006). *O desenvolvimento emocional de um bebê em uma família numerosa: uma aplicação do método Bick*. Dissertação de mestrado não publicada, Programa de Pós-Graduação em Psicologia do Desenvolvimento, Universidade Federal do Rio Grande do Sul, Porto Alegre, RS.

Volling, B., McElwain, N. & Miller, A. (2002). Emotion regulation in context: The jealousy complex between young siblings and its relations with child and family characteristics. *Child Development, 73*, 581-600.

Walz, B., L. & Rich, O. J. (1983). Maternal tasks of taking-on a second child in the postpartum period. *Maternal-child Nursing Journal, 12* (3), 185-216.

Winnicott, D. W. (1977a). E o pai? In: D. W. Winnicott. *A criança e o seu mundo* (A. Cabral, trad.). Rio de Janeiro: Zahar Editores (Original publicado em 1965.)

Winnicott, D. W. (1977b). Necessidades das crianças de menos de cinco anos. In: D. W. Winnicott. *A criança e o seu mundo* (A. Cabral, Trad.). Porto Alegre: Artes Médicas. (Original publicado em 1965.)

Winnicott, D. W. (1986). Agressão, culpa e reparação. In: D.W. Winnicott. *Tudo começa em casa* (P. Sandler, trad.). São Paulo: Martins Fontes (Original publicado em 1960.)

Winnicott, D. W. (1986). Este feminismo. In: D. W. Winnicott. *Tudo começa em casa* (P. Sandler, trad.). São Paulo: Martins Fontes (Original publicado em 1964.)

Winnicott, D. W. (1987a). O ambiente saudável na infância. In: D. W. Winnicott. *Os bebês e suas mães* (J. L. Camargo, trad.). 2ª ed. São Paulo: Martins Fontes. (Original publicado em 1968.)

Winnicott, D. W. (1987b). A mãe dedicada comum. In: D. W. Winnicott. *Os bebês e suas mães* (J. L. Camargo, trad.). 2ª ed. São Paulo: Martins Fontes. (Original publicado em 1966.)

Winnicott, D. W. (1996). A influência do desenvolvimento emocional sobre os problemas de alimentação. In: D. W. Winnicott. *Pensando sobre crianças* (M. A. V. Veronese, trad.). Porto Alegre: Artmed. (Original publicado em 1967).

Young, P. C., Boyle, K. & Colletti, R. B. (1983). Maternal reaction to the birth of a second child: another side of sibling rivalry. *Child Psychiatry & Human Development, 14* (1), 43-48.

Winnicott, D. W. (2000). Aspectos clínicos e metapsicológicos da regressão no contexto analítico. In: D. W. Winnicott. *Da pediatria à psicanálise: textos selecionados* (D. Bogomeletz, trad.). Rio de Janeiro: Imago (Original publicado em 1954.)

Winnicott, D. W. (2000). Preocupação materna primária. In: D. W. Winnicott. *Da pediatria à psicanálise* (D. Bogomeletz, trad.).Rio de Janeiro: Imago. (Original publicado em 1956.)

Winnicott, D. W. (2005). A influência do desenvolvimento emocional sobre os problemas de alimentação. In: D. W. Winnicott. *Pensando sobre crianças* (Maria Adriana V. Veronese, trad.). Porto Alegre: Artmed. (Original publicado em 1967.)

CAPÍTULO TREZE ■

Cuidado entre irmãos: A parentalidade além da mãe e do pai

Letícia Lovato Dellazzana e Lia Beatriz de Lucca Freitas

Quando se fala em parentalidade, pensa-se, em geral, em pai e mãe. Todavia, há outros membros da família que exercem funções parentais. Este é o caso dos irmãos mais velhos, os quais muitas vezes cuidam, protegem e educam os mais novos. Em textos literários, encontram-se várias referências a essa situação. Em *Os sofrimentos do jovem Werther*, por exemplo, Goethe narra como Charlotte, uma jovem de 15 anos, assume o cuidado de seus irmãos mais novos, após a morte de sua mãe. Aliás, Werther (o próprio Goethe), ao encontrar Charlotte (Lotte Buff) pela primeira vez, encanta-se ao vê-la tão responsável e seriamente ocupada com seus irmãos. Este é apenas um, dentre muitos exemplos que poderiam ser citados para ilustrar que o cuidado entre irmãos não é nem um tema novo nem uma situação estranha, inclusive no mundo ocidental.

No campo científico, importantes contribuições sobre o assunto decorrem tanto de estudos da psicologia quanto da antropologia. Embora ainda seja pequeno o número de investigações sistemáticas sobre o assunto, sabe-se que o cuidado entre irmãos é comum em muitas culturas (Carreño & Avila, 2002; Szinovacz, 2007; Weisner & Gallimore, 1977). Os objetivos deste capítulo são discutir a literatura pertinente e apontar algumas lacunas existentes nesse campo, as quais indicam que são necessários novos esforços de investigação empírica e reflexão teórica para que se compreenda a parentalidade exercida pelos irmãos. Entende-se por parentalidade as atividades de cuidado e educação de crianças e adolescentes, as quais podem ser exercidas por diferentes pessoas (por exemplo, avós, irmãos, babás etc.) e não apenas pelos pais biológicos[1].

Antes de enfocar especificamente o cuidado entre irmãos, analisa-se como o tema, mais amplo, das relações entre irmãos tem sido tratado na literatura, nestes últimos anos. A seguir, apresenta-se um panorama sobre as relações de cuidado entre irmãos, e as duas principais abordagens sobre tema: a primeira enfoca a parentalização e a segunda, a importância do contexto. Ao final, apresentam-se as considerações finais, bem como sugestões para futuras pesquisas sobre relações de cuidado entre irmãos.

Relacionamento entre irmãos

Estudos sistemáticos sobre o comportamento entre irmãos, suas determinantes contextuais e suas consequências no desenvolvimento são relativamente recentes. Isto pode ter ocorrido devido a suposições implícitas em algumas teorias do desenvolvimento humano, as quais atribuem primazia aos progenitores, especialmente às mães, como agentes de socialização significativos. Tais teorias estão enraizadas em tradições ocidentais, nas quais se supõe que os irmãos tenham pouco efeito direto no desenvolvimento infantil (Ferreira, 1991; Ferreira & Mettel, 1999; Rios-Gonzáles, 1994). Todavia, os irmãos desempenham papéis influentes enquanto professores, cuidadores, amigos e figuras de suporte ao longo de toda a vida (Meynckens-Fourez, 2000; Teti, 2001).

Nas duas últimas décadas, um crescente interesse na família como um agente de mudança e foco de cuidado preventivo incitou pesquisadores a investigarem os processos dinâmicos e os problemas de relacionamen-

---
[1] Para mais detalhes sobre o conceito de parentalidade aqui utilizado, consultar o Capítulo 7 "Parentalidade: Uma abordagem ecológico-cultural".

to entre irmãos (Brody, 1998, 2004). Em consequência disto, podem-se verificar importantes progressos nos estudos sobre os relacionamentos fraternos (Gomes & Bosa, 2004; Nunes & Ailello, 2008; Pereira-Silva & Dessen, 2004; Teti, 2001).

Os irmãos causam um grande impacto uns na vida dos outros, através de mútua socialização: (a) ensinamentos mútuos nas atividades diárias mais corriqueiras, (b) comportamentos de ajuda nas tarefas e atividades cooperativas e (c) simples companheirismo (Maynard, 2004; Silveira, 2002; Zukow, 2002). Desta forma, no mundo de irmãos, as crianças aprendem como negociar, colaborar e competir. Elas aprendem também como fazer amigos e aliados, como ter prestígio e como conseguir o reconhecimento de suas habilidades.

O relacionamento fraterno abrange um equilíbrio entre interações pró-sociais e conflitantes, gerando experiências que podem nutrir o desenvolvimento psicossocial, cognitivo e social das crianças (Brody, 1998, 2004). Entendimentos sobre o comportamento entre irmãos como sendo apenas uma fonte de rivalidades têm sido evitados, visto que não dão conta da diversidade que caracteriza o relacionamento entre irmãos. Além disso, alguns estudos mostram que essas rivalidades não são representativas da natureza dos relacionamentos entre irmãos em outras culturas (Dunn, 1988; Teti, 2001).

As crianças mais velhas exercem um papel importante no processo de socialização das mais novas, complementar ao dos adultos, podendo atuar, inclusive, como reabilitadores sociais de seus pares (Furman, Rahe, & Hartup, 1979). Assim, o comportamento entre irmãos pode assumir elementos do relacionamento progenitores-filhos. Conforme mencionado, existem vários estudos sobre relacionamento entre irmãos. O foco deste capítulo é um tipo de relação específica que se estabelece entre eles – as relações de cuidado entre irmãos –, as quais ocorrem principalmente (mas não apenas) em famílias de baixa renda. É importante mencionar que muitos estudos têm apontado o papel dos irmãos enquanto cuidadores de seus irmãos portadores de necessidades especiais (Gomes & Bosa, 2004; Nunes & Aiello, 2008; Pereira-Silva & Dessen, 2004). Todavia, esse assunto não será abordado, uma vez que o foco deste artigo são as relações de cuidado entre irmãos com desenvolvimento típico.

Relações de cuidado entre irmãos

As relações de cuidado entre irmãos têm sido apontadas como um fator importante no desenvolvimento da criança (Dunn, 1983; Ferreira, 1991; Stewart & Marvin, 1984; Weisner & Gallimore, 1977). O cuidado entre irmãos provê um olhar especial para o potencial das crianças de guiar e ensinar umas as outras, na medida em que elas se tornam membros competentes de suas culturas (Maynard, 2004). Estudos sobre o desenvolvimento da brincadeira, da cognição e da linguagem da criança descobriram o efeito positivo do cuidado entre irmãos em cenários urbanos (Zukow, 2002).

O cuidado resulta em dar segurança ou apoio para um indivíduo diferenciado, concebido como mais fraco ou mais vulnerável. O sistema de cuidado inclui comportamentos que predizem a função de provedor emocional e material, suporte ou segurança para o bem-estar de outra pessoa (Stewart & Marvin, 1984). Este sistema pode ser ativado em resposta a uma exposição de comportamento de apego por outrem, ou como antecipação ou resposta a uma situação potencialmente perigosa ou angustiante, como por exemplo a aproximação de um estranho ou a partida da mãe.

Segundo Stewart e Marvin (1984), quando o irmão mais velho reconhece algum perigo para o irmão ou irmã menores e há um sistema familiar cooperativo, no qual os irmãos mais velhos são solicitados a ajudar os pais no cuidado dos irmãos enquanto estão envolvidos com outra atividade, é mais provável que as situações de cuidado ocorram. De acordo com esses pesquisadores (Stewart & Marvin, 1984), apesar dos relatos de cuidados entre irmãos existirem na literatura através de estudos antropológicos e clínicos, a ideia de que o irmão mais velho age como uma figura de apego secundário para a criança representa um claro afastamento do foco usual no vínculo mãe-bebê nas culturas ocidentais.

A análise dos aspectos evolutivos e culturais indica que fatores relacionados ao ambiente da criança, tais como composição familiar, tipo de grupo de companheiros e natureza da relação mãe-filho, exercem influência sobre a manifestação do comportamento de cuidado. Além disso, uma diferença de idade maior entre pares em torno de 24 meses favorece a sua ocorrência, ficando as crianças mais novas, predominantemente, na posição de alvos deste tipo de comportamento (Furman et al., 1979).

Em um estudo sobre o vínculo de apego entre irmãos, Carreño e Avila (2002) concluíram que há algumas características que facilitam e evidenciam o papel dos irmãos mais velhos como figuras de apego secundário. A responsividade que permite ao irmão mais velho assumir o papel de figura de apego está estreitamente relacionada com suas habilidades cognitivas e com seu conhecimento sobre seu papel de cuidador. Neste sentido, Garner, Jones, e Palmer (1994) evidenciaram que o conhecimento que o filho mais velho tem sobre o seu papel de cuidador é uma condição importante, pois permite gerar várias estratégias de ajuda e de cuidado que lhe dão maior flexibilidade no momento em que tem que responder à angústia emocional de seu irmão menor.

Os irmãos mais velhos podem, também, assumir o papel de cuidadores formais de seus irmãos pequenos. De acordo com o estudo transcultural de Weisner e Gallimore (1977), o fator determinante para que os cuidados entre irmãos se tornem formais é a composição ou o tamanho da família. Quando a mãe mora sozinha com seus filhos e os parentes ou outros cuidadores moram muito longe, a disponibilidade de cuidadores é severamente limitada. Nesse mesmo sentido, Dunn (1983) assinala que cuidados formais dispensados pelos irmãos são, com frequência, mais facilmente encontrados em famílias com muitos filhos, quando os filhos mais velhos são do sexo feminino e quando o filho mais novo já pode se locomover sozinho. A presença de muitos filhos favorece a utilização dos primogênitos como recurso para cuidar dos irmãos mais novos (Ferreira, 1991; Minuchin, Nichols, & Lee, 2009). Além disso, existe uma correspondência entre intervalo amplo de idades entre o irmão mais velho e os mais novos e comportamento de cuidado. Em famílias numerosas, de baixo nível socioeconômico e quando os pais estão desempregados, a ausência de um dos progenitores pode exigir que os irmãos mais novos sejam cuidados pelos mais velhos (Poletto, Wagner, & Koller, 2004).

Lordelo e Carvalho (1999) observaram a ocorrência de comportamentos de cuidado entre irmãos em crianças a partir de 2 anos de idade. Os resultados mostraram que este tipo de comportamento é um fenômeno real e significativo, caracterizado como "ações complexas de acompanhamento e provisão às necessidades atribuídas ao outro" (p. 7). Além disso, variáveis, como idade, sexo e grau de familiaridade, demonstraram influenciar o comportamento de cuidado favorecendo significativamente crianças mais velhas, do sexo feminino e díades com maior diferença de idade. O comportamento de cuidado na criança é muito semelhante ao dos progenitores e ajusta-se ao estado comportamental do alvo a todo o momento (Lordelo & Carvalho, 1999).

Lordelo e Carvalho (1989) assinalaram que a literatura aponta efeitos positivos no comportamento de cuidado entre crianças. Para a criança que cuida, esses efeitos são expressos através do treinamento de funções importantes para a vida adulta, como o desenvolvimento da cognição e da responsabilidade. Para a criança que é cuidada, os efeitos são: a influência positiva na relação mãe-filho, o desenvolvimento da autonomia e a preparação para relações com pares. Os efeitos negativos estão relacionados à formação da personalidade, pelo menos quando as crianças são cuidadas predominantemente por outras crianças.

É necessário salientar que a literatura tem tratado as relações de cuidado entre irmãos de diferentes formas: ora como situação, ora como fenômeno, ou mesmo como um processo familiar. Lordelo e Carvalho (1989) já haviam chamado atenção para o fato de que há uma diversidade de termos e conceitos empregados por pesquisadores da área, bem como filiações teóricas diferentes.

Entretanto, a literatura que se propõe a compreender o cuidado entre irmãos pode ser dividida em duas grandes abordagens diferentes. A primeira refere-se aos aspectos clínicos e de tratamento da família e está relacionada à teoria sistêmica. A segunda aborda a importância do contexto para o entendimento do fenômeno, através de estudos da psicologia e da antropologia. A seguir, apresentam-se as duas abordagens sobre o fenômeno.

Parentalização

A parentalização é um conceito que tem sido amplamente usado na psicologia clínica, mais especificamente, na terapia de família e casal. Em 1967, Minuchin, Montalvo, Guerney, Rosman, e Schumer (citado por Willert, 2003) usaram a expressão *parental child* em seu importante estudo sobre famílias nas favelas. A criança parental foi descrita como aquela a quem, implícita ou explicitamente, era dada a responsabilidade pelo cuidado das crianças menores e por outras funções parentais na família. Todavia, o termo oficial surgiu em 1973, quando Boszormenyi-Nagy e Spark (1983) elaboraram o conceito *parentification* para designar o papel atribuído implicitamente a uma criança de funcionar como pai de seus irmãos e irmãs ou pai de seus próprios pais.

Assim, um irmão mais velho que tenha muita responsabilidade por irmãos menores poderá assumir papéis adultos muito cedo, perder seu *status* de criança e experiências próprias da infância (Jurkovic, 1997). Para os adultos, entretanto, o filho parentalizado parecerá maduro e responsável e os déficits poderão aparecer somente mais tarde (Stratton, 2003).

Miermont (1994) aponta que esse fenômeno tem recebido diferentes denominações na literatura sobre os sistemas familiares: filhos parentalizados, filhos parentificados ou filhos parentais. De acordo com esse mesmo autor, filho parentalizado é o "papel assumido por um filho hiper-responsável ao qual, implicitamente, entregou-se o poder e a autoridade que deveriam pertencer aos pais" (p. 278).

O filho parentalizado é colocado numa posição na qual é excluído do subsistema fraterno e elevado ao subsistema parental, assumindo prematuramente uma responsabilidade emocional considerável que pode incluir papéis de confidente, pacificador e ajudante (Minuchin & Fishman, 1990; Penso & Sudbrack, 2004; Stein, Riedel, & Rotheram-Borus, 1999). Embora o filho parentalizado seja comumente o filho mais velho, isto não é uma regra. Há famílias em que um outro filho assume a posição de filho parental. Desta forma, o filho parentalizado é necessariamente mais velho do que os irmãos dos quais ele assume os cuidados, mas nem sempre é o primogênito (Dellazzana, 2008).

Os filhos parentalizados assumem funções de criação dos demais irmãos como representantes de seus pais (Minuchin & Fishman, 1990). Nessas famílias, faz parte das obrigações do irmão mais velho acompanhar o irmão mais novo até a escola, servir ou até preparar sua refeição, cuidar dele quando adoece e protegê-lo de outros irmãos e de outras crianças fora de casa. As tarefas parentais são assumidas pelo irmão mais velho na ausência temporária, prolongada ou permanente dos pais, as quais ele nem sempre cumpre espontaneamente ou com prazer (Britto, 2002).

A literatura sobre parentalização fornece informações importantes sobre as causas e os efeitos deste processo familiar. Tal como tem sido tradicionalmente estudada, a parentalização parece produzir efeitos deletérios em crianças que tenham sido indevidamente sobrecarregadas por seu progenitor ou progenitores (Willert, 2003). Ainda que em algumas circunstâncias esse fenômeno possa promover indivíduos competentes e com bons recursos (Ferreira, 1991; Ferreira & Mettel, 1999; Minuchin & Fishman, 1990), muito pouca atenção tem sido dada a estas situações.

Assim, a literatura sobre parentalização apresenta diferenças na visão dos autores sobre o fato de que, em algumas famílias, os filhos assumem tarefas que seriam teoricamente dos pais (Ferreira & Mettel, 1999; Preto, 1995). Entre os autores que entendem o fenômeno do filho parentalizado como prejudicial à família, pode-se citar Preto (1995), a qual, em um estudo sobre famílias de baixa renda, observou que mudanças na estrutura familiar podem provocar uma falta de clareza nas fronteiras e uma intensificação dos vínculos entre pais e adolescentes. Para essa autora, os adolescentes podem assumir papéis adultos numa tentativa de substituir o cônjuge ausente e apoiar o progenitor que ficou. Desta forma, os pais solteiros que não contam com uma rede de amigos dependem, muitas vezes, inadequadamente dos filhos para apoio emocional.

Ferreira e Mettel (1999), pelo contrário, entendem o fenômeno como uma forma de adaptação às condições de vida da família. Os filhos mais velhos podem ser considerados como agentes socializadores competentes, podendo ser uma fonte de recursos para a família, orientando, estimulando e facilitando a participação dos irmãos menores nas atividades da rotina familiar. Para Minuchin e Fishman (1990), se as responsabilidades do filho parentalizado são claramente definidas pelos pais e apropriadas à sua capacidade, levando em consideração seu nível de maturidade, este fenômeno pode ser positivo. Porém, quando o filho parentalizado recebe responsabilidades com as quais não consegue lidar, ou não recebe autoridade para dar conta delas, existe o perigo potencial de que os filhos parentalizados se tornem sintomáticos. Além disso, Minuchin, Nichols e Lee (2009) alertam que o excesso de rigidez na organização das famílias nas quais há um filho(a) parentalizado(a) é um indicativo de problema.

Houzel (2005) aponta, ainda, que quando a parentalização é escondida, durável e inapropriada às competências da criança ela pode se tornar patogênica. Desta forma, em acordo com Willert (2003), pode-se pensar que psicólogos clínicos, bem como pesquisadores, necessitam de ferramentas adequadas através das quais possam distinguir entre a parentalização problemática e a não problemática.

A importância do contexto

De acordo com o estudo transcultural de Weisner e Gallimore (1977), aspectos culturais, políticos e econômicos da sociedade também influenciam o relacionamento entre irmãos. Desta forma, embora as famílias possam se organizar de diferentes modos a partir da cultura na qual estão inseridas, o cuidado não parental é a norma ou, pelo menos, uma forma significativa de cuidado em muitas sociedades. Como membro da família, no que se refere à organização das tarefas domésticas, uma criança particular pode ser responsável pelo cuidado de uma criança menor e, ao mesmo tempo, acatar e receber orientação de um irmão ainda mais velho do que ela (Zukow, 2002).

O cuidado é descrito por Weisner e Gallimore (1977) como todas as formas de socialização, treinamento e responsabilidades rotineiras que uma criança – um irmão mais velho – assume em relação a outras. Mais especificamente, são consideradas como atividades de cuidado desde a responsabilidade total pelo cuidado de um ou mais irmãos menores até a realização de tarefas específicas em relação a um irmão mais novo supervisionadas por algum adulto ou por alguma outra criança.

Além da situação específica de cuidado entre irmãos, Weisner (1987) aponta que em muitas sociedades não ocidentais o treinamento para as habilidades parentais é o sistema de cuidado compartilhado, no qual pais, mães, outros adultos e um filho mais velho são corresponsáveis pelas crianças menores. Desta forma, um grupo de crianças de diferentes idades e sexos dividem as tarefas de cuidado das crianças menores entre si, com os pais e com outros adultos. Este treinamento acontece entre o grupo de irmãos durante a infância e as habilidades para o cuidado de uma criança são aprendidas bem cedo, a partir de 5 ou 6 anos. Esta fase de intensa aprendizagem para a criança termina normalmente na adolescência. O desempenho de tarefas domésticas essenciais para a sobrevivência da família e da comunidade também é ensinado à criança neste período (Weisner, 1987).

O treinamento para a parentalidade é uma atividade culturalmente esperada, a qual faz parte do desenvolvimento normal da infância e da adolescência incial em muitas partes do mundo. Além disso, parece ser também um padrão que ajuda as famílias a se adaptarem a suas circunstâncias ecocultuais. A partir desta perspectiva, o cuidado entre irmãos e o cuidado compartilhado são um tipo de estratégia de investimento parental (Weisner, 1987).

O cuidado entre irmãos é favorecido em relação a outras estratégias, pois de alguma forma ele é uma adaptação efetiva às necessidades da família e da comunidade para segurança e proteção de seus membros (Weisner, 1987). Ademais, combina com outras tarefas e requisitos necessários à subsistência e apoia o desenvolvimento de habilidades sociais e ideais culturais valorizados em uma comunidade. Há três condições gerais relacionadas ao ambiente familiar que influenciam a forma como o manejo compartilhado do cuidado de crianças acontece, a extensão em que ele ocorre e as formas nas quais as crianças são treinadas em relação às habilidades parentais: (a) a disponibilidade de pessoas da família e membros do grupo para desempenhar atividades parentais e se responsabilizar por elas, (b) ideias culturais em relação à formação de papéis quanto ao sexo e aos objetivos do desenvolvimento infantil, e (c) o tipo de continuidade mantido entre o grupo de irmãos e primos ao longo da vida (Weisner, 1987).

Nesse sentido, Lordelo e Carvalho (1989) apontam que há dois *settings* diferentes nos quais o cuidado entre irmãos acontece: as sociedades nas quais o cuidado dos irmãos menores faz parte da rotina dos filhos mais velhos e as sociedades nas quais as crianças não são usadas como agentes de cuidado. Zukow (2002), em consonância com Weisner (1987), aponta que em sociedades agrárias os irmãos cuidadores fazem mais do que suprir as necessidades biológicas imediatas e divertir os irmãos mais novos. Eles são mediadores da cultura, introduzindo seus irmãos mais novos a formas de agir e conhecer através de estilos únicos de interação. Em cenários rurais, os progenitores valorizam muito a assistência pouco especializada da criança na produção de comida e de artefato e, principalmente, sua assistência no cuidado de irmãos mais novos. Todavia, o que é ideal para uma sociedade rural agrária não será ideal em uma sociedade urbana tecnológica, pois os métodos para alcançar os objetivos parentais, assim como as características que os pais reforçam seus filhos a desempenhar, variam entre as culturas rurais e tecnológicas (Zukow, 2002).

Preparar uma criança para se tornar um membro competente de uma cultura agrária requer um conjunto diferente de prioridades daquele necessário para os membros de uma cultura tecnológica (Zukow, 2002). A interdependência, por exemplo, é crucial para a sobrevivência de toda a família nas sociedades agrárias, enquanto a independência é priorizada nas tecnológicas. O grau no qual as crianças participam ao cuidarem de irmãos e irmãs mais novos reflete diretamente a importância de dividir o cuidado para o bem-estar econômico da família.

Existem muitas diferenças entre a rotina de crianças que moram em cidades do mundo industrializado e aquela das que moram em regiões predominantemente rurais (Tudge, 2008). No entanto, é importante salientar que, tanto no cenário urbano como no rural, as crianças são propensas a terem experiências significativamente relevantes em função de sua classe social e de seu grupo étnico-racial e que a passagem do tempo histórico faz uma grande diferença nas experiências vivenciadas pelas crianças (Tudge, 2008). Uma das diferenças entre as culturas nas quais as crianças estão inseridas está relacionada à forma como o cuidado entre irmãos acontece. Nesse sentido, o cuidado desempenhado por um irmão mais velho em relação a um menor pode ser tanto explícito como implícito, ou através de um cuidador visível (marcado, rotulado) ou não.

Em um estudo que comparou as relações entre irmãos em sociedades industrializadas e não industrializadas, Cicirelli (1994) encontrou que em ambas as sociedades irmãos mais velhos cuidam de irmãos mais novos. Todavia, diferenças quanto às normas culturais que regulam as responsabilidades do papel de irmão e o cuidado no relacionamento entre irmãos foram observadas. Em sociedades não industrializadas, tais como áreas rurais ou aldeias da Ásia, África, Oceania, América Central e América do Sul, é comum ver meninas mais velhas tomando conta de três ou quatro irmãos mais jovens. As atividades de cuidado que estas meninas realizam são: alimentar, confortar, disciplinar, designar tarefas e, de modo geral, vigiar os irmãos menores. Desta forma, em comunidades agrícolas pobres, os irmãos mais velhos têm um papel importante, culturalmente definido. Os pais treinam as crianças desde cedo para ensinar aos irmãos e às irmãs mais novas como reunir lenha, carregar água, cuidar de animais e produzir alimento. Os irmãos mais jovens, por sua vez, absorvem valores importantes, tais como respeitar os mais velhos e colocar o bem-estar do grupo acima do bem-estar pessoal (Cicirelli, 1994).

O estudo realizado por LeVine et al. (citado por Tudge, 2008), assim como os realizados por Ember (1973) e Wenger (citado por Tudge, 2008), evidenciam algumas características das sociedades não industrializadas. Em Gusii, uma tribo do Quênia, os deveres de cuidar as crianças são formulados de forma bem explícita. O papel de cuidador principal do recém-nascido é dado para uma pessoa específica, geralmente uma irmã mais velha. A tarefa principal desta menina é cuidar do irmãozinho, pelo menos, até que ele seja desmamado. A expectativa é que estas meninas farão tudo que as mães tipicamente fariam, exceto amamentar.

As mães quenianas também não perdem muito tempo tentando inculcar obediência e respeito até que seus filhos completem 18 meses ou 2 anos de idade, uma vez que as crianças de 2 a 4 anos passam muito tempo com seus irmãos mais velhos e outras crianças, particularmente meninas. Como LeVine et al. (1994, citado por Tudge, 2008) salientam, as mães de Gusii não assumem a responsabilidade por ensinar formas desejáveis de competência e virtude para seus filhos, pois elas supõem que o filho mais novo aprenderá o que for necessário através de seus irmãos mais velhos.

Por outro lado, nas sociedades industrializadas, as situações de cuidado entre irmãos acontecem informalmente e são mais esporádicas do que contínuas (Cicirelli, 1994). Os irmãos mais velhos ensinam os mais jovens, mas isto acontece de modo informal, ou seja, não como parte estabelecida do sistema. Em outras palavras, o cuidado dos irmãos menores não é uma tarefa socialmente esperada e cotidiana para os irmãos mais velhos. Nessas sociedades, o número e o espaçamento entre irmãos variam de família para família. Além disso, essas famílias tendem a ter menos filhos e a ter uma distância maior entre eles, tornando mais fácil, para os pais, seguir a carreira profissional e dedicar-se a outros interesses, focalizando mais recursos e atenção em cada um dos filhos (Cicirelli, 1994). Por estas razões, a situação de cuidado informal entre irmãos é muito mais comum e acontece como parte da rotina e das atividades diárias destas famílias (Weisner & Gallimore, 1977).

Em relação ao estudo de Cicirelli (1994), Carreño e Avila (2002) assinalam que em sociedade tidas como não industrializadas, em função das divisões socioeconômicas nelas existentes, o cuidado entre irmãos pode ser desempenhado de duas maneiras: ou como uma responsabilidade formal, culturalmente definida, ou informalmente. Assim, em países como o Brasil ou a Colômbia, o papel do irmão cuidador das sociedades industrializadas corresponderia aos níveis socieconômicos médio e altos e o das sociedades em desenvolvimento corresponderia aos níveis mais baixos. Neste sentido, estudos brasileiros que descrevem famílias de baixa renda mencionam a existência da situação de cuidado entre irmãos (Amazonas,

Damasceno, Terto & Silva, 2003; Bem & Wagner, 2006; Pires, Matos, Cerqueira, Figueiredo, & Souza, 2004).

Um estudo realizado com meninas de nível socioeconômico baixo apresentou alguns aspectos sobre a situação de cuidado entre irmãos (Poletto et al., 2004). Os dados indicaram que a relação entre as meninas que cuidam e seus irmãos menores parece ser saudável. Todavia, apesar desta relação possibilitar às meninas a expressão de suas capacidades de cuidar, muitas vezes, em função disto, elas perdem sua condição de criança. Isto mostra que, apesar de darem conta das demandas por elas vivenciadas, os riscos a que estão expostas são constantes e muitas situações podem causar dano psicológico e/ou emocional. Além disso, elas nem sempre possuem apoio e recursos suficientes para lidarem com todos esses riscos (Poletto et al., 2004).

Dellazzana (2008) investigou o cotidiano de adolescentes de famílias de baixa renda, especialmente daqueles que cuidam de seus irmãos. Nesse estudo constatou-se que adolescentes de ambos os sexos realizam atividades de cuidado. Entretanto, na medida em que as meninas assumem tanto tarefas de cuidado como tarefas domésticas, os meninos são responsáveis apenas pelas tarefas de cuidado dos irmãos menores. Nestas situações, as tarefas domésticas são delegadas a alguma outra figura feminina da família, como a segunda irmã na ordem de irmãos ou mesmo a mãe.

Os resultados desse estudo indicaram que a ocorrência de comportamentos de cuidado entre irmãos, bem como o desempenho de tarefas domésticas, acarretam prejuízos importantes no desempenho escolar do adolescente cuidador. Esses adolescentes faltam muitas aulas, pois estão totalmente envolvidos com o cuidado dos irmãos e com as tarefas domésticas. Além disso, os adolescentes cuidadores sofrem uma limitação importante em relação às atividades de lazer (Dellazzana, 2008).

Além disso, as conclusões do estudo apontaram que o cuidado entre irmãos pode acontecer de duas formas: (1) cuidado formal, sendo os irmãos mais velhos responsáveis pelas atividades de cuidado de seus irmãos menores e (2) cuidado informal, ou seja, quando os pais são os responsáveis, sendo os irmãos mais velhos apenas auxiliares de suas mães nessas atividades. Apesar desta ajuda acontecer em vários momentos do dia, o cuidado que esses adolescentes desempenham em relação aos irmãos menores não interfere nas outras atividades cotidianas (Dellazzana, 2008). Entretanto, as fronteiras entre esses dois modos de cuidado (formal e informal) não são fixas e pode haver uma flutuação entre os papéis que os irmãos mais velhos desempenham. Isto ocorre pois um irmão mais velho que apenas ajude a mãe a tomar conta dos irmãos menores pode, em função de circunstâncias específicas de vida (por exemplo, doença da mãe), assumir o papel de cuidador formal por um determinado período de tempo (Dellazzana, 2008).

Especificamente em relação às famílias de nível socioeconômico baixo, as crianças e os adolescentes que desempenham o papel de cuidadores não têm meios ou autoridade necessária para obter ajuda formal, pois dependem de seus pais para o acesso aos programas de apoio à família. Os pais, por outro lado, podem relutar em procurar a ajuda desses programas, precisamente, pois: (a) o envolvimento de seus filhos no cuidado não é normativo, e (b) eles temem sofrer sanções legais, considerando os direitos da criança e do adolescente (Szinovacz, 2007).

Assim, tanto as crianças quanto os pais geralmente escondem a situação de cuidado infantil do mundo externo (Szinovacz, 2007), dificultando a intervenção de assistentes sociais, psicólogos e outros profissionais da assistência social. Isto ocorre, pois, a não ser que haja um acompanhamento sistemático da família em questão (principalmente através de visitas domiciliares) a identificação das situações de cuidados formais entre irmãos fica bastante limitada. Não é surpreendente, portanto, o fato de que os programas de apoio aos cuidadores raramente consideram as crianças como cuidadores potenciais (Szinovacz, 2007).

Considerações finais

Ao contrário do cuidado dispensado por adultos, o cuidado dispensado por crianças e adolescentes não é considerado uma norma em muitas sociedades. Isto ocorre pois em sociedades pós-industriais a infância é vista como uma fase da vida dedicada, em primeiro lugar, a atividades relacionadas à educação e à brincadeira (Ariès, 1981; Jurkovic, 1997). Por esta razão, o envolvimento de crianças em atividades de trabalho tipicamente adultas é considerado inapropriado e, não raro, ilegal. Entretanto, a literatura tem mostrado que em muitos contextos crianças e adolescentes assumem papéis de cuidadores de seus irmãos ou porque a sua situação familiar os força a fazer isso (por exemplo, no caso de famílias monoparentais), ou porque seus pais lhes delegam tarefas de forma direta (Szinovacz, 2007).

No que se refere à realidade brasileira, outro fator deve ser considerando para entender por que crianças e adolescentes assumem papéis de cuidadores de seus irmãos: a falta de vagas nas escolas de educação infantil pública. Nesse sentido, pesquisas recentes alertam para o fato de que existe uma discrepância entre o número de crianças com idade para frequentar creches e o número real de vagas disponíveis principalmente em relação às crianças de zero a três anos de idade (Freitas, Shelton & Sperb, 2009; Freitas, Shelton & Tudge, 2008). Além disso, sabe-se que muitas creches da rede pública priorizam crianças cujas mães trabalham fora de casa, excluindo do sistema de educação infantil as famílias em maior situação de vulnerabilidade social, ou seja, aquelas que sobrevivem apenas com os benefícios de programas sociais.

Todavia, embora a maioria dos estudos brasileiros sobre cuidado entre irmãos tenha tido como participantes famílias de nível socioeconômico baixo (Dellazzana, 2008; Ferreira, 1991; Ferreira & Mettel, 1999; Poletto et al., 2004), este fenômeno não está restrito apenas a essa classe social. Alguns autores têm apontado que cuidados entre irmãos também acontecem em classes sociais mais abastadas (Minuchin, Nichols & Lee, 2009). Diante disto, pode-se pensar que a situação de cuidado entre irmãos não é uma realidade apenas de comunidades rurais, em sociedades não industrializadas. Tampouco uma situação que ocorre exclusivamente em uma determinada classe social, mas sim uma forma de organização comum em muitas famílias.

Além disso, é possível pensar que irmãos que cuidam de irmãos, independentemente de sua classe social, podem ser considerados membros importantes da rede de apoio social de seus irmãos mais novos. Isso ocorre, pois, além dos sistemas externos à família, os membros da própria família nuclear podem servir como fontes de suporte ao indivíduo tanto através de apoio instrumental como do apoio emocional (Craig & Winston, 1989).

Ao contrário do que ocorre em pesquisas sobre o relacionamento entre irmãos, estudos específicos sobre cuidado entre irmãos são mais difíceis de serem encontrados, principalmente, na psicologia. Pesquisas apontam que, embora o cuidado entre irmãos seja bastante comum em muitas sociedades, ele ainda é muito pouco estudado e, algumas vezes, é desconsiderado (Perez, 2002; Szinovacz, 2007; Zukow, 2002). Um dos motivos para que isso aconteça, pode ser o fato de que não existe um modelo teórico que oriente o estudo sobre cuidados dispensados pelo irmão mais velho na mesma medida em que são explicados padrões de cuidados maternos e paternos (Ferreira & Mettel, 1999; Szinovacz, 2007). Outro aspecto refere-se às dificuldades metodológicas de pesquisar situações de cuidado entre irmãos (Dellazzana, 2008; Weisner & Gallimore, 1977), uma vez que não é fácil acessar adolescentes que cuidem de seus irmãos menores.

Diante disso, pode-se pensar que as duas abordagens sobre cuidado entre irmãos apresentadas anteriormente são parciais. A visão da psicologia clínica, a qual aponta o fenômeno do filho parentalizado, não leva em conta suficientemente o contexto mais amplo no qual a família está inserida. Por outro lado, os estudos que priorizam o contexto, comumente, não atentam para o fato de que a situação de cuidado entre irmãos pode gerar sofrimento psíquico para o irmão ao qual foi dado este papel, em função da sobrecarga de atividades e responsabilidades.

Assim, sugere-se que sejam realizados estudos empíricos que considerem as dificuldades metodológicas citadas, bem como outros membros do sistema familiar além do irmão cuidador (irmãos menores e seus progenitores). Além disso, é fundamental que os contextos culturais sejam levados em consideração, pois eles diferem fortemente em relação à formalização ou não das tarefas do irmão cuidador (Szinovacz, 2007).

A revisão da literatura sobre o cuidado entre irmãos corrobora conclusões de estudos previamente realizados (Ferreira & Mettel, 1999; Szinovacz, 2007) quanto à ausência de um modelo teórico que oriente o estudo sobre o tema.

Por fim, é possível ressaltar que a parentalidade não é mais uma relação que se estabelece somente entre pais e filhos. Atualmente, outras pessoas, além do pai e da mãe, estão envolvidas nas atividades de cuidados das crianças pequenas, entre eles os irmãos mais velhos. Entretanto, em consonância com a literatura apresentada, considerar os irmãos mais velhos como cuidadores de seus irmãos mais novos é um fato muitas vezes esquecido, não apenas pelos pesquisadores, mas também pelos profissionais que trabalham diretamente com famílias nas quais essa situação acontece (Dellazzana, 2008). Nesse sentido, é fundamental que futuras pesquisas possam abordar essa temática a fim de que se amplie o conhecimento sobre as experiências de cuidado entre irmãos, para assim promover intervenções adequadas com estas famílias, quando for o caso.

Referências

Amazonas, M. C. L. de A., Damasceno, P. R., Terto L. de M. de S. & Silva, R. R. da (2003). Arranjos familiares de crianças das camadas populares. *Psicologia em Estudo*, 8, 11-20.

Ariès, P. (1981). *História social da criança e da família*. Rio de Janeiro: ABDR – Editora Afiliada.

Bem, L. A. de & Wagner, A. (2006). Reflexões sobre a construção da parentalidade e o uso de estratégias educativas em famílias de baixo nível socioeconômico. *Psicologia em Estudo*, 11 (1), 63-71.

Boszormenyi-Nagy, I. & Spark, G. (1983). *Lealtades invisibiles*: reciprocidad en terapia familiar intergeneracional. Buenos Aires: Amorrortu.

Britto, N. (2002). *Rivalidade fraterna*: o ódio e o ciúme entre irmãos. São Paulo: Ágora.

Brody, G. H. (1998). Sibling relationship quality: its causes and consequences. *Annual Review of Psychology*, 49, 1-24.

Brody, G. H. (2004). Siblings' direct and indirect contributions to child development. *Current Directions in Psychological Science*, 13, 124-126.

Carreño, C. M. & Avila, S. C. (2002). El vínculo de apego entre hermanos: un estudio exploratório con niños colombianos de estrato bajo. *Suma Psicologica*, 9 (2), 107-132.

Cicirelli, V. G. (1994). Sibling relationships in cross-cultural perspective. *Journal of Marriage and the Family*, 56, 7-20.

Craig, St. J. & Winston, T. J. (1989). The effect of social support on prenatal care. *Journal of Applied Behavioral Science*, 25, 79-98.

Dellazzana, L. L. (2008). *Irmãos que cuidam de irmãos: concepções sobre justiça* retributiva. Disponível em: <http://hdl.handle.net/10183/15586>. Acesso em: 22 abr. 2012.

Dunn, J. (1988). Sibling influences on childhood development. *Journal of Child Psychology and Psychiatry*, 29, 119-127.

Dunn, J. (1983). Sibling Relationships in Early Childhood. *Child Development*, 54 (4), 787-811.

Ferreira, E. A. P. (1991). *Irmãos que cuidam de irmãos na ausência dos pais: um estudo sobre desempenho em tarefas domésticas e interação entre irmãos*. Unpublished masther's thesis, Curso de Pós-Graduação em Psicologia da

Aprendizagem e Desenvolvimento, Instituto de Psicologia, Universidade de Brasília. Brasília, Brasil.

Ferreira, E. A. P. & Mettel, T. P. de L. (1999). Interação entre irmãos em situação de cuidados formais. *Psicologia: Reflexão e Crítica, 12*, 133-146.

Freitas, L. B. L., Shelton, T. L. & Sperb, T. M. (2009). Conceptions of early childhood care and education in Brazil. In: Marilyn Fleer; Mariane Hedegaard; Jonathan Tudge (Org.). World Yearbook of Education 2009 – *Childhood studies and the impact of globalization: Policies and practices at global and local levels*. Londres: Routledge. (pp. 279-291).

Freitas, L. B. L., Shelton, T. L. & Tudge, J. R. H. (2008). Conceptions of US and Brazilian early childhood care and education: A historical and comparative analysis. *International Journal of Behavioral Development, 32*, 161-170.

Furman, W., Rahe, D. & Hartup, W. (1979). Rehabilitation of socially withdrawn preschool children trough mixed-aged and same-age socialization. *Child Development, 50*, 915-922.

Garner, P. W., Jones, D. C. & Palmer, D. J. (1994). Social cognitive correlates of preschool children's sibling caregiving behavior. *Developmental Psychology, 30*(6), 905-911.

Gomes, V. F. & Bosa, C. (2004). Estresse e relações familiares na perspectiva de irmãos de indivíduos com Transtornos Globais do Desenvolvimento. *Estudos de Psicologia, 9* (3), 553-561.

Houzel, D. (2005). Influência de fatores familiares sobre a saúde mental de crianças e de adolescentes. *Revista Latinoamenricana de Psicopatologia Fundamental, 3*, 443-479.

Jurkovic, G. J. (1997). *Lost childhoods: the plight of the parentified child.* New York: Brunnen-Mazel. Disponível em: <http://books.google.com/books>. Acesso em: 20 jun.2009.

Lordelo, E. R. & Carvalho, A. M. A. (1999). Um estudo naturalístico do comportamento de cuidado entre crianças pré-escolares. *Biotemas, 12*, 7-30.

Lordelo, E. R. & Carvalho, A. M. A. (1989). Comportamento de cuidado entre crianças: uma revisão. *Psicologia: Teoria e Pesquisa, 5, 1-19.*

Maynard, A. E. (2004). Sibling interaction. In: U. P. Gielen & J. Roopnarine. *Childhood and adolescence: cross-cultural perspectives and applications* (pp. 229-254). Disponível em: <http://books.google.com/books>. Acesso em: 10 jun. 2009.

Meynckens-Fourez, M. (2000). Da fratria à fraternidade. In: E. Tilmans--Ostyn & Meynckens-Fourez M. (Eds.). *Os recursos da fratria* (pp. 3-53). Belo Horizonte, Brasil: Artesã.

Miermont, J. (1994). *Dicionário de terapias familiares: teoria e prática* (C. Arturo Molina-Loza, trad.). Porto Alegre: Artmed.

Minuchin, S., Nichols, M. P. & Lee, W. (2009). *Famílias e casais: do sintoma ao sitema*. Porto Alegre: Artmed.

Minuchin, S. & Fishman, H. C. (1990). *Técnicas de terapia familiar*. Porto Alegre: Artmed.

Nunes, C. C. & Aiello, A. L. R. (2008). Interação entre irmãos: deficiência mental, idade e apoio social da família. *Psicologia: Reflexão e Crítica 21* (1), 42-50.

Penso, M. A. & Sudbrack, M. F. (2004). Envolvimento em atos infracionais e com drogas como possibilidades para lidar com o papel de filho parental. *Psicologia USP, 15,* 29-54.

Perez, A. P. (2002). O filho primogênito: suas características e seus relacionamentos no contexto familiar. In: A. Wagner (Ed.). *Família em cena: tramas, dramas e transformações* (pp. 113-131). Petrópolis: Vozes.

Pereira-Silva, N. L. & Dessen, M. A. (2004). O que significa ter uma criança com deficiência mental na família? *Educar em Revista, 23,* 161-183.

Pires, S., Matos, A., Cerqueira, M., Figueiredo, D. & Souza, L. (2004). Retratos da vida das famílias multiproblemáticas. *Revista Serviço Social e Sociedade, 80* (1), 5-32.

Poletto, M., Wagner, T. M. C. & Koller, S. H. (2004). Resiliência e desenvolvimento infantil de crianças que cuidam de crianças: uma visão em perspectiva. *Psicologia: Teoria e Pesquisa, 29* (3), 241-250.

Preto, N. G. (1995). Transformações do sistema familiar na adolescência. In: B. Carter & M. McGoldrick (Eds.). *As mudanças no ciclo de vida familiar* (M. A. V. Veronese, trad., 2ª ed., pp. 223-247). Porto Alegre: Artmed.

Rios-Gonzáles, J. (1994). *Manual de orientación y terapia familiar*. Madrid: Instituto de Ciencias del Hombre.

Silveira, L. M. O. B. (2002). O relacionamento fraterno e suas características ao longo do ciclo vital. In: A. Wagner (Ed.). *Família em cena: tramas, dramas e transformações* (pp. 93-112). Petrópolis: Vozes.

Stein, J. A., Riedel, M. & Rotheram-Borus, M. J. (1999). Parentification and its impact on adolescent children of parents with AIDS. *Family Process*, 38, 193-208.

Stewart, R. B. & Marvin, R. S. (1984). Sibling relations: the role of conceptual perspective-taking in the ontogeny of sibling. *Child development*, 55, 1322-1332.

Stratton, P. (2003). Contemporary families as contexts for development. In: J. Valsiner, & K. Connolly (Eds.). *Handbook of developmental psychology* (pp. 333-357). Londres: Sage.

Szinovacz, M. E. (2007). Children in caregiving families. In: M. E. Szinovacz & A. Davey (Eds.). *Caregiving contexts: Cultural, familial and societal implications* (pp. 161-192). Disponível em: <http://books.google.com/books>. Acesso em: 20 jul. 2009.

Teti, D. M. (2001). Retrospect and prospect in the psychologycal study of sibling relationship. In: James P. McHale e Wendy S. Grolnick (Eds.). *Retrospect and prospect in the psychological study of families* (pp. 193-224). Mahwah: Lawrence Erlbaum Associates. Disponível em: <http://books.google.com/books>. Acesso em: 5 jan. 2008.

Tudge, J. (2008). *The everyday lives of young children: Culture, class, and childrearing in diverse societies.* New York: Cambridge University Press.

Weisner, T. S. (1987). Socialization for parenthood in sibling caretaking societies. In: J. B. Lancaster & J. Altmann (Eds.). *Parenting across the life span: Biosocial dimensions* (pp. 237-270). Hawthorne, NY: Aldine. Disponível em: <http://books.google.com/books>. Acesso em: 5 jan. 2009.

Weisner, T. S. & Gallimore, R. (1977). My brother's keeper: child and sibling caretaking. *Current Anthropology*, 18 (2), 169-190.

Willert, A. S. (2003). *Parentification in rural african american single mother families: a study of adolescent competence in context.* Disponível em: <https://www.fcs.uga.edu/ss/docs/willert_amanda_s_200308_phd.pdf>. Acesso em: 22 abr. 2012.

Zukow, P. G. (2002). Sibling Caregiving. In: Marc H. Bornstein: (Ed.). *Handbook of parenting (Vol.3): being and becoming a parent* (2. ed., pp. 253-286). Mahwah: Lawrence Erlbaum Associates. Disponível em: <http://books.google.com/books>. Acesso em: 5 jan. 2008.

CAPÍTULO QUATORZE ■

O lugar da creche nos debates sobre parentalidade e coparentalidade

Vera Maria Ramos de Vasconcellos, Karla da Costa Seabra,
Zena Winona Eisenberg e Ana Rosa Costa Picanço Moreira

A entrada de uma criança na creche constitui-se em um evento marcante no ciclo de vida familiar que pode trazer mudanças para cada um de seus membros, assim como para as relações estabelecidas entre os pais e suas crianças. Nos anos 90 e início do século XXI, o debate sobre a permanência ou não da criança na creche e seus efeitos no desenvolvimento do bebê tem sido objeto de ampla discussão. Paralelamente a esse debate, a permanência de crianças na creche tem sido crescente: entre 2001 e 2007, a porcentagem de crianças de 0 a 6 anos matriculadas em unidades de educação infantil aumentou de 35% para 45%.[1] Desta forma, faz-se cada vez mais premente considerar a creche – e não somente a família – como ambiente e agente no desenvolvimento infantil.

A Psicologia do Desenvolvimento tem se preocupado em destacar e descrever as dinâmicas de parentalidade e coparentalidade existentes em relação à educação e ao cuidado de crianças, assim como às crenças e atitudes de pais e educadores que lidam com crianças (Frizzo et al., 2005; Keller, 1998, 2002; Seidl de Moura et al., 2004a, 2004b ; Lightfoot

---
[1] Dados do PNAD/IBGE, 2007.

& Valsiner, 1992). No entanto, grande parte dos estudos empíricos tem se concentrado na díade pai/mãe como definidora da parentalidade (Silva & Piccinini, 2007; Rappaport & Piccinini, 2004; Piccinini, Silva, Gonçalves, Lopes & Tudge, 2004). Neste capítulo, buscamos propor que a *creche*, local de cuidados e de educação de crianças pequenas, possa ser considerada mais um parceiro privilegiado na relação com a família. Argumentaremos que, como tal, essa unidade educacional deve ser integrada à análise da coparentalidade, dentro da nova condição que se estabelece quando a criança passa a frequentá-la.

Para tanto, iniciaremos o capítulo com uma revisão bibliográfica dos conceitos de parentalidade e coparentalidade, faremos também uma breve exposição de algumas pesquisas que analisaram as crenças e os valores dos pais em relação à creche. Em seguida, analisaremos o ingresso da criança na creche como um momento decisivo na relação que se estabelecerá entre a família e a mesma, no que tange ao cuidado e à educação infantil. De fato, a criança, que antes existia, mormente no âmbito familiar e nas relações ali contidas, passa a fazer parte também de uma instituição cuja relação com a família definirá alguns dos caminhos possíveis para o seu processo de desenvolvimento e aprendizagem.

Parentalidade e coparentalidade nas famílias contemporâneas

Ninguém nasce *mãe* ou *pai*; a parentalidade só se constitui como tal pela possibilidade de reciprocidade de alguém que se torna *filho*. Assim, o conceito de parentalidade está baseado no desempenho de funções e papéis parentais, isto é, na experiência de ser pai ou mãe, e não no parentesco em si mesmo (Vasconcellos, 1998).

Papéis sociais são, na definição de Louro (1997, p. 24), "padrões ou regras arbitrárias que uma sociedade estabelece para seus membros e que definem seus comportamentos, suas roupas, seus modos de se relacionar ou de se portar". Sendo assim, os papéis parentais são parte integrante dos papéis sociais; são padrões de comportamentos parentais esperados em uma determinada sociedade. Mas, para Lightfoot e Valsiner (1992), apesar de o papel parental poder estar orientado por instituições sociais (valores, significados e plano de ação), os indivíduos não se apropriam passivamente dos papéis culturais; eles os constroem ativamente e, com base nos mesmos, constroem um sistema de crenças nos quais as suas experiências cotidianas estão imersas.

As funções parentais, de acordo com Minuchin (1982), têm o objetivo de desenvolver e proteger seus membros – função interna – e socializar, adequar e transmitir a cultura para eles – função externa. Na medida em que os filhos vão crescendo, novas exigências referentes às funções internas e externas vão sendo impostas ao sistema parental. Por exemplo, quando os filhos ainda são muito pequenos, são as funções de nutrição que predominam, exigindo a atenção constante dos pais e uma atuação mais diretiva. Na medida em que as crianças vão crescendo, a alimentação vai sendo negociada em termos de horários, qualidade e quantidade de alimentos etc., e a orientação e a supervisão dos pais em relação à nutrição assumem maior relevância contribuindo, desta forma, para a autonomia dos filhos. Neste sentido, as funções parentais não são estáticas; ao contrário, são processos em desenvolvimento, orientados pelas necessidades das crianças, pela sociedade e pelas crenças e mitos familiares.

Já Osório (1996) classifica as funções parentais em três níveis: biológico, psicológico e social. A função biológica diz respeito à garantia de sobrevivência dos seus membros da família, através do fornecimento de cuidados físicos; a função psicológica é a de fornecer as bases afetivas para o desenvolvimento individual; e a função social é a de inserir a criança na cultura. Assim como Minuchin, Osório entende que as funções parentais constituem alicerces para a autonomia e a construção da identidade de cada membro do sistema familiar.

Após o nascimento de um filho, seja na presença ou na ausência dele, a transformação em *pai e mãe* é irreversível, mesmo que o exercício da função paterna/materna e dos papéis parentais não se estabeleça. Isto quer dizer que, embora "ter um filho" não implique o exercício da parentalidade, existirá sempre um pai e uma mãe para este filho, na medida em que há uma marca simbólica naqueles sujeitos. Igualmente, quando nasce um bebê, não nasce apenas uma criança, nasce também um irmão, um avô, uma avó e assim por diante. Um ser humano só se torna *pai ou mãe* (e constrói identidade de pai e/ou de mãe) ao reconhecer no outro a condição de *filho(a)* (construindo por ele e com ele tal identidade) e se é identificado, por aquele(a), como *pai e/ou mãe*.

O termo parentalidade foi cunhado primeiramente em 1961, pelo psicanalista Racamier, sendo pouco utilizado até meados dos anos 1980, quando ganhou mais visibilidade (Silva, 2004). Etimologicamente, essa palavra refere-se à qualidade de progenitor (Bléandonu, 2003). Houzel (1997) explica que a parentalidade refere-se ao processo psicológico de tornar-se pai ou mãe, uma fase do desenvolvimento psicológico, identificando três níveis deste processo, os quais são interdependentes: o exercício, a experiência e a prática. O exercício diz respeito à identidade da parentalidade, isto é, à condição de ser progenitor (ser pai ou mãe) presente na sua fundação e organização. A experiência refere-se às funções parentais e aos aspectos subjetivos conscientes e inconscientes envolvidos em tal processo. Por fim, a prática diz respeito aos aspectos observáveis das relações entre pais e filhos, tais como os cuidados, e a educação.

O termo *coparentalidade* é ainda mais recente e sua origem é pouco conhecida. Frizzo et al. (2005), com base em uma revisão bibliográfica, indicam que a palavra teria aparecido nos idos 1970, estando primeiramente relacionada às famílias divorciadas. Feinberg (2002; 2003) refere-se à noção de coparentalidade como o modo com que as figuras parentais trabalham juntas em seus papéis como pais. Trata-se, portanto, de um interjogo de papéis que se relaciona com o cuidado global da criança, incluindo valores, ideias e expectativas que são dirigidas à mesma. A autora aponta para quatro componentes inter-relacionados que configuram o que chama de coparentalidade: (1) concordância ou não concordância em relação ao cuidado e à educação do filho; (2) divisão de tarefas em relação à criança; (3) apoio ou não apoio à função parental do cônjuge e (4) o manejo compartilhado das interações familiares.

Estes aspectos parecem estar muito próximos ao que McHale, Kuersten-Hogan e Rao (2004) identificaram na coparentalidade: (1) compartilhamento dos cuidados com a criança; (2) extensão de solidariedade e suporte na dupla parental; (3) o nível de dissonância e oposição existente na dupla; e (4) o quanto os parceiros atuam ativa e diretamente com a criança. Por outro lado, Schmidt (2008) assinala que, para alguns autores, como Margolin, Godis e John (2001) e McHale (1995), a "coparentalidade" (*coparenting*) "pode ser aplicada a qualquer configuração na qual dois adultos, independentemente da equivalência em autoridade, compartilham a parentalidade em relação a uma criança (por exemplo, mãe e avó ou mãe e cuidador)" (p. 9). Talbot e McHale (2004, citados por Schmidt, 2008) argumentam que a ideia de coparentalidade tem suas raízes na teoria sistêmica,[2] a qual elege como unidade de análise os processos triádicos pai/mãe/filho.

McHale (1995) destaca que o bom funcionamento do sistema coparental ocorre quando os parceiros ajudam uns aos outros, negociando estilos individuais e preferências. Isto não quer dizer que as diferenças e os conflitos não devam ser explicitados. Ao contrário, o enfrentamento dos conflitos através de atitudes dialógicas parece ser o modo mais interessante de resolver desacordos e fortalecer a coparentalidade, cuja essência está no apoio mútuo e na responsabilidade compartilhada em relação à criança.

Faz-se necessário ressaltar, ao se discutir parentalidade e coparentalidade, que convivemos nos dias atuais com uma pluralidade de formas conjugais e familiares, que, de acordo com Diniz (1999), estão relacionadas com o tipo de inserção da mulher no mercado de trabalho. Encontramos pelo menos três tipos de arranjos familiares: o tradicional, em que a mulher não mantém vínculo empregatício; o intermediário, no qual a mulher trabalha fora em tempo parcial, ou exerce função remunerada no próprio lar ou ocasional; e um terceiro, ambos esposos trabalham

---

[2] Para uma melhor compreensão da família como sistema, o estudo do funcionamento e organização da família e das problemáticas familiares, em diferentes contextos de desenvolvimento, sugerimos a leitura de Andrade et al. (2006) e Wagner (2002).

fora de casa em tempo integral. Esse último arranjo pode ser dividido em três categorias: casais de duplo-trabalho, casais de dupla-carreira e casais mistos. Na primeira categoria os casais trabalham em tempo integral em atividades que não requerem nenhum investimento fora do horário de trabalho, ficando livres para cuidar de outras áreas da vida. Na segunda categoria ambos os esposos exercem profissões que exigem investimentos constantes fora do horário de trabalho, onde as demandas de trabalho são levadas para as outras áreas da vida. E na terceira categoria, um cônjuge pode estar envolvido com uma carreira e o outro com um trabalho.

O arranjo de casais de dupla-carreira foi estudado também por Wagner e Levandowski (2008), Monteiro (2001) e Souza et al. (2007), os quais afirmaram a necessidade da administração de múltiplos papéis sociais para esse casal, além das tarefas e responsabilidades com os filhos. Esses papéis vão se diferenciando e modificando de acordo com as próprias interações conjugais, afetando tanto às mulheres, por necessitarem de maior participação dos homens nas tarefas domésticas, quanto aos homens, por terem que se adaptar às demandas profissionais das esposas.

Pode-se pensar que, para os casais de dupla-carreira, seja mais necessária uma reorganização dos papéis familiares, na medida em que ambos os cônjuges necessitam de um tempo, além do horário de trabalho, para investir em suas carreiras, tendo que abdicar, então, de parte da convivência familiar para a realização do mesmo.

A decisão de ter ou não filhos e os cuidados com os mesmos podem constituir fatores de estresse para qualquer tipo de arranjo conjugal, que serão atenuados ou não pelo grau de flexibilidade do casal em compartilhar os papéis parentais, pela forma encontrada para os cuidados com os filhos e pela presença de uma rede social de apoio (Seabra, 2007). É possível imaginar que nas famílias com pais separados, nas quais os filhos permanecem a maior parte do tempo sob os cuidados de apenas um dos progenitores, essas questões também se apresentem de forma crítica. Dentro desse tipo de arranjo, poderia se pensar em subdivisões, como por exemplo quando um ou ambos os genitores estabelecem uma segunda união e outras pessoas passam a participar ativamente da vida familiar.

Ou ainda, quando outros familiares (por exemplo, avós, tios etc.), devido à situação de separação do casal, passam a apoiar e dividir alguns cuidados ou responsabilidades, até mesmo financeiras, em relação às crianças.[3]

Assim, percebe-se que todas as mudanças historicossociais, culturais e econômicas, cada vez mais evidentes na sociedade ocidental atual, imprimiram novas características aos papéis e às funções familiares. A pluralidade das novas configurações, cada vez mais comuns, força a sociedade a ter que aceitar formas não canônicas de família (Wagner & Levandowski, 2008). Com base nas novas configurações, as famílias também precisaram redefinir suas redes de apoio e as formas de cuidado dos filhos. Embora essas mudanças sejam cada vez mais evidentes vários estudos mostram que elas ainda são limitadas em alguns aspectos.

Em relação aos papéis familiares e aos cuidados alternativos, Seabra (2007) realizou uma pesquisa longitudinal com famílias de nível socioeconômico médio da cidade do Rio de Janeiro, que tinham a creche como opção para os cuidados diários de seus filhos, enquanto os pais e mães exerciam outras atividades (profissionais e/ou acadêmicas). Dentre os resultados encontrados, vemos que, geralmente, a participação paterna em atividades relativas à creche estava condicionada à participação materna, ou seja, o pai não costumava procurar a escola ou participar de eventos e reuniões sem a presença da mãe. Foi observada também uma tendência de maior participação na instituição quanto menor a idade dos filhos, quando ainda prevalecem os aspectos de cuidados assistenciais e não os pedagógicos. As atividades das quais os pais mais participaram foram as festivas e, dentre as que menos participaram, encontraram-se as reuniões de cunho pedagógico.

Pesquisas anteriores, como as de Gunter e Gunter (1990) e de Bittman (1995), mostraram que era a mulher quem geralmente desempenhava, predominantemente, o papel de cuidadora e educadora dos filhos na cultura ocidental. Mesmo quando exercia uma atividade profissional, era ela que também costumava realizar o maior número de tarefas domésticas.

---

[3] Sobre esse tema sugerimos a leitura da produção dos Grupos de Trabalho da ANPEPP, como os do GT 10: Casal e família: estudos psicossociais e psicoterapia. Ver www.anpepp.org.br.

Esses dados são confirmados pelo recente trabalho de Silva e Piccinini (2007). Bittman (1995) foi enfático, ao afirmar que as tarefas masculinas tinham início e fim predeterminados e geralmente estavam relacionadas ao lazer, enquanto as mulheres dedicavam-se a tarefas mais cotidianas, tais como cuidar da higiene e alimentação dos filhos.

Esse resultado parece não se alterar mesmo quando a mulher é a principal responsável pelo provento familiar, como apontado por Fleck e Wagner (2003) e Rocha-Coutinho (2003) em investigações com famílias brasileiras de nível socioeconômico médio. Em ambos os estudos, mesmo as famílias vivendo uma situação de sustento não tradicional, a ordem familiar ainda se apresentava de maneira clássica. Os rendimentos da mulher, mesmo quando maiores do que os do marido, eram considerados complementos e as tarefas executadas pelos maridos, por sua vez, eram percebidas como "ajuda".

Como apontou Trindade et al. (1997), o aumento do nível de escolaridade dos pais, com a valorização da participação financeira de cada um, tende a se refletir em uma diminuição da dicotomia entre as funções familiares. Assim, a mãe tende a não ser a responsável exclusiva pelos cuidados com a casa e as tarefas do dia a dia e o pai costuma não ser o provedor principal do lar. Entretanto, as pesquisas até aqui analisadas apontam aspectos em que as relações conjugais, apesar das mudanças socioculturais, seguem um modelo tradicional em termos de funcionamento familiar.

Através das pesquisas antes mencionadas, percebemos que a pluralidade de formações familiares existente atualmente e as relações socioeconômicas que as perpassam podem influenciar não somente nas escolhas para os cuidados alternativos, mas na própria participação do pai e da mãe nos cuidados diários com os filhos. Na última década, vários estudos de Psicologia do Desenvolvimento (Seidl de Moura et al., 2004b; Rappaport & Piccinini, 2004) dedicaram-se a investigar os fatores que influenciam a participação dos genitores no cotidiano do filho, apontando que tanto o investimento parental como as práticas educativas vão se regulando ao longo do desenvolvimento humano e que esse desenvolvimento ocorre a partir das interações cotidianas. Sendo assim, os pais são coconstrutores do desenvolvimento de seus filhos, ao mesmo tempo em que, pela interação com eles, constituem-se como pais. Afasta-se, assim, o determinismo biológico das relações interpessoais, ao se enfatizar o processo de construção e o compromisso intencional na elaboração dinâmica desses papéis sociais recíprocos. Em outras palavras, o sujeito só se constitui e produz uma identidade de *pai/mãe* ou de *filho* pelo papel ativo que exerce em sua constelação familiar e na sociedade, referendado pelo papel dos outros sociais que o cercam. Sempre se será pai/mãe ou filho de alguém que reconheçamos como tal, independentemente de sua presença física e/ou herança biológica (Vasconcellos, 1998).

A partir dessa discussão sobre papéis e funções familiares, podemos concluir que a parentalidade é um processo construído na relação entre pais e filhos, mediado por elementos micro e macroculturais, isto é, fatores internos ao contexto familiar, como o ciclo vital, os segredos e as crenças de família, assim como aspectos mais amplos, como os históricos, econômicos e culturais da sociedade na qual cada família está inserida. Portanto, os papéis materno e paterno são datados e localizados; as atribuições com o cuidado dos filhos ou a responsabilidade financeira têm suas razões mais na divisão social do trabalho e na organização da sociedade do que na herança genética das figuras parentais (Muzio, 1998).

Seidl de Moura et al. (2004a) pressupõem que as crenças parentais fazem parte da psicologia dos cuidadores e afetam e são afetadas diretamente pelas práticas de cuidado. Acrescentam ainda que tanto as crenças quanto as práticas são transformadas pelos ambientes físico e social, nos quais se situa o desenvolvimento humano. Ou seja, os fatores que influenciam na construção das crenças dos cuidadores são resultantes da influência de vários outros aspectos: nível de escolaridade, experiências cotidianas, valores culturais, entre outros.

Para Miller (1988), uma das razões para se investigar as crenças dos pais sobre os cuidados infantis é o fato de o pensamento que eles possuem sobre a criança influenciar a maneira como se relacionam com ela e, consequentemente, o desenvolvimento infantil. De fato, os adultos têm noções ou ideias a respeito de como tratar as crianças, isto é, suas práticas na relação com elas estão sustentadas no que acreditam ser bom ou ruim, naquilo que eles valorizam ou desvalorizam.

Nesse sentido, LeVine, Miller e Richman (1996) investigaram a relação entre escolaridade, crenças, práticas de cuidado e educação de filhos e como estas influenciavam a comunicação que pais e filhos estabeleciam entre si. Fizeram parte do estudo 75 díades mãe-bebê mexicanas, pertencentes a dois níveis socioeconômicos distintos e com diferentes níveis de escolaridade. Os dados foram coletados nas residências das mães, em dois momentos de interação com seus bebês, cuja idade variava entre 5 e 15 meses. Os principais resultados apontaram para variações nos modos de comunicação com os bebês, de acordo com o grupo cultural. Para a maioria das mães, os bebês eram considerados incapazes de se comunicar e não se engajavam em diálogos. Os resultados também definem uma estreita relação entre escolarização e crenças maternas, no que se refere às habilidades comunicativas do bebê. Essas crenças influenciaram o engajamento delas em interações verbais com seus filhos e, consequentemente, o desenvolvimento dos bebês.

Esses estudos evidenciaram que as crenças influenciam a maneira como as mães se relacionam com as crianças e estas estão intimamente relacionadas com a escolaridade que elas possuem. Assim, a literatura vem sugerindo que as crenças e as práticas maternas são resultantes de um equilíbrio entre o nível de escolaridade das mães, suas experiências de vida, os valores culturais vigentes em seu ambiente próximo e distante; e as circunstâncias de suas vidas presentes, em termos de características materiais e simbólicas dos ambientes em que vivem.

Os pais e a creche

A relação entre pais e creche é muitas vezes permeada de conflitos e a resolução dos mesmos dependerá, dentre outros aspectos, das expectativas e representações que a família e a equipe da creche possuem uma da outra. Os educadores quase sempre se queixam de uma falta de comprometimento familiar com as questões relativas à criança; por outro lado, se aborrecem quando seus trabalhos são contestados e controlados pelos pais. Da parte da família, sentimentos de hostilidade e ciúme em relação às educadoras são frequentemente observados. Ao mesmo tempo em que necessita da instituição e se alegra em perceber uma boa acolhida ao filho, a família se sente perdendo seu espaço afetivo exclusivo, tendo que compartilhar – e não raro abrir mão de acompanhar – as primeiras conquistas da criança. A participação da família no cotidiano da creche (em reuniões, festas e eventos) aproxima os dois contextos de desenvolvimento e auxilia a amenizar os conflitos existentes.

Discutiremos abaixo alguns estudos que investigaram as atitudes e crenças dos pais em relação à creche, ao mesmo tempo em que apresentam resultados contrastantes frente ao ingresso dos filhos em unidades de educação infantil e o momento apropriado para fazê-lo. A literatura sobre o tema também mostra alguns debates interessantes, prioritariamente entre profissionais da Psicologia e da Educação que, em alguns momentos, divergem sobre a necessidade e a validade da creche para a mãe trabalhadora e sobre o impacto dessa instituição no desenvolvimento da criança (ver Belsky & Eggebeen, 1991 e Clarke-Stewart, 1991).

Etaugh, Williams e Carlson (1996), a partir de uma investigação de revistas femininas norte-americanas do período de 1977 a 1990, argumentam que o conflito de opiniões a respeito da creche tem tido um impacto nas atitudes societais com relação à mesma. Eles mostram que os artigos publicados nos Estados Unidos entre 1977 e 1983 traziam atitudes mais positivas com relação aos efeitos da creche no desenvolvimento da criança, enquanto aqueles publicados entre 1984 e 1990 veiculavam atitudes mais negativas ou mistas. Assim, no lugar da creche ser cada vez mais aceita, como foi a tendência entre 1977 e 1983, ela foi rejeitada nos anos que se seguiram, até 1990.

Rappaport e Piccinini (2004) fizeram uma revisão da literatura a respeito dos fatores que interferem na escolha da família em relação ao cuidado alternativo para os filhos (seja ele o uso: da babá, da creche, de parentes ou de vizinhos, entre outros), principalmente quando as crianças são ainda pequenas. Muitas vezes, essa escolha apresenta-se como uma tarefa difícil devido à multiplicidade de variáveis envolvidas. Dentre as mais expressivas, encontram-se: as condições financeiras e sociais da família, o suporte social recebido nos cuidados com a criança, as crenças e as formas de cuidado, o nível de escolaridade dos pais, a idade da criança e a etnia. Tais fatores não atuam isoladamente, podendo um potencializar o outro ou alguns pesarem mais do que outros numa determinada situação ou mesmo nem serem relevantes. No entanto, os autores sugerem que existem certos fatores que acabam por ser mais sensíveis, tais como o nível de escolaridade da mãe e a renda familiar, associados às práticas e às crenças a respeito dos cuidados com as crianças. Ou seja, para as famílias com nível socioeconômico mais elevado, o cuidado alternativo mais procurado tem sido a creche. Outro aspecto que o estudo aponta é que o cuidado alternativo não aparece vinculado exclusivamente ao trabalho extradomiciliar feminino, podendo ser uma boa oportunidade para a mãe dividir o seu tempo entre o cuidado com ela mesma e com os filhos ou – no caso da creche – de ser outro espaço de educação e cuidado de suas crianças.

Tuompo-Johansson, Almqvist, Huikko e Kairemo (1998) fizeram uma investigação longitudinal retrospectiva de creches em Helsinki, na Finlândia, avaliando a satisfação dos pais com a história da creche de suas crianças, cuja maior parte havia ingressado no primeiro ano de vida. Os autores constataram, ao contrário de Rappaport e Piccinini (2004), que quanto maior o nível de escolaridade da mãe, mais tarde a criança entrava na creche naquele país. Poderíamos dizer que o desenvolvimento socioeconomico e educacional do país, em geral, e das famílias, em particular, altera os resultados encontrados.

Nossos próprios estudos, com crianças de 7 a 24 meses, em creche,[4] oriundas de famílias de universitários na Inglaterra (Vasconcellos, 1987), de 18 a 24 meses, no Brasil (Vasconcellos, 2002), com bebês de 6 a 24 meses, filhos de funcionários públicos (Vasconcellos et al., 2008), e oriundos de creches públicas da zona norte da cidade do Rio de Janeiro

---

[4] Crianças de 0 a 3 anos e 11 meses.

(pesquisa em andamento),[5] corroboram os resultados das pesquisas anteriormente apresentadas, ou seja, o nível de escolaridade das famílias interfere na relações (visão, expectativas e representações) que elas têm da creche e do papel dessa instituição no processo de desenvolvimento e bem estar de suas crianças. Nossos resultados também apontam pais cujas crianças recém-ingressaram na creche mostram atitudes positivas com relação à qualidade e validade da mesma para o desenvolvimento de seus filhos (Ledesma, Fitzgerald & McGreal, 1980). Pode-se explicar tal atitude tendo em vista a consonância cognitiva: os pais tendem a apostar na creche para se sentirem bem, acreditando que fizeram uma boa escolha em relação ao tipo de cuidado alternativo escolhido.

Já mais recentemente, Shpancer e Bennett-Murphy (2006) solicitaram para 308 pais o preenchimento de um questionário sobre suas histórias, suas atitudes e expectativas em relação às seguintes variáveis: o cuidado das crianças, mães trabalhadoras e parentalidade. Os resultados mostraram que pais que tiveram, eles mesmos, formas de cuidado alternativo quando pequenos, tinham uma atitude mais favorável em relação a essas formas de cuidado e em relação ao trabalho materno, em comparação àqueles que haviam sido criados em casa por suas mães.

Embora os estudos apontem para uma relação entre escolaridade materna ou dos pais e a escolha pela creche, Géis (1994) e Gomes (2005) considcram uma inverdade pensar que os pais das camadas populares apresentam descaso e desinteresse pela educação dos filhos. A primeira autora acrescenta que, mesmo que as representações de educação que os pais possuem sejam idealizadas, eles demonstram interesse e empenho no desenvolvimento de suas crianças. A segunda autora, pesquisando as mútuas representações que perpassam os discursos de mães e educadoras em quatro creches comunitárias, num município da baixada fluminense, Rio de Janeiro, registrou – com preocupação – a excessiva valorização, por partes das famílias (mães), de objetivos educacionais que reforçam a submissão e a alienação das classes populares, como disciplina

---

[5] Agente Auxiliar de Creche: Educador da Infância Carioca, Bolsa Cientista de Nosso Estado, FAPERJ E-26/102.961/2008.

e obediência, autorizando em demasia os professores a atuarem na educação de seus filhos.

Assim como as crenças dos pais em relação à creche podem ter influência na inserção da criança nessa instituição educacional, também as crenças das educadoras em relação aos pais e à criança podem ter. Para Goodnow (1996), a construção das crenças se dá a partir da incorporação da visão dos outros, por meio de conhecimentos recebidos, mas também por meio da experiência, pois elas são autoconstruídas. Assim, é possível que as crenças das professoras sejam influenciadas pelo processo de se tornar profissional, por suas experiências de cuidados nas creches e escolas, mas também por intermédio das suas experiências com diversas crianças, inclusive com seus próprios filhos. Já as crenças das mães parecem refletir os conhecimentos sobre as crianças que são compartilhados por meio das trocas com os filhos, mas também por meio de diversas fontes, tais como revistas, televisão, grupos de vizinhos e outras instituições, entre elas a creche.

Kontos (1984) identificou uma disparidade nas percepções de educadores de crianças pequenas sobre os pais e desses a respeito de si mesmos. No caso, questionários apresentados para 47 educadores e 110 pais revelaram que os educadores consideravam que a capacidade dos pais de desenvolverem seus papéis parentais estava abaixo do nível que eles atribuíram a si próprios. Desse modo, percebe-se que esses educadores infantis foram bastante críticos a respeito dos pais das crianças e de suas práticas parentais.

Divergências de opiniões quanto à direção em que os diferentes contextos influenciam o desenvolvimento da criança foram evidenciadas por Melchiori e Biasoli Alves (2001). Neste estudo, as professoras julgaram a influência das mães como sendo tanto positiva quanto negativa para o desenvolvimento da criança. A influência da professora, por outro lado, foi avaliada por elas mesmas como sendo sempre positiva.

Como vimos, não há consenso nas pesquisas nacionais ou internacionais sobre o papel e o lugar da creche no desenvolvimento da criança, o que nos leva a crer que pesquisas precisam seguir sendo desenvolvidas para melhor compreendermos, tanto a relação creche-família, quanto o lugar desta no processo de desenvolvimento dos bebês. O que não podemos negar é que hoje bebês e crianças pequenas frequentam creches e que este é um bom lugar para se encontrar mães e pais com seus filhos.

Parentalidade e o processo de inserção[6] na creche

Amorim, Vitória e Rossetti-Ferreira (2000) acompanharam a inserção de 26 bebês (de 5 a 18 meses) em uma creche institucional de Ribeirão Preto. Foram registradas diferentes situações, a partir de gravações em vídeo, fichas de observação e entrevistas. A abordagem teórico-metodológica enfocou três participantes: mãe, criança e educadora, nas diversas situações, identificando campos de interação entre os agentes no cenário família e no cenário creche. Em sua argumentação, as autoras propuseram uma rede de significações cujas diversas camadas estão em interação constante, influenciando uma a outra e determinando, assim, o rumo que a inserção da criança tomará na creche.

Com uma proximidade metodológica, Vasconcellos (2002) e Vasconcellos et al. (2008), respectivamente, investigaram a inserção de quatro grupos de bebês e suas famílias numa creche institucional em Niterói (1998-2000) e dois grupos de 27 bebês (2007-2008) em outra creche de mesmo tipo na cidade do Rio de Janeiro. Os registros foram feitos com fotos e ficha de acompanhamento preenchida diariamente pela família e pela creche. Em todos os grupos, a construção da relação triádica adulto de referência/família – criança – adulto de apoio/creche foi o foco da análise, a partir de uma programação de entradas gradativas de crianças com um adulto de referência constante (por pelo menos três dias, com aumento de uma hora por dia da permanência da criança). Os resultados apontaram para uma relação direta entre a qualidade do processo de inserção e a relação de confiança construída entre os pais e os educadores. Outro fator relevante apontado pelos estudos estava relacionado à permanência das crianças o ano inteiro na creche, se comparado com outras que não passaram pelo processo de inserção de forma planejada.

---

[6] Inserção é também chamada de "acolhimento" e é tradicionalmente conhecida como adaptação.

A partir de outro procedimento metodológico, Rappoport e Piccinini (2001b) investigaram como educadoras de creches públicas e particulares caracterizavam a inserção de bebês de 4-5 meses e 8-9 meses. Para isso, aplicaram um questionário com perguntas abertas, que procurava conhecer como era feito o processo de inserção, sua duração, as situações de retrocesso de bebês após estarem adaptados e os fatores que interferiam nesse processo. A análise de conteúdo desse material revelou algumas diferenças interessantes entre as concepções dessas educadoras a respeito da inserção de bebês das duas faixas etárias. Mais especificamente, para as participantes os fatores que interferiam mais na inserção dos bebês maiores estavam relacionados ao próprio bebê (convívio social, idade, temperamento, saúde e amamentação), enquanto os fatores familiares (nível de ansiedade dos pais) foram associados ao ingresso dos bebês menores. Tais achados mostraram que existem maior preparação e cuidado da creche com a inserção dos bebês de 8-9 meses do que com a inserção de bebês menores, por esses primeiros se encontrarem na fase do estranhamento, um período mais crítico do desenvolvimento do que a do segundo grupo.

Em outro estudo brasileiro, Bhering e De Nez (2002) apontaram para a importância do envolvimento familiar no momento de inserção, que pode promover situações de aprendizagens significativas. Além disso, ressaltaram que a convivência entre as instituições (família e creche) vai ao encontro das necessidades de ambas e também da criança. Consideram que o envolvimento da família na creche, não só durante a inserção, mas durante todo o tempo de permanência da criança, é um componente necessário e importante para o sucesso da própria criança. Afirmaram, baseadas em dados de outras pesquisas, que o envolvimento dos pais deve ter o mesmo grau de importância que o currículo, os processos de aquisição de conhecimento, processos avaliativos e aspectos sociais. Entretanto, segundo essas autoras, as pesquisas brasileiras têm mostrado que o envolvimento da família nas unidades de educação infantil ainda é limitado, restringindo-se especialmente à participação nas festividades e reuniões com responsáveis.

Todos esses elementos citados também vão influenciar na compreensão que as famílias terão do papel da creche na vida e no desenvolvimento de suas crianças. Se a creche, na figura das(os) educadoras(es), vai passar a compartilhar o cuidado e a educação da criança, pode-se pensar o processo triádico da teoria sistêmica (pai-mãe-filho) também em relação a essa instituição. Nesse caso teríamos creche-criança-família, entendendo a família nos seus mais variados arranjos (nuclear, extensa, monoparental, homoparental, reconstruída, substituta etc.). Nessa perspectiva, podemos pensar o emprego do conceito de coparentalidade para além do universo familiar, considerando a creche como um outro "agente parental", em conjunto com os pais e as mães e/ou assumindo o lugar de um deles.

De fato, estas ideias não são novas. Podemos encontrá-las em algumas concepções psicanalíticas que compreendem a creche como *um terceiro elemento,* que representa a função paterna, no sentido de ser a autoridade que promove um corte na relação onipotente *família-criança*[7] (Arruda, 2007). Ainda, nesta mesma perspectiva, Jerusalinsky (2005) coloca que a creche pode funcionar como extensão da função materna e paterna, onde os educadores atuam como cocuidadores. Assim, podemos dizer que o cuidado e a educação compartilhados por creche e família constituem uma outra forma de pensar a coparentalidade, um modo para além da díade pai-mãe. Tais ideias corroboram os estudos apontados anteriormente (Margolin, Godis & John, 2001; MacHale, 1995), considerando que a base do sistema coparental é o apoio entre os parceiros e a responsabilidade compartilhada. Já que a creche, na figura dos educadores, participa ativamente dos cuidados com a criança e oferece um suporte aos pais, é justo pensar a sua inclusão na coparentalidade.

Considerações finais

Como vimos, as pesquisas analisadas não permitem formular certezas sobre o impacto da entrada na creche no desenvolvimento das crianças

---

[7] A função paterna constitui-se no operador psíquico da separação, que provoca um corte na relação onipotente do bebê com a mãe e da mãe com o bebê (Arruda, 2007).

pequenas, bem como sobre os fatores associados a este processo e suas consequências nesse mesmo desenvolvimento. De qualquer forma, a literatura na área permite identificar alguns aspectos que podemos considerar consensuais. São eles: a entrada da criança na creche deve acontecer de forma gradual, sempre acompanhada de uma figura familiar de referência e sempre respeitando o ritmo da criança; além disso, várias manifestações podem ser esperadas, dentre elas: choro, gritos, mau humor, passividade, agressividade, resistência ao sono ou alimentação, acometimentos de saúde, entre outros. As pesquisas também apontam algumas propostas para facilitar o momento da inserção: aumentar gradativamente o número de horas de permanência da criança na instituição; receber sempre poucas crianças novas a cada vez; permitir que o responsável fique com a criança na própria sala durante um tempo e que participe das primeiras refeições; e evitar as trocas de educadores durante este período. Tais práticas auxiliam para que tanto a criança pequena quanto a família estejam seguras em relação aos cuidados cotidianos.

É muito comum encontrarmos famílias que se sentem inseguras no momento de inserção de seu filho na creche. Todavia, os sentimentos podem ser contraditórios, no caso, pode haver satisfação ao perceber que a criança está bem no novo ambiente e, por exemplo, ciúme das educadoras que agora cuidam da criança e começam a estabelecer vínculos afetivos com ela.

Desse modo, é inquestionável que a entrada de uma criança na creche constitui-se em um evento marcante para a conjuntura familiar e pode trazer para a relação estabelecida entre cada um de seus membros (criança, mãe e pai) mudanças significativas. A contribuição das pesquisas da Psicologia do Desenvolvimento para este debate, que tem sobremaneira um cunho educacional, tem sido de total relevância. Por tudo isso, vale aqui destacar as nossas questões principais: é a creche mais um parceiro no debate sobre parentalidade e coparentalidade? Qual o lugar da creche neste debate? Como mencionado anteriormente, entendemos que a creche pode ser um parceiro privilegiado frente ao processo de educação e desenvolvimento das crianças pequenas, já que se espera dela uma atitude de *apoio* aos pais nesse processo, a partir de um lugar educacional diferenciado. Tal dimensão contempla respeito e compreensão aos diferentes arranjos familiares que, devido às mudanças nos valores culturais e estrutura socioeconômica de nossa sociedade, propiciaram uma maior participação das mulheres no mercado de trabalho; um maior distanciamento físico das famílias extensas e, consequentemente, uma maior dependência das famílias às instituições de educação infantil. Sendo assim, os pais precisam encontrar na creche e em seus educadores parceiros no processo de educação e promoção de formação e desenvolvimento de suas crianças.

Por outro lado, a creche precisa estar aberta às novas formas de organização familiar, favorecendo a participação de outros parceiros além da mãe. Essa instituição, cuja história recente está atrelada às mudanças nos papéis sociais dentro da própria família, não pode negligenciar esses diferentes arranjos familiares e tampouco desestimular a participação dos seus membros no cotidiano escolar. Ao entendermos ser ela um terceiro elemento na tríade, pensando a coparentalidade, essa instituição deve não somente acolher as crianças, mas estabelecer uma parceria saudável com as famílias com todas as suas peculiaridades – podendo também ser um espaço de bem-estar para que os diferentes membros exerçam suas "novas" e "antigas" funções. Desta forma, se faz necessário que a creche esteja atenta ao processo de inserção e acolhimento da criança e de todos os membros da família que compartilham os seus cuidados, não só durante os primeiros dias, mas durante todo o período de permanência da criança na instituição. É importante que sejam criadas alternativas e estratégias de aproximação, de acordo com a realidade cotidiana de cada creche e das famílias, para que esta parceria possa acontecer de forma efetiva, sem reforçar a ideia de que "o lugar da família é do portão para fora".

Entretanto, o apoio não significa ausência de diferenças e divergências entre essas instituições (família-creche). Ao contrário, pode haver nessa relação *divergências em questões e valores* que concernem aos padrões educacionais da criança e isto é salutar, quando mantido por níveis de apoio mútuo (casa-creche). Deve haver também na relação creche-família divisão de deveres, tarefas e responsabilidades relacionadas a rotinas diárias e cuidado infantil, que se diferenciam nesses dois âmbitos. E, novamente, isto é esperado e salutar. Tais elementos de análise estão apoiados na reflexão do quarto componente apontado por Feinberg (2002), quando discute coparentalidade: "conflitos, coalizões e equilíbrio", na relação triádica "creche-criança-família". Entendemos que ele pode resultar em saltos qualitativos para o desenvolvimento de todos, se tratado com equilíbrio e respeito.

Como discutido no trabalho de Seabra (2007), precisamos considerar que o desenvolvimento humano é um processo que ocorre através das interações em ambientes organizados culturalmente, e não podemos deixar de considerar as relações entre esses dois ambientes culturais nos quais as crianças estão inseridas na contemporaneidade: família e creche. Em suma, propomos aqui que o debate sobre parentalidade e coparentalidade inclua a creche, salientando seu papel de parceira da família na atenção dada ao desenvolvimento e educação da criança. Valorizamos os procedimentos socioinstitucionais de promoção de práticas educacionais que levem em consideração os múltiplos elementos constituintes dos sujeitos históricos e sociais envolvidos: crianças, pais e educadores. A busca de harmonia na relação creche-família, tanto como naquela esperada entre progenitores, é a atitude criativa essencialmente humana, indispensável para o melhor desenvolvimento das crianças.

Referências

Amorim, K. S., Vitória, T. & Rossetti-Ferreira, M. C. (2000).Rede de significações: perspectiva para a análise de inserção de bebês na creche. *Cadernos de Pesquisa, 109, 115-144.*

Andrade, A. L., Selene, A., Rodrigues, S. (2006).*Pensamento sistêmico: o desafio da mudança sustentada nas organizações e na sociedade.* Porto Alegre: Bookman.

Arruda, A. A. (Org.). (2007). *ABC – Atenção Básica à Criança Pequena.* Campina Grande: EDUFCG.

Belsky, J. & Eggebeen, D. G. (1991). Early and extensive maternal employment and young children's socioemotional development: children of the National Longitudinal Survey of youth. *Journal of Marriage and the Family,* 53 (4), 1107-1110.

Bhering, E., De Nez, T. (2002). Envolvimento de pais em creche: possibilidades e dificuldades de parceria. *Psicologia: Teoria e Pesquisa, 18, pp. 63-74.*

Bittman, M. (1995). Changes at the heart of family households. *Family Matters,* 40 (95), 10-15.

Bléandonu, G. (2003). *Apoio terapêutico aos pais.* Lisboa: Climepsi Editores.

Clarke-Stewart, A. (1991). A home is not a school: the effects of child care on children's development. *Journal of Social Issues,* 47 (2), 105-121.

Diniz, G. R. S. (1999). Homens e mulheres frente à interação casamento-trabalho: aspectos da realidade brasileira. In: T. Féres-Carneiro (Org.). *Casal e família: entre a tradição e a transformação* (31-54), Rio de Janeiro: NAU.

Etaugh, C., Williams, B. & Carslon, P. (1996). Changing attitudes toward day care and maternal employment as portrayed in women's magazine: 1977-1990. *Early Childhood Research Quarterly,* 11 (2), 207-218.

Fleck, A. & Wagner, A. (2003). A mulher como a principal provedora do sustento econômico familiar. *Psicologia em Estudo,* 8 (número especial), 31-38.

Feinberg, M. (2003). The internal structure and ecological context of coparenting: a framework for research and intervention. *Parenting: Science and Practice,* 3 (2), 95-131.

Feinberg, M. (2002). Coparenting and the transition to parenthood: a framework for prevention. *Clinical Child and Family Psychology Review,* 5 (3), 173-195.

Frizzo, G. B., Kreutz, C. M., Schimidt C., Piccinini, C. A., Bosa, C. (2005). O conceito de coparentalidade e suas implicações para a pesquisa e para a clínica. *Revista Brasileira de Crescimento e Desenvolvimento Humano, 15* (3), 84-94.

Geis, R. M. (1994). *Criar ou educar crianças? Estudo das representações de mães e de educadoras sobre o papel da creche.* Tese de Doutorado não publicada, Instituto de Psicologia: Universidade de São Paulo. São Paulo, SP.

Gomes, R. C. (2005). Concepções de mães e professoras de educação infantil. In: V. M. R. Vasconcellos, L. M. L. Aquino & A. A. Dias. *Psicologia e educação infantil* (147-166). São Paulo: Jungueira & Marin.

Goodnow, J. J. (1996). From household practices to parents' ideas about work. In: S. Harkness & C. M. Super (Orgs.). *Parents' cultural belief systems* (313-343). New York: The Guiford Press.

Gunter, B. G. & Gunter, N. C. (1990). Domestic division of labor among working couples: does androgyny make a difference? *Psychology of Women Quartely, 14* (3), 335-370.

Houzel, D. (1997). Les dimensions de la parentalité. *Journal de la Psychanalyse,* (21), 165-189.

Jerusalinsky, J. (2005). Quem é o Outro do sujeito na primeira infância? Considerações sobre o lugar da família na clínica com bebês. Palestra proferida no *IV Encontro Latino Americano dos Estados Gerais da Psicanálise.* Instituto Sedes Sapientiae, São Paulo.

Keller, H. (2002). Human parent-child relationships from an evolutionary perspective. *American Behavior Scientist, 43* (6), 957-969.

Keller, H. (1998). Diferentes caminhos de socialização até a adolescência. *Revista Crescimento e Desenvolvimento Humano, 8* (1/2), 1-14.

Kontos, S. (1984). Congruence of parent and early childhood staff perceptions of parenting. *Parenting Studies, 1* (1), 5-10.

Ledesma, S., Fitzgerald, H. E. & McGreal, C. E. (1980). Parents' perceptions of their infant's day care experience. *Infant Mental Health Journal, 1* (1), 42-55.

LeVine, A. R., Miller, P. M. & Richman, A. L. (1996). Education and mother-infant interaction: a mexican case study. Em: S. Harkness & C. M. Super (Orgs.). *Parents' cultural belief systems* (254-269). New York: The Guiford Press.

Lightfoot, C. & Valsiner, J. (1992). Parental belief systems under the influence: social guidance of the construction of personal cultures. In: I. E. Sigel, A. V. McGillicuddy-DeLisi & J. J. Goodnow (Orgs.). *Parental belief systems: the psychological consequences for children* (393-414). Hillsdale: Lawrence Erlbaum Associates.

Louro, G. L. (1997). *Gênero, sexualidade e educação: uma perspectiva pós-estruturalista*. Petrópolis: Vozes.

Margolin, G., Godis, E. B. & John, R. S. (2001). Coparenting: a link between marital conflict and parenting in twoparent families. *Journal of Family Psychology, 15* (1), 3-21.

McHale, Kuest-Hougan e Rao (2004). *Journal of Adult Development, Vol. 11* (3), 221-234.

McHale, J. P. (1995). Coparenting and triadic interactions during infancy: the roles of marital distress and child gender. *Developmental Psychology, 31* (6), 985-996.

Melchiori, L. E. & Biasoli, Z. M. M. (2001). Crenças de educadoras de creche sobre temperamento e desenvolvimento de bebês. *Psicologia: Teoria e Pesquisa, 17* (3), 285-292.

Miller, S. A. (1998). Parent's beliefs about children's cognitive development. *Child Development, 59* (2), 259-285.

Minuchin, S. (1982). *Famílias: funcionamento e tratamento*. Porto Alegre: Artes Médicas.

Monteiro, A. M. (2001). Avanços no estudo da conjugalidade: os casais de dupla carreira. *Psicologia Ciência e Profissão, 21* (3), 10-19.

Muzio, P. A. (1998). Paternidade (ser pai)... Para que serve? In: P. Silveira (Org.). *Exercício da paternidade* (165-174). Porto Alegre: Artes Médicas.

Osório, L. C. (1996). *Família hoje*. Porto Alegre: Artes Médicas.

Piccinini, C. A., Silva, M. da R., Gonnçalves, T. R., Lopes, R. S., Tudge, J. (2004). O envolvimento paterno durante a gestação. *Psicologia: Reflexão & Crítica, 17* (3), 303-314.

Racamier, P. C. (1961). La mère et l'enfant dans les psychoses du post-partum. *L'evolutionary Psychiatry 26* (4), 525-569.

Rappaport, A. & Piccinini, C. A. (2004). A escolha do cuidado alternativo par o bebê e a criança pequena. *Estudos de Psicologia, 9* (3), 497-503.

Rappaport, A. & Piccinini, C. A. (2001a). O ingresso e adaptação de bebês e crianças pequenas à creche: alguns aspectos críticos. *Psicologia: Reflexão e Crítica*, 14 (1), 81-95.

Rappaport, A. & Piccinini, C. A. (2001b). Concepções de educadoras sobre a adaptação de bebês à creche. *Psicologia: Teoria e Pesquisa*, 17 (1), 69-78.

Rocha-Coutinho, M. L. (2003). Quando o executivo é uma "dama": a mulher, a carreira, e as relações familiares. In: T. Féres-Carneiro (Org.). *Família e casal: arranjos e demandas contemporâneas* (57-78). Rio de Janeiro: NAU.

Schmidt, C. (2008). *Coparentalidade em famílias de adolescentes com autismo*. Tese de Doutorado não publicada, Instituto de Psicologia, Universidade Federal do Rio Grande do Sul, Porto Alegre, RS.

Schoppe, S. J., Mangelsdorf, S. C. & Frosch, C. A. (2001). Coparenting, family processand family structure: implications for preschoolers' externalizing behavior problems. *Journal of Family Psychology,15* (3), 526-545.

Seabra, K. C. (2007). *A paternidade em famílias urbanas: análise da participação do pai na creche-escola e nos cuidados com o filho*. Tese de Doutorado não publicada, Instituto de Psicologia. Universidade do Estado do Rio de Janeiro, Rio de Janeiro, RJ.

Seidl de Moura, L. M., Ribas Jr, R. C., Piccinini, C. A., Bastos, A. C. S., Magalhães, C. M. C., Vieira, M. L., Salomão, N. M. R., Silva, A. M. P. M. & Silva, A. K. (2004a). Conhecimento sobre desenvolvimento infantil em mães primíparas de diferentes centros urbanos do Brasil. *Estudo de Psicologia*, 9 (3), 421-429.

Seidl de Moura, M. L, Ribas, A. F. P., Seabra, K. C., Pessoa, L. F., Ribas Jr. R. C. & Nogueira, S. E. (2004b). Interações iniciais mãe-bebê. *Psicologia: Reflexão e Crítica*, 17 (3), 295-302.

Shpancer, N. & Bennett-Murphy, L. (2006). The link between daycare experience and attitudes toward daycare and maternal employment. *Early Child Development and Care*, 176 (1), 87-97.

Silva, M. C. P. (2004). Prefácio à edição brasileira. In: S. L. Ponton (Org.). *Ser pai, ser mãe: Parentalidade – Um desafio para o terceiro milênio* (9-10). São Paulo: Casa do Psicólogo.

Silva, M. da R. & Piccinini, C. A. (2007). Sentimentos sobre a paternidade e o envolvimento paterno: um estudo qualitativo. *Estudos de Psicologia*, 24 (4), 561-573.

Souza, N. H. S., Wagner, A., Branco, B. M. & Reichert, C. B. (2007). Famílias com casais de dupla carreira e filhos em idade escolar: estudo de casos. *Aletheia, 26*, 109-121.

Talbot, J. A. & McHale, J. P. (2004). Individual parental adjustment moderates the relationship between marital and coparenting quality. *Journal of Adult Development, 11* (3), 191-205.

Trindade, Z. A., Andrade, C. A. & Souza, Q. J. (1997). Papéis parentais e representações da paternidade: a perspectiva do pai. *Psico, 28* (1), 207-222.

Tuompo-Johansson, E., Almqvist, F., Huikko, E. & Kairemo, A. (1998). Child day care services and parents' satisfaction with them. *Nordic Journal of Psychiatry, 52* (1), 51-58.

Vasconcellos, V. M. R. (1987). *Social Interaction in a Creche.* Tese de doutorado não publicada, Social Developmental Psychology Department, University of Sussex, Sussex, Inglaterra.

Vasconcellos, V. M. R. (1998). O desenvolvimento humano, psicologia e cultura. In: P. Silveira (Org.). *Exercício de paternidade* (5-41). Porto Alegre: Artes Médicas.

Vasconcellos, V. M. R. (2002). *Construção da subjetividade: Processo de inserção de crianças pequenas e suas famílias à creche.* Tese de Professor Titular em Educação Infantil não publicada. Faculdade de Educação, Universidade do Estado do Rio de Janeiro.

Vasconcellos, V. M. R., Oliveira, R. A., Silva, D. F. & Souza, S. O. (2008). *Creche, inserçao e berçário.* GRUPECI, Juiz de Fora.

Wagner, A. (Org.). (2002). *Família em cena: tramas, dramas e transformações.* Petrópolis: Vozes.

Wagner, A. & Levandowski, D. C. (2008). Sentir-se bem em família: um desafio frente à diversidade. *Textos e Contextos, 7*, 88-97.

CAPÍTULO QUINZE ■

O exercício da maternidade na adolescência

Daniela Centenaro Levandowski e Doris Helena Varnieri Haar Flores

Embora existam diversas teorias que buscam compreender a maternidade na idade adulta (Stern, 1995/1997; Winnicott, 1956/2000; 1987/2006), não se encontra na literatura uma teorização específica para a maternidade na adolescência. Alguns autores (por exemplo, Lebovici, 1987, Carlos et al., 2007; e, em nosso contexto, Dadoorian, 2003) lançaram possibilidades de entendimento sobre o fenômeno, mas, até o presente momento, não se pode afirmar a existência de um arcabouço teórico próprio sobre esse tema. Na verdade, o que predomina na literatura da área são estudos empíricos. Assim, na ausência de uma teorização específica sobre a maternidade adolescente, destacam-se, neste capítulo, prioritariamente estudos empíricos sobre o tema, o que se espera contribua para a elaboração de uma teorização específica sobre a temática, que se faz muito necessária no cenário brasileiro.

É plausível se pensar que muitos aspectos teóricos explicativos da maternidade na idade adulta também possam ser aplicados às adolescentes. Contudo, ainda se carece de um apoio mais extenso para afirmações dessa natureza, tendo em vista algumas particularidades da maternidade adolescente, especialmente na fase inicial da adolescência (Levandowski,

Piccinini & Lopes, 2008), quando a gestante/mãe recém deixou para trás as experiências infantis. Mais ainda, diante da sobreposição de tarefas desenvolvimentais que se apresenta para a adolescente no caso de uma gestação: a vivência simultânea da maternidade e da adolescência (Carlos et al., 2007), que, conforme comentado em estudo anterior (Levandowski, 2005), tem implicações desenvolvimentais.

De fato, a gravidez na adolescência tem se constituído em um foco de preocupação social e governamental em nosso país, pelas diversas repercussões negativas associadas a esse evento, não apenas para a adolescente (Aquino et al., 2003; Dias & Aquino, 2006; Gonçalves & Gigante, 2006; Jaffee, 2002; Paraguassu et al., 2005), mas também para o bebê (Carniel, Zanolli, Almeida & Morcillo, 2006; Chalem et al., 2007; Madigan, Moran & Pederson, 2006; Lounds, Borkowski & Whitman, 2006; Rocha et al., 2006; Shaw, Lawlor & Najman, 2006). Entretanto, apesar do grande contingente de adolescentes mães brasileiras,[1] é possível constatar uma menor ênfase dos estudos científicos nacionais e internacionais nas questões ligadas à maternidade nessa faixa etária, em comparação à gravidez nesse mesmo período, conforme indicou a revisão da literatura realizada por Levandowski (2009).

Em decorrência disso, optou-se, nesse capítulo, por revisar estudos empíricos que abordassem diferentes questões sobre o exercício da maternidade entre adolescentes. Pensa-se ser indispensável obter conhecimento sobre essa realidade, para a elaboração de intervenções junto a essa população. Apesar de o momento da gravidez poder ser difícil para as adolescentes, pelas mudanças físicas dela decorrentes e pela necessidade de se deparar e se organizar frente à novidade da maternidade, é a partir do nascimento que a adolescente terá que lidar concretamente com o cuidado do bebê e com o exercício efetivo do papel materno e as mudanças e adaptações necessárias para tanto.

---

[1] Apesar de as Estatísticas do Registro Civil (IBGE, 2006) indicarem uma manutenção na taxa de 20% dos nascidos vivos de mães de até 20 anos na última década, esta ainda se mostra elevada, pois, diante do número total de nascimentos registrados, representa quase 560 mil crianças só no ano de 2006. Segundo dados do DATASUS relativos à cidade de Porto Alegre, para adolescentes de 10 a 19 anos, o número de nascidos vivos no ano de 2006 superou os três mil (www.datasus.gov.br).

Sendo assim, parece ainda mais relevante um olhar atento dos profissionais de saúde, dentre eles, o psicólogo, para essas jovens mães. Por sua vez, as intervenções desse profissional devem estar embasadas em teorias e pesquisas atuais sobre a temática, a fim de contemplar as necessidades dessa clientela, o que nos remete à importância de conhecer a literatura já produzida no âmbito nacional e internacional sobre esse tópico de interesse. Portanto, a partir de consulta a bases de dados nacionais (LILACS, SciELO e PEPSIC) e internacionais (PsycInfo), cobrindo o período 1998 a 2008, foram selecionados estudos que focalizavam diferentes questões da vivência da maternidade na adolescência sob a perspectiva das próprias adolescentes. Pretende-se, dessa forma, caracterizar o exercício da maternidade nesse período do ciclo de vida.

Do total de artigos localizados nas bases de dados acima referidas, realizou-se uma seleção, excluindo-se aqueles que: (1) não estavam disponíveis na íntegra; (2) foram publicados em idiomas que não inglês, português e espanhol; (3) referiam-se à gravidez na adolescência ou ao parto; (4) referiam-se a outros aspectos envolvendo adolescentes, que não a maternidade; (5) focalizavam a questão da prevenção da gravidez ou fatores de risco para a sua ocorrência; (6) tinham como participantes mães de todas as idades, não especificamente adolescentes, ou comparavam adolescentes e adultas; (7) tinham como foco o bebê e seu desenvolvimento, sem considerar a mãe adolescente; (8) consideraram conjuntamente as mães e os pais adolescentes; (9) abrangiam a gravidez e a maternidade conjuntamente; e (10) não eram artigos empíricos. Desse modo, foram considerados somente estudos empíricos que se centravam exclusivamente na maternidade na adolescência, em especial nos aspectos psicossociais dessa experiência.

Restaram, então, 23 artigos para análise. Estes foram lidos na íntegra e suas principais ideias são apresentadas e discutidas a seguir. A fim de organizar didaticamente o texto, tais artigos foram agrupados conforme as temáticas que mais se destacaram como foco de interesse nessa área: *Significado e Vivência da Maternidade na Adolescência, Saúde Mental da Mãe Adolescente, Relação Mãe Adolescente-Bebê e Repercussões da Maternidade na Adolescência.*

Significado e vivência da maternidade na adolescência

Os estudos agrupados dentro dessa temática constituem o foco central para a compreensão do exercício da maternidade, objetivo do presente capítulo. A partir da revisão efetuada, esse tema emergiu como um dos mais explorados pelos pesquisadores da área. Dentre os estudos internacionais localizados, cinco tiveram a vivência da maternidade como objeto de estudo (Jewell, Tacchi & Donovan, 2000; Lesser, Koniak-Griffin & Anderson, 1999; Richards et al., 2007; Rolfe, 2008; Williams & Vines, 1999). No cenário nacional, quatro estudos destacaram os sentimentos e as percepções das adolescentes sobre esse acontecimento (Amazarray, Machado, Oliveira & Gomes, 1998; Gontijo & Medeiros, 2008; Moresco & Van der Sand, 2005; Santos & Schor, 2003). Essa temática foi investigada entre adolescentes de diferentes idades e contextos sociais, familiares e econômicos.

A partir de um estudo etnográfico qualitativo, Jewell, Tacchi e Donovan (2000) compararam 16 mães adolescentes estadunidenses e 18 adolescentes não mães, de 16 a 22 anos e nível socioeconômico médio e baixo, em relação às suas atitudes quanto à gravidez. Os autores identificaram entre as mães participantes visões conflituosas a respeito da experiência da maternidade precoce: amor pela criança *versus* arrependimento. As participantes que já tinham filhos sentiam-se pressionadas a demonstrar que eram mães boas e capazes, apesar de sua pouca idade, fazendo isso através da compra de roupas e acessórios de valor elevado. Por outro lado, elas declararam que tornar-se mãe havia contribuído para o seu amadurecimento pessoal e sentido de responsabilidade. Diante desses achados, Jewell et al. ressaltaram a necessidade de uma compreensão mais holística do lugar e do papel da gravidez e da maternidade na vida das adolescentes, para um trabalho efetivo de prevenção.

Da mesma forma, a fim de descrever a experiência da maternidade, Amazarray et al. (1998) realizaram um estudo qualitativo com seis adolescentes portoalegrenses (17 a 20 anos), de nível socioeconômico baixo, cujos filhos tinham idade superior a 12 meses. Os autores encontraram, a partir da análise de entrevistas, um arrependimento das adolescentes por terem engravidado tão precocemente, pelas dificuldades para manter a frequência à escola, as atividades sociais e conseguir um bom emprego. Contudo, a maternidade representou um fator de amadurecimento em suas vidas e foi avaliada positivamente, amenizando o arrependimento inicialmente demonstrado. De qualquer forma, os autores ressaltaram que assumir a maternidade não significou, para essas jovens, alcançar um *status* adulto em todos os aspectos de desenvolvimento, pelas limitações escolares, profissionais, afetivas e sociais com que se depararam, especialmente a dependência perante a família.

Resultados semelhantes foram encontrados por Moresco e Van der Sand (2005), a partir de entrevista com 10 mulheres adultas, de nível socioeconômico médio e baixo, que foram mães na adolescência e residiam no interior do estado do Rio Grande do Sul. As autoras verificaram que, embora a gravidez tenha sido permeada por culpas, medos e sentimentos de tristeza, abandono e estranhamento em relação ao próprio corpo, com a chegada do bebê foram referidos sentimentos como alegria, satisfação, gratificação e recompensa. Sendo assim, enfatiza-se a importância de um olhar atento dos profissionais de saúde para as adolescentes durante o puerpério, momento de encontro com o bebê.

Ainda, Richards et al. (2007) conduziram um estudo misto, empregando a metodologia Q, para explorar as atitudes de 23 mães adolescentes inglesas, de nível socioeconômico variado, relativas à maternidade, cujos bebês contavam, em média, com 21 meses de vida. Os autores também realizaram uma avaliação de ansiedade, sintomatologia depressiva, apoio social, estratégias de *coping* e autoestima dessas mães. Embora tenham constatado uma diversidade de experiências e atitudes entre as participantes, verificaram que elas, em sua maioria, sentiam-se confortáveis com a idade na qual haviam se tornado mães e perceberam o desempenho do papel materno como pessoalmente enriquecedor. Mesmo com dificuldades, pareceram estar enfrentando de forma positiva os desafios da maternidade, pois os níveis de sintomatologia ansiosa e depressiva mostraram-se relativamente baixos. As adolescentes consideraram a maternidade como uma experiência positiva e expressaram percepções também positivas sobre o apoio familiar e social recebido. Em particular, foi observado um efeito importante da relação amorosa na percepção das adolescentes sobre a maternidade e no seu funcionamento psicológico e social. Diante desse último achado, os autores recomendam a investigação da satisfação conjugal e a elaboração de intervenções que promovam a inclusão do pai do bebê ou parceiro quando se aborda o público adolescente.

Outros estudos localizados sobre o significado e a vivência da maternidade investigaram tais aspectos entre adolescentes com características específicas. Por exemplo, Lesser, Koniak-Griffin e Anderson (1999) realizaram um estudo etnográfico qualitativo com 15 mães adolescentes estadunidenses de nível socioeconômico baixo, que apresentaram sintomas depressivos na gravidez ou pós-parto. Dessas, dez referiram história de abuso físico, sexual ou ambos. Aos 24 meses do bebê, várias participantes relataram uma percepção positiva da maternidade, considerada uma forma de salvação, por promover mudanças em seu estilo de vida. Também foram encontrados relatos de prazer no desempenho do papel materno, apesar da dificuldade de amadurecer precocemente. O exercício da maternidade possibilitou a algumas dessas mães uma nova forma de experienciar-se, constatando em si mesmas forças e recursos pessoais antes desconhecidos. Entretanto, panorama diverso foi também identificado pelos autores, pois algumas adolescentes, que apresentaram humor deprimido crônico e isolamento social no pós-parto, referiram uma vivência menos positiva da maternidade. Com base nesses achados, Lesser et al. concluíram que, para algumas adolescentes, o estabelecimento da identidade materna pode estimular modificações importantes no estilo e nos planos de vida.

Achados semelhantes foram encontrados em estudo qualitativo-fenomenológico conduzido por Williams e Vines (1999) com sete adolescentes estadunidenses primíparas (13 a 20 anos), de nível socioeconômico baixo, que também referiram terem sido abusadas ou negligenciadas na infância e cujos bebês tinham de duas semanas a três meses de vida. Na análise dos depoimentos das entrevistadas, foi possível perceber que a gravidez/maternidade constituiu-se em uma oportunidade de mudança, um evento carregado de esperança numa vida sem sentido. O bebê foi visto como a solução dos problemas passados e uma pessoa que poderia amá-las completamente, em contraposição aos familiares e parceiros amorosos. Embora mencionando as dificuldades de ser mãe, como o cansaço e a perda da liberdade, elas tenderam a minimizá-las diante dos benefícios dessa condição: receber apoio dos familiares e construir relações mais positivas com eles. Assim, conforme Williams e Vines, as adolescentes usaram a experiência da gravidez e da parentalidade como um mecanismo de crescimento, o que reforça a importância de se reconhecer os seus ganhos e conquistas, bem como de oportunizar auxílio, para que possam ressignificar suas experiências traumáticas infantis.

Ainda, 33 jovens, cujos filhos tinham entre quatro semanas e cinco anos, que haviam morado em lares substitutos na infância e que viviam em áreas de privação econômica na Inglaterra, foram alvo de estudo sobre o significado e a vivência da maternidade (Rolfe, 2008). Os relatos das participantes indicaram três diferentes maneiras de encarar essa experiência: (1) crescimento e responsabilidade, (2) fazendo as coisas diferentemente e (3) sacrifício e recompensa. Foram apontadas dificuldades relativas à maternidade, tais como falta de dinheiro, cansaço e limitações da liberdade individual, simultaneamente a relatos de recompensa e gratificação. Da mesma forma, embora as participantes tenham expressado arrependimento pela gravidez precoce, em função da falta de recursos materiais e de oportunidades profissionais, encararam-na como um evento promotor de mudanças em seu estilo de vida, prioridades, papéis e roteiros familiares. Uma característica marcante nos discursos das mães adolescentes foi o crescimento e o amadurecimento pessoal. Reforçando as ideias de Williams e Vines (1999), Rolfe (2008) reconheceu a importância da identificação dos aspectos positivos e das realizações dessas mães. Para o autor, é de grande valia pensar a maternidade como uma forma de controle e iniciativa pessoal em relação à própria vida, ainda mais diante da falta de outras oportunidades para tanto.

Dentre os estudos nacionais, Gontijo e Medeiros (2008) entrevistaram quatro adolescentes que viviam em uma casa-lar de caráter não governamental, no estado de Goiás, e que se tornaram mães entre os 15 e os 17 anos. Corroborando achados dos estudos internacionais, o desempenho do papel materno representou uma realização pessoal para essas mães, especialmente pela formação de um vínculo com o bebê. Elas referiram orgulho em relação ao desenvolvimento do filho e ao seu reconhecimento como mães. A criança representou para elas o fim da solidão e do abandono, como também a salvação da morte, pela crença no estabelecimento de uma relação afetiva duradoura e única e pela interrupção da vida nas ruas, representando a possibilidade de construção de um futuro. Foi possível perceber ainda uma reestruturação de vida dessas mães a partir do nascimento da criança, tendo em vista os seus horários e necessidades.

Ainda no contexto nacional, outro grupo específico de adolescentes foi investigado quanto à vivência e percepção da maternidade: 20 adolescentes cariocas, de nível socioeconômico baixo, que engravidaram precocemente (entre 10 e 14 anos) e cujos bebês tinham entre seis e 24 meses de vida. A partir da metodologia Q, Santos e Schor (2003) identificaram dois fatores, que caracterizaram duas formas de vivência e percepção desse acontecimento. No Fator I, no qual 14 adolescentes foram enquadradas, a maternidade foi vista como uma experiência positiva e enriquecedora. As mães revelaram ganhos emocionais e desempenho pleno do papel materno e adulto. A maternidade parece ter preenchido um espaço vazio de afeto. Sentimentos de apoio e aceitação em relação ao grupo social também foram evidenciados. Já no Fator II, que englobou apenas quatro adolescentes, revelou-se uma vivência negativa da maternidade. Esta foi percebida como uma experiência solitária e difícil, para a qual a adolescente não tinha preparação prévia, significando a perda da juventude. De fato, as perdas foram salientadas e essas participantes não desejavam uma nova gravidez. Contudo, em ambos os fatores, contradições estiveram presentes nos discursos das jovens. As autoras concluíram, então, que os diferentes padrões de vivências da maternidade indicam a necessidade de evitar uma concepção reducionista e negativista do fenômeno ao se trabalhar com mães adolescentes, para dar conta da sua heterogeneidade (Santos & Schor, 2003).

A partir do exposto, fica evidenciada a diversidade de significados que a maternidade pode assumir entre as adolescentes, bem como dos sentimentos vivenciados por elas diante desse evento. O que se percebe é que, a partir do nascimento do bebê e das demandas impostas pelo exercício da maternidade, as percepções e reações iniciais frente à gravidez tendem a ser amenizadas ou modificadas. O próprio contato com o bebê pode ser recompensador e auxiliar na emergência de percepções e significados positivos.

Na investigação dessa temática, predominaram estudos qualitativos, o que se considera coerente, tendo em vista a natureza do objeto pesquisado. Contudo, parece interessante um esforço dos pesquisadores no desenvolvimento de instrumentos padronizados, que também possam mapear o significado e a vivência da maternidade. Além disso, esse tema deveria ser investigado ao longo do desenvolvimento da criança, e não apenas nos seus anos iniciais, como foi observado. Também seria de grande valia a consideração simultânea de outros aspectos que podem interferir nas vivências das adolescentes, como a relação conjugal e familiar e até mesmo o estado de saúde mental dessas mães. Por fim, emerge como necessária a investigação desse tema entre adolescentes de diferentes idades que não tenham vivenciado abandono, violência e privação econômica e não apresentem psicopatologias evidentes. É a partir desses conhecimentos que os profissionais poderão embasar suas práticas junto a essa clientela.

Saúde mental da mãe adolescente

A saúde mental foi um foco pouco frequente nos artigos publicados na área da maternidade na adolescência. Foram localizados, no período 1998-2008, apenas dois estudos internacionais sobre o tema (Eshbaugh, Lempers & Luze, 2006; Turner, Sorenson & Turner, 2000), cujo interesse esteve voltado para variáveis associadas à presença/ausência de depressão ou sintomatologia depressiva nessas mães.

Turner et al. (2000), em estudo de *follow-up* de sete anos, com mais de 200 jovens adultas canadenses de nível socioeconômico baixo que foram mães na adolescência, identificaram o apoio social e a percepção de recursos/atributos pessoais, no caso, domínio e afirmação de autonomia, como preditores da adaptação psicológica a essa situação, entendida como ausência de sintomatologia depressiva. Estes dois fatores mediaram os efeitos da exposição ao estresse, especialmente do acúmulo de eventos traumáticos, que foi expressivo durante a infância e a adolescência inicial das participantes. Tais achados ressaltam a necessidade de implementar intervenções que reforcem as estratégias de *coping* e reduzam a vulnerabilidade dessas jovens ao estresse, bem como sua exposição a eventos dessa natureza. Os autores concluíram ainda que a elevada frequência de adversidades precoces colaborou para aumentar o risco de ocorrência de adversidades subsequentes entre essas jovens, como a gravidez.

Também no estudo conduzido por Eshbaugh et al. (2006) com 523 mães adolescentes norte-americanas de nível socioeconômico baixo, aos 14 e 36 meses de vida do bebê, visando identificar fatores preditores de depressão, a percepção de recursos pessoais como dinheiro, condições para atender as necessidades básicas, tempo para si e para a família, destacou-se nos dois momentos de coleta de dados. Assim, aquelas mães adolescentes que percebiam seus recursos como mais adequados/suficientes estavam menos deprimidas aos 14 e 36 meses de vida do bebê. A partir desses achados, enfatiza-se a importância de avaliar não apenas os recursos objetivos com os quais as adolescentes contam, mas também a sua percepção em relação aos mesmos e à sua situação pessoal, pela repercussão de tais aspectos no seu estado de saúde mental.

Os dois estudos apresentados ressaltaram a importância dos aspectos subjetivos na avaliação da saúde mental/psicopatologia das mães adolescentes. Contudo, ambos empregaram um delineamento quantitativo. Desse modo, percebe-se a necessidade de desenvolver investigações qualitativas, a fim de complementar o escasso conhecimento disponível sobre o tema. Além disso, fica evidente a necessidade de se abordarem outros tipos de sintomas ou quadros psicopatológicos na avaliação da saúde mental dessas mães, como a ansiedade e o estresse. Também parece necessário ampliar o foco de análise para a compreensão desse tema, incluindo-se avaliações com membros da família, amigos e parceiros amorosos. Por outro lado, como ponto positivo dos estudos localizados, destaca-se o caráter longitudinal, uma vez que pode haver oscilações nessas avaliações, conforme o desenvolvimento da criança avança, impondo novas demandas às mães adolescentes.

Relação mãe adolescente-bebê

Apesar da importância dessa temática, pelo seu potencial preventivo e pela ideia geralmente veiculada na literatura de dificuldades na interação da adolescente mãe com seu bebê, apenas quatro artigos internacionais foram localizados sobre essa relação no período consultado (Erdmans & Black, 2008; Mayers, Hager-Budny & Buckner, 2008; Milan, Lewis, Ethier, Kershaw & Ickovics, 2004; Traverso, 2007). Esses estudos destacaram os comportamentos interativos mãe-bebê e os aspectos subjetivos da mãe como importantes elementos de avaliação dessa relação.

Uma das investigações, embasada psicanaliticamente (Traverso, 2007), objetivou avaliar, através de estudos de caso, as representações sobre o bebê, a genitora, a relação amorosa e sobre si mesma de duas mães adolescentes peruanas de nível socioeconômico baixo, ambas com 17 anos, integrando a essa análise dados da observação de uma interação livre mãe-bebê. Foi possível perceber diferentes padrões de vinculação das adolescentes aos seus filhos, que tinham entre dois e quatro meses de vida. Foram apontados, como aspectos moderadores da qualidade dessa vinculação, o desenvolvimento da função reflexiva da mãe e a qualidade da sua rede de apoio. Segundo a autora, é importante que a adolescente consiga ler os seus próprios estados mentais e os do bebê, o que facilita a sintonia afetiva da díade e uma melhor vinculação entre eles. Ao mesmo tempo, a rede de apoio se faz necessária (especialmente a figura materna) para que a adolescente possa "entrar e sair" do papel materno, em decorrência das vivências de separação e individuação próprias desse período. Traverso conclui, desse modo, que não se pode categorizar a maternidade precoce como uma situação de risco em si mesma.

Partindo de uma realidade mais específica, Erdmans e Black (2008) buscaram compreender, a partir da técnica de história de vida, as experiências de 27 mães adolescentes estadunidenses de nível socioeconômico baixo, que haviam sido abusadas sexualmente, com seus bebês. Os autores identificaram diferenças entre aquelas mães que haviam recebido algum tipo de ajuda emocional e aquelas que não haviam recebido, seja porque não haviam revelado o abuso ou porque não foram acreditadas no momento da revelação. Dentre as mães que não receberam auxílio, emergiram diferentes atitudes em relação ao bebê. Uma parte delas conseguia perceber sua inocência/vitimização a partir da percepção da vulnerabilidade do filho, esforçando-se para protegê-lo, na tentativa de compensar a falta de cuidado vivenciada. Outras mães reproduziram padrões de reversão de papel, dando-se conta de que não haviam tido infância e desejando que os filhos logo crescessem para tomar conta delas. Por fim, algumas mães desse grupo tornaram-se emocionalmente indisponíveis ao filho, para não entrar em contato com a dor provocada pela percepção de sua vulnerabilidade.

Diante desses achados, Erdmans e Black concluíram que a maternidade cria uma situação de escolha para a adolescente em relação à reprodução do abuso ou à reparação desse dano. Isso justifica um trabalho de aconselhamento junto a essa clientela, que prepare a jovem para os sentimentos e lembranças despertados pelo contato com o bebê e o desempenho do papel materno, evitando, assim, a repetição da violência.

Nessa mesma perspectiva, Milan et al. (2004) investigaram o impacto da história de maus tratos físicos por membros da família na relação da mãe adolescente com o bebê. Participaram do estudo 203 adolescentes norte-americanas de nível socioeconômico baixo, cujos bebês tinham em média quatro meses. A história infantil de maus tratos, bem como a presença de sintomas depressivos durante a gestação, esteve significativamente associada a dificuldades na relação com o bebê: menos prazer na interação, sentimentos de incompetência no desempenho do papel materno e maior desapontamento em relação à responsividade da criança. A avaliação da adolescente com respeito à relação com seu cuidador primário e seus sentimentos sobre a maternidade, avaliados na gestação, mostraram-se importantes fatores mediadores nessa associação. Do mesmo modo, manter uma relação afetiva apoiadora com um parceiro mostrou-se um importante fator mediador e protetor do impacto da história de maus tratos na qualidade da relação mãe-bebê. De fato, as adolescentes que apresentavam sentimentos mais positivos em relação à maternidade e menos provavelmente apresentavam dificuldades na relação com o bebê, mesmo tendo sofrido maus tratos, percebiam-se mais apoiadas pelos parceiros.

Por fim, o estudo conduzido por Mayers et al. (2008) informou alguns resultados de um programa de intervenção precoce direcionado a 52 mães adolescentes de nível socioeconômico baixo e seus bebês, na cidade de Nova Iorque, focalizando comportamentos interativos maternos e do bebê. Também foram empregadas medidas para a avaliação de depressão, estresse parental e características infantis (temperamento). O programa, embasado psicanaliticamente, tinha objetivos diferenciados, conforme as vivências e necessidades de cada adolescente: educação, orientação, apoio ou psicoterapia. Os resultados do estudo indicaram melhora na qualidade da interação mãe adolescente-bebê ao final da intervenção, decorrente de mudanças nos comportamentos interativos da díade. Os autores consideraram essencial para a melhoria da sintonia afetiva da díade o auxílio do terapeuta, que estimulava a adolescente a refletir sobre seus pensamentos, sentimentos e respostas aos comportamentos e sinais do bebê, bem como sobre os sentimentos e comportamentos do bebê. Mayers et al. afirmaram que o foco da intervenção centrado no bebê pode ter permitido a essas mães "saírem" de sua depressão, pelo menos em alguns momentos, propiciando aos filhos um ambiente suficientemente bom. Os autores sugerem a investigação longitudinal desses resultados, a fim de verificar a estabilidade dessas mudanças e a extensão de sua aplicação para diferentes contextos.

Pelo exposto, percebe-se que os estudos aqui revisados apontam a importância de considerar, na investigação da relação da mãe adolescente com o bebê, não apenas aspectos comportamentais e interativos da díade, mas principalmente aspectos subjetivos da mãe, como suas representações, percepções, sentimentos, experiências, lembranças e estado de saúde mental. Contudo, os achados indicam a necessidade de levar em conta, ainda, o contexto mais amplo, especialmente a rede de apoio social e familiar, tendo em vista a sua importância para a adolescente. Somente a atenção a todos esses aspectos permitirá compreender a diversidade de modos de relação mãe adolescente-bebê identificados em cada estudo, bem como os fatores preditores e mediadores da qualidade dessa relação.

Observou-se a falta de investigações sobre a relação mãe adolescente-bebê em contextos mais típicos de desenvolvimento (no caso, sem exposição à violência), o que permitiria a comparação entre os achados e a identificação daqueles aspectos críticos a serem trabalhados no campo da clínica e da intervenção pais-bebê. Ressalta-se ainda a necessidade de novos estudos de cunho interventivo, que promovam a melhora na qualidade da interação dessa díade em outros grupos de risco, tais como bebês portadores de doenças crônicas, malformações e que apresentem transtornos do desenvolvimento, assim como mães adolescentes com diferentes psicopatologias. Tais estudos devem ser estendidos também para idades posteriores da criança, como na fase escolar, para que se possa conhecer as peculiaridades dessa relação ao longo do desenvolvimento da prole. Por fim, pensa-se que a inclusão de dados e informações dos parceiros amorosos e dos familiares das adolescentes em estudos que investiguem a sua relação com o bebê pode ser útil para ampliar a compreensão sobre os achados.

Repercussões da maternidade na adolescência

Em comparação às demais temáticas, as repercussões da maternidade para as adolescentes têm sido mais frequentemente exploradas pelas pesquisas da área. No período considerado (1998-2008), cinco trabalhos internacionais (Bailey et al., 2001; Hunt, Joe-Laidler & MacKenzie, 2005; Richards, Papworth, Corbett & Good, 2007; SmithBattle, 2007; Zachry, 2005) e três nacionais (Esteves & Menandro, 2005; Gonçalves & Knauth, 2006; Hoga, 2008) abordaram temas relativos a esse tópico de interesse.

De modo geral, percebe-se uma diversidade de repercussões. Os achados desses estudos também ressaltam a importância do apoio da família e do parceiro e do contexto socioeconômico em que a adolescente está inserida, para uma avaliação adequada das consequências e mudanças promovidas pela maternidade.

Dois estudos internacionais, ambos de cunho qualitativo, focalizaram o impacto da maternidade adolescente na esfera educacional (SmithBattle, 2007; Zachry, 2005). Zachry (2005), tendo analisado o impacto dessa experiência para nove mães norte-americanas de nível socioeconômico baixo, identificou o fato de ter um filho como um fator de mudança de perspectiva quanto à escolarização e ao próprio futuro. Embora inicialmente a gravidez as tenha afastado da escola, após o nascimento percebeu-se um aumento do interesse das mães adolescentes pela educação, vista como uma possibilidade de fornecer um futuro melhor para o filho, a partir do aumento das oportunidades de emprego e da dispensa da assistência governamental. A maternidade fez com que as adolescentes refletissem a respeito da importância de serem modelos para seus filhos, o que se tornou mais um motivo para finalizarem seus estudos.

Da mesma forma, SmithBattle (2007), investigando o impacto da maternidade nas aspirações acadêmicas e no progresso escolar até os 10 meses do bebê, em 19 adolescentes estadunidenses de nível socioeconômico baixo, também identificou entre as participantes uma reavaliação de suas prioridades e uma motivação para permanecer ou retornar à escola após o nascimento do bebê. Para algumas delas, foi somente a partir da gestação que a educação passou a ser considerada uma opção de vida. Entretanto, esse retorno à escola não se mostrou uma experiência fácil, pela demandas concorrentes do trabalho, das responsabilidades familiares e com o cuidado da criança. Também as práticas e políticas escolares nem sempre favoreceram a participação da jovem, pela falta de flexibilidade para a realização das tarefas e para o cumprimento das obrigações e garantias legais.

Ambos os estudos (SmithBattle, 2007; Zachry, 2005) demonstram a importância de um trabalho junto ao corpo docente e administrativo das escolas, para que possam auxiliar as adolescentes a lidar com as demandas e responsabilidades simultâneas da maternidade, da escola e do trabalho. O renovado interesse dessas mães na sua educação poderá ser aproveitado pelas equipes desses locais, em prol de melhores possibilidades de inserção profissional futura.

Outro estudo internacional (Hunt, Joe-Laidler & MacKenzie, 2005) investigou o impacto da maternidade nos comportamentos de risco, especialmente no consumo de álcool, entre 118 adolescentes estadunidenses de nível socioeconômico baixo. A partir da confirmação da gravidez, a abstinência foi verificada em 85% dos casos. Após o nascimento do filho, embora muitas adolescentes (74%) tenham retomado o consumo de álcool, o fizeram de outro modo: como um recurso para relaxar e lidar com o estresse, de forma mais privada, ou seja, com parceiros e familiares, regulada e controlada, e consistente com a nova identidade materna e o *status* adulto. Ocasiões para sair e beber com os amigos se tornaram raras e essas mães precisaram equilibrar seu desejo pelas atividades previamente realizadas e as demandas da maternidade.

Ampliando o escopo de avaliação das repercussões da maternidade na adolescência, Bailey et al. (2001) examinaram consequências sociais e comportamentais de médio prazo entre adolescentes cearenses de nível socioeconômico baixo que levaram a gestação a termo, em comparação àquelas que sofreram ou provocaram um aborto. De modo geral, para aquelas que se tornaram mães, a qualidade das relações com os pais não mudou nesse período. Por outro lado, a qualidade da relação com o parceiro tendeu a se deteriorar. Além disso, foi encontrada uma associação entre a qualidade da relação amorosa e a percepção da adolescente sobre os efeitos da maternidade em sua vida. Para a maioria das participantes, tal percepção mostrou-se menos positiva do que a sua expectativa inicial a esse respeito. Quanto à escola, grande parte abandonou os estudos, seja pela gravidez, seja pelo casamento, embora algumas tenham conseguido retomá-los posteriormente. Dessa forma, foi possível identificar variadas consequências da experiência de gravidez/maternidade. Diante disso, os autores ressaltaram a necessidade de se estudar a percepção subjetiva das adolescentes acerca das repercussões da maternidade, especialmente suas expectativas iniciais sobre tal evento.

Dentre os estudos nacionais, nessa mesma direção, Esteves e Menandro (2005), ao entrevistarem 20 mulheres adultas capixabas que haviam sido mães na adolescência, 10 de nível socioeconômico baixo e 10 de médio, encontraram diversas repercussões da maternidade em suas trajetórias de vida. As participantes destacaram o aumento de responsabilidades e de restrições no tempo pessoal e na inserção e participação em atividades tipicamente adolescentes. Elas vivenciaram dificuldades na relação com os parceiros, devido ao casamento ou coabitação em função da gravidez. A escolarização foi interrompida, tendo sido retomada posteriormente pelas participantes de nível socioeconômico médio, que contaram com o apoio da família para manter seus projetos de escolarização e inserção profissional. O mesmo panorama não foi observado entre as mães de nível socioeconômico baixo, que enfrentaram dificuldades até mesmo para encontrar um trabalho. Contudo, também elas julgavam que seus projetos estavam sendo realizados, embora estivessem mais direcionados à sobrevivência e manutenção da família. Os autores concluíram que a maternidade na adolescência traz alguns constrangimentos nas possibilidades de escolha das adolescentes, muito embora estas possam redefinir sua identidade e seus projetos a partir dessa experiência (Esteves & Menandro, 2005).

A redefinição da identidade a partir da maternidade também foi verificada entre as 21 mães adolescentes paulistas de baixa renda, entrevistadas por Hoga (2008). As participantes, em geral, perceberam a maternidade como uma forma de escapar de problemas enfrentados nas famílias de origem, bem como uma oportunidade de conquistar melhor qualidade de vida e sentirem-se pertencentes a uma família. Assim, a maternidade as auxiliou a definir planos futuros e a encontrarem um sentido para a vida. Contudo, mesmo diante desse panorama, as participantes também mencionaram, como perdas sofridas em consequência da maternidade, a impossibilidade de continuar os estudos, o que significou abrir mão de alguns sonhos e projetos, e as modificações no estilo de vida, como o distanciamento dos amigos e da vida na rua. De modo geral, ficou evidenciada a importância da investigação da reação do companheiro e dos familiares à gravidez/maternidade para a compreensão da vivência das mães adolescentes e a avaliação das repercussões desse evento em suas vidas.

Por fim, em pesquisa com 23 adolescentes gaúchas de 18 a 19 anos que já tinham ao menos um filho, Gonçalves e Knauth (2006) identificaram, nas famílias que possibilitaram à jovem a retomada das atividades de lazer e o auxílio no cuidado da criança, a continuação da adolescência no contexto da maternidade. Nesses casos, fortaleceu-se uma aliança afetiva e material, que possibilitou o prosseguimento dos projetos de estudo, trabalho e sociabilidade das jovens. Apesar disso, seus pais passaram a cobrar delas atitudes adultas. Por sua vez, as jovens de camadas populares, que mais frequentemente haviam engravidado novamente, contavam com menos apoio familiar. A segunda gravidez foi vista pela família como uma irresponsabilidade diante das circunstâncias de vida. Assim, elas tendiam a ser mais cobradas em relação às obrigações da maternidade, assumindo os papéis femininos restritos ao lar e ao filho, especialmente se já estavam coabitando com o pai do bebê/parceiro. Em relação aos achados desse estudo, Gonçalves e Knauth consideraram que, no contexto atual, a gravidez e a maternidade são vistas como uma abreviação da juventude, uma forma de ingresso no mundo adulto.

Os estudos revisados agrupados nessa categoria indicaram repercussões diversas da maternidade para a adolescente. No âmbito pessoal, destacou-se o aumento de responsabilidades, a restrição das atividades de lazer, as mudanças nas relações afetivas (seja por rompimento, dificuldades na relação ou casamento/coabitação) e até mesmo a ocorrência de uma nova gravidez. Também foi encontrada uma redução em alguns comportamentos de risco, mesmo que temporária. Já no âmbito social, a interrupção da frequência à escola, nem sempre retomada depois, foi bastante destacada. Por fim, no contexto familiar foi observada a dependência financeira e emocional das jovens, seja para o cuidado do bebê, a manutenção pessoal ou a realização de seus projetos de vida. Quanto a estes projetos, constata-se desde o seu adiamento, modificação, manutenção, como também seu abandono, por impossibilidades diversas.

Tal panorama permite concluir que a maternidade afeta necessariamente as trajetórias das jovens. Pensa-se que o maior número de estudos localizados sobre o tema decorra da importância social desses resultados, especialmente para a promoção de intervenções e de políticas públicas de saúde e ação social. Pensando mais especificamente na esfera de atuação da Psicologia, fica patente a necessidade de intervir junto às adolescentes e suas famílias, para que consigam usar os recursos disponíveis para minimizar os eventuais impactos negativos dessa experiência. No entanto, no que tange às suas condições socioeconômicas, torna-se necessária uma maior atenção governamental, para a modificação das condições de vida da população, o que ultrapassa o escopo da atuação psicológica.

Considerações finais

O objetivo do presente capítulo foi revisar estudos empíricos que caracterizassem o exercício da maternidade na adolescência. Os estudos localizados, de modo geral, apontaram para uma diversidade de experiências e vivências das adolescentes, tanto no que se refere aos aspectos subjetivos desse exercício, como à relação com o bebê. Desse modo, a principal conclusão que se pode tirar dessa revisão da literatura é a necessidade de evitar visões reducionistas sobre o fenômeno, tanto positivas como negativas. As adolescentes, em geral, parecem manejar de forma adequada o desempenho do papel materno, pelo menos nos primeiros anos de vida da criança. Contudo, isso não significa que não enfrentem desafios e dificuldades nos mais variados âmbitos e que esse panorama não se modifique à medida que o filho cresça e novas demandas emerjam.

Os achados dos estudos revisados também apontaram, de forma mais global, a importância de qualquer estudo ou intervenção psicológica direcionada a essas mães considerar tanto aspectos subjetivos como contextuais, especialmente a rede de apoio social e familiar. Tal fator alcançou expressiva relevância em grande parte dos estudos revisados, permitindo melhores resultados para as adolescentes nos quesitos avaliados.

Nesse sentido, apenas de posse de um mapeamento completo das suas condições de vida se poderá efetivamente intervir em prol dessas jovens. Em relação a isso, embora nesse capítulo os estudos localizados tenham sido apresentados separadamente, por grandes áreas temáticas, tal separação teve um efeito meramente didático, pois se compreende a inter-relação existente entre todos esses aspectos.

O mapeamento da literatura recente sobre o exercício da maternidade na adolescência permitiu visualizar lacunas, que devem ser preenchidas por estudos futuros. Estes devem enfocar a relação conjugal das adolescentes e sua relação com os familiares, bem como considerar a percepção de tais membros sobre a adolescente mãe. A realização de estudos de *desing* misto também deve ser incentivada, bem como o acompanhamento a essas mães para além da adolescência.

Embora até o presente momento os pesquisadores tenham priorizado a investigação da gravidez na adolescência, cabe lembrar que essa se encerra aos nove meses, dando início a uma etapa bem mais longa, repleta de desafios para as adolescentes. Desse modo, futuras investigações devem estar direcionadas para o estudo da maternidade nesse período da vida, lançando luz sobre os ganhos e os obstáculos que pode acarretar para adolescentes de diferentes idades e em diferentes contextos.

Referências

Amazarray, M. R., Machado, P. S., Oliveira, V. Z. de & Gomes, W. B. (1998). A experiência de assumir a gestação na adolescência: um estudo fenomenológico. *Psicologia, Reflexão e Crítica, 11* (3), 431-440.

Aquino, E. M. L., Heilborn, M. L., Knauth, D., Bozon, M., Almeida, M. da C., Araújo, J. & Menezes, G. (2003). Adolescência e reprodução no Brasil: a heterogeneidade dos perfis sociais. *Cadernos de Saúde Pública, 19* (2), 377-388.

Bailey, P. E., Bruno, Z. V., Bezerra, M. F., Queiroz, I., Oliveira, C. M. & Chen-Mok, M. (2001). Adolescent pregnancy 1 year later: the effects of abortion vs. motherhood in Northeast Brazil. *Journal of Adolescent Health, 29*, 223-232.

Carlos, A. I., Pires, A., Cabrita, T., Alves, H., Araújo, C. & Bentes, M. H. (2007). Comportamento parental de mães adolescentes. *Análise Psicológica, 25* (2), 183-194.

Carniel, E. de F., Zanolli, M. de L., Almeida, C. A. A. & Morcillo, A. M. (2006). Características das mães adolescentes e de seus recém-nascidos e fatores de risco para a gravidez na adolescência em Campinas, SP, Brasil. *Revista Brasileira de Saúde Materno-Infantil, 6* (4), 419-426.

Chalem, E., Mitsuhiro, S. S., Ferri, C. P., Barros, M. C. M., Guinsburg, R. & Laranjeira, R. (2007). Gravidez na adolescência: perfil sócio-demográfico e comportamental de uma população da periferia de São Paulo, Brasil. *Cadernos de Saúde Pública, 23* (1), 177-186.

Dadoorian, D. (2003). Gravidez na adolescência: um novo olhar. *Psicologia, Ciência e Profissão, 23* (1), 84-91.

Dias, A. B. & Aquino, E. M. L. (2006). Maternidade e paternidade na adolescência: algumas constatações em três cidades do Brasil. *Cadernos de Saúde Pública, 22* (7), 1447-1458.

Erdmans, M. P. & Black, T. (2008). What they tell you to forget: from child sexual abuse to adolescent motherhood. *Qualitative Health Research, 18* (1), 77-89.

Eshbaugh, E. M., Lempers, J. & Luze, G. J. (2006). Objective and self-perceived resources as predictor of depression among urban and non-urban adolescent mothers. *Journal of Youth and Adolescence, 35*, 839-847.

Esteves, J. R. & Menandro, P. R. M. (2005). Trajetórias de vida: repercussões da maternidade adolescente na biografia de mulheres que viveram tal experiência. *Estudos de Psicologia, 10* (3), 363-370.

Gonçalves, H. & Gigante, D. (2006). Trabalho, escolaridade e saúde reprodutiva: um estudo etno-epidemiológico com jovens mulheres pertencentes a uma coorte de nascimento. *Cadernos de Saúde Pública, 22* (7), 1459-1469.

Gonçalves, H. & Knauth, D. R. (2006). Aproveitar a vida, juventude e gravidez. *Revista de Antropologia, 49* (2), 625-643.

Gontijo, D. T. & Medeiros, M. (2008). Tava morta e revivi: significado de maternidade para adolescentes com experiência de vida nas ruas. *Cadernos de Saúde Pública, 24* (2), 469-472.

Hoga, L. A. K. (2008). Maternidade na adolescência em uma comunidade de baixa renda: experiências reveladas pela história oral. *Revista Latino-Americana de Enfermagem, 16* (2), 280-286.

Hunt, G., Joe-Laidler, K. & MacKenzie, K. (2005). Moving into motherhood: gang girls and controlled risk. *Youth & Society, 36* (3), 333-373.

Jaffee, S. R. (2002). Pathways to adversity in young adulthood among early childbearers. *Journal of Family Psychology, 16* (1), 38-49.

Jewell, D., Tacchi, J., & Donovan, J. (2000). Teenage pregnancy: whose problem is it? *Family Practice, 17* (6), 522-528.

Lebovici, S. (1987). *O bebê, a mãe e o psicanalista*. Porto Alegre: Artes Médicas.

Lesser, J., Koniak-Griffin, D. & Anderson, N. L. (1999). Depressed adolescent mothers' perceptions of their own maternal role. *Issues in Mental Health Nursing, 20,* 131-149.

Levandowski, D. C. (2009). Panorama das investigações brasileiras acerca da gravidez e da maternidade na adolescência. *Resumos do I Congresso Luso-Brasileiro de Psicologia da Saúde* (pp. 520-521). Faro, Portugal.

Levandowski, D. C., Piccinini, C. A. & Lopes, R. C. S. (2008). Maternidade adolescente. *Estudos de Psicologia, 25* (2), 251-263.

Lounds, J. J., Borkowski, J. G. & Whitman, T. L. (2006). The potential for child neglect: the case of adolescent mothers and their children. *Child Maltreatment, 11* (3), 281-294.

Madigan, S., Moran, G. & Pederson, D. R. (2006). Unresolved states of mind, disorganized attachments relationships, and disrupted interactions of adolescent mothers and their infants. *Developmental Psychology, 42* (2), 293-304.

Mayers, H. A., Hager-Budny, M. & Buckner, E. B. (2008). The chances for children teen parent-infant project: results of a pilot intervention for teen mothers and their infants in inner city high schools. *Infant Mental Health Journal, 29* (4), 320-342.

Milan, S., Lewis, J., Ethier, K., Kershaw, T. & Ickovics, J. R. (2004). The impact of physical maltreatment history on the adolescent mother-infant relationship: mediating and moderating effects during the transition to early parenthood. *Journal of Abnormal Child Psychology, 32* (3), 249-261.

Moresco, J. O. & Van Der Sand, I. C. P. (2005). Das bonecas ao bebê: a vida da adolescente ao tornar-se mãe. *Scientia Medica, 15* (1), 34-41.

Paraguassu, A. L. C. B., Costa, M. C. O., Nascimento Sobrinho, C. L., Patel, B. N., Freitas, J. T. de & Araújo, F. P. O. de. (2005). Situação sociodemográfica e de saúde reprodutiva pré e pós-gestacional de adolescentes, Feira de Santana, Bahia, Brasil. *Ciência e Saúde Coletiva, 10* (2), 373-380.

Richards, J., Papworth, M., Corbett, S. & Good, J. (2007). Adolescent motherhood: a Q-Methodological re-evaluation of psychological and social outcomes. *Journal of Community and Applied Social Psychology, 17*, 347-362.

Rocha, R. C. L. da, Souza, E. de, Guazzelli, C. A. F., Chambô Filho, A., Soares, E. P. & Nogueira, E. da S. (2006). Prematuridade e baixo peso entre recém-nascidos de adolescentes primíparas. *Revista Brasileira de Ginecologia e Obstetrícia, 28* (9), 530-535.

Rolfe, A. (2008). You've got to grow up when you've got a kid: marginalized young women's accounts of motherhood. *Journal of Community and Applied Social Psychology, 18*, 299-314.

Santos, S. R. dos & Schor, N. (2003). Vivências da maternidade na adolescência precoce. *Revista de Saúde Pública, 37* (1), 15-23.

Shaw, M., Lawlor, D. A. & Najman, J. M. (2006). Teenage children of teenage mothers: psychological, behavioural and health outcomes from an Australian prospective longitudinal study. *Social Science & Medicine, 62*, 2526–2539.

SmithBattle, L. (2007). I wanna have a good future: teen mothers' rise in educational aspirations, competing demands, and limited school support. *Youth & Society,* 38 (3), 348-371.

Stern, D. N. (1995/1997). *A constelação da maternidade: o panorama da psicoterapia pais/bebê* (M. A. V. Veronese, trad.). Porto Alegre: Artes Médicas.

Traverso, P. K. (2007). Dos madres adolescentes, dos vínculos: ¿Qué marca la diferencia? *Revista de Psicología, XXV* (1), 59-80.

Turner, R. J., Sorenson, A. M. & Turner, J. B. (2000). Social contingencies in mental health: a seven-year follow-up study of teenage mothers. *Journal of Marriage and the Family, 62,* 777-791.

Williams, C. & Vines, S. W. (1999). Broken past, fragile future: personal stories of high-risk adolescent mothers. *Journal of the Society of Pediatric Nurses, 4* (1), 15-23.

Winnicott, D. W. (1956/2000). *Da pediatria à psicanálise: obras escolhidas* (J. Russo, trad.). Rio de Janeiro: Imago.

Winnicott, D. W. (1987/2006). *Os bebês e suas mães* (J. L. Camargo, trad.). Rio de Janeiro: Martins Fontes.

Zachry, E. M. (2005). Getting my education: teen mothers' experiences in school before and after motherhood. *Teachers College Record, 107* (12), 2566-2598.

CAPÍTULO DEZESSEIS ■

Empatia parental

Ebenézer A. de Oliveira, Jenna N. Ables e Marissa L. Dingler

Empatia tem sido definida como uma complexa reação vicária a uma situação ou ao estado emocional de outra pessoa (Davis, 1983; Eisenberg & Strayer, 1987; Grusec & Davidov, 2007; Hoffman, 2008). Consistente com a abrangente concepção de parentalidade deste livro (a qual inclui mais do que os pais biológicos), o seguinte exemplo enfoca a empatia parental na forma como a tia Ogawa interage com seu aluno Hiro na sala de aula:

> Tia Ogawa leu o seguinte problema de aritmética para os seus alunos da 1ª série: "Sete crianças estavam a bordo de um trem; na primeira parada, duas delas saíram e três embarcaram no trem. Quantas estavam no trem depois disso?" Ela pediu às crianças que viessem à frente e escrevessem equações que representassem o problema no quadro negro, e várias crianças escreveram diferentes equações. As equações de Hiro foram intrigantes: $3 - 2 = 1$ e $7 + 1 = 8$. Hiro não conseguiu explicar seu raciocínio, embora tivesse tentado por alguns minutos. Tia Ogawa perguntou à turma: "As equações de Hiro representam o problema corretamente?" A maioria das crianças respondeu: "Não!"

Mais uma vez a tia Ogawa pediu que Hiro tentasse explicar o sentido de suas equações, mas depois de mais uma tentativa sem sucesso, Hiro parecia estar chateado e envergonhado. Tia Ogawa disse: "Toque a ponta da minha mão e me dê força para que eu possa falar por você. Eu tentarei falar os seus pensamentos." Hiro esticou a mão e tocou a ponta dos dedos da Tia; então ela explicou que a primeira equação representava a diferença entre as pessoas que entraram e saíram do trem. Ela prosseguiu explicando aos alunos por que as equações de Hiro representavam corretamente o problema. Ao final da aula, tia Ogawa pediu que Hiro dissesse aos colegas como ele se sentiu "quando todos da classe pensaram que ele estava errado." "Eu não me senti bem," disse Hiro. "Eu acho que ele foi muito corajoso ao tentar explicar seu pensamento quando todos pensavam que ele estava errado", completou tia Ogawa. Toda a turma olhou para Hiro e o aplaudiu. (Lewis, 1995, pp. 169-170)

Em seu papel de professora, tia Ogawa tinha criado uma oportunidade de aprendizagem a partir de uma situação realística bastante comum em Tóquio, contexto social desse caso: a entrada e saída de crianças no metrô. Dentre múltiplas respostas fornecidas por seus alunos, ela intencionalmente tinha destacado as equações de Hiro porque elas corretamente representavam o problema. Mas agora, em vez de declará-las "corretas", tia Ogawa deixa que os próprios estudantes e o próprio autor das equações determinem se as duas equações são válidas ou não. É nesse momento que surge um pequeno conflito de opiniões e sentimentos. Hiro intuitivamente sabe que suas equações estão certas, mas como é típico de crianças na sua faixa etária, não consegue articular uma explicação racional e lógica para as mesmas. Por outro lado, a maioria dos estudantes nem sequer enxergam qualquer sentido nas equações de Hiro, julgando-as incorretas. O toque de mãos entre Hiro e tia Ogawa é um rito de outorga de poder; agora tia Ogawa pode falar por Hiro, expressar sua voz e raciocínio, como sua advogada pessoal perante o júri. Para tanto, ela toma a perspectiva dele; ela figurativamente penetra em sua mente e passa a falar por ele o que ele estava pensando quando escreveu aquelas equações no quadro. Hiro provavelmente acompanha tudo isso pensando consigo mesmo: "Exatamente! É isso mesmo! Eu simplesmente não consegui dizer como a senhora está agora fazendo por mim!"

Mas empatia não se restringe à tomada de perspectiva de uma outra pessoa. Nota-se no caso em questão que tia Ogawa é também sensível às emoções de Hiro em face da situação de pequeno conflito. Isso fica bem claro quando ela pede que Hiro diga como se sentiu no momento quando quase toda a turma julgava suas equações incorretas. Mais ainda, consciente da relativa tensão emocional entre Hiro e seus colegas, tia Ogawa quer restabelecer o sentimento de autoconfiança em Hiro e relativa harmonia entre ele e seus colegas de turma. O comentário que ela faz no final sobre a coragem de Hiro cumpre exatamente esse objetivo, arrancando aplausos dos seus colegas e, agora, admiradores.

O presente capítulo enfoca a empatia como um elemento fundamental no processo de socialização da criança. Especificamente, explora diferentes perspectivas conceituais sobre a empatia parental, fatores contextuais e individuais que a influenciam e algumas das principais implicações para o desenvolvimento da criança que estão sendo investigadas ultimamente.

O conceito de empatia parental

A Psicologia do Desenvolvimento Evolucionista concebe empatia como uma habilidade mental muito importante na inserção do indivíduo no grupo social e em sua autopreservação (Hoffman, 2008; Plutchik, 1987). Sem empatia, o ser humano tenderia a uma existência "solitária, pobre, desagradável, brutal e curta", conforme Thomas Hobbes propôs no *Leviathan* (citado por Davis, 1994, p. 2).

No caso específico do ambiente familiar, concebe-se que qualquer tentativa de socialização desprovida de empatia parental pode levar a formas extremas de abuso (Moor & Silvern, 2006), negligência ou falta de ação em defesa do melhor interesse da criança (Grusec & Davidov, 2007).

Mas *empatia* deve ser distinguida de *simpatia,* pois, como indicam Eisenberg e Strayer (1987), nem sempre a reação vicária à condição adversa de outra pessoa resultará em simpatia ou ação de ajuda pró-social. Por exemplo, ao perceber o estado de aflição de sua criança, um pai ou uma mãe pode experimentar um elevado nível de excitação emocional empática e se concentrar no seu próprio estado intrapsíquico, exibindo pavor ou descontrole, e perdendo qualquer condição de efetivamente agir em favor da criança. Segundo Eisenberg e Strayer (1987), para gerar resultados socialmente desejáveis, a empatia deve conduzir o pai ou a mãe à experiência de simpatia. As autoras citam Wispé (1986) referindo dois elementos na experiência de simpatia: uma elevada sensibilidade às emoções do outro, e uma urgência de agir ou fazer qualquer coisa possível para reduzir o sofrimento ou a aflição do outro. Quando este último elemento contrabalanceia o primeiro na relação pai/mãe-criança, a empatia que se expressa como simpatia tem maior chance de um papel catalizador no desenvolvimento infantil, embora a simpatia não seja, em si, garantia de ação altruística pró-social. Por exemplo, uma mãe ou um pai que se compadece de sua criança ao vê-la sendo atacada por abelhas pode genuinamente se dispor a intervir e socorrê-la (ou seja, segundo elemento da simpatia), mas pode deixar de fazê-lo de fato por medo de ser também atacado pelos insetos.

É importante apontar que alguns escritores (Davis, 1994; Goldstein & Michaels, 1985) fazem a distinção de simpatia e empatia no sentido diametralmente oposto ao de Eisenberg e Strayer (1987). Segundo esses autores, a empatia (que é uma tradução do alemão *Einfühlung*, usado na arte como projeção de características do observador "para dentro" do objeto observado, cf. Davis, 1994) é que tem uma conotação bem mais ativa do que a simpatia. Tais autores citam usos do termo simpatia significando simplesmente um sentimento de companheirismo refletido na imaginação do que o outro pode estar sentindo numa determinada situação, mas sem necessariamente implicar numa ação esforçada de sair do *self* e penetrar nas experiências do outro. Fica essa questão semântica a critério dos leitores. Salientamos apenas o consenso geral de que a empatia parental tem um papel adaptativo na relação pai/mãe-criança e na preservação da espécie, estendendo-se a um leque de afetos não só negativos, mas também positivos. Alguns teóricos têm enfatizado mais o aspecto cognitivo da empatia parental, outros a sua dimensão afetiva e, mais recentemente, nota-se uma preferência por um enfoque multidimensional, conforme a seguir.

Perspectiva cognitiva da empatia

Piaget tem sido internacionalmente reconhecido por sua teoria cognitiva que destaca o egocentrismo como ponto de partida, e a aquisição, com o avançar da idade, da tomada de perspectiva de outras pessoas através de experiências de conflito social, especialmente com amigos (Flavell, 1992; Inhelder & Piaget, 1958). Entretanto, como bem aponta Flavell (1985), nós estamos com o

> (...) risco (quase no sentido médico) de pensar egocentricamente por toda a nossa vida, assim como estamos para cometermos certos erros de lógica. (...) Por exemplo, o fato de que você entende cálculo matemático muito bem pode constituir um obstáculo para você manter em vista a minha ignorância desse assunto enquanto você estiver tentando explicá-lo para mim; apenas por um momento, você pode até imaginar como cálculo deve ser difícl para mim, mas isso pode rapidamente escapar da sua mente uma vez que você começar a entrar fundo em sua explicação. (p. 125)

Igualmente, pais e outras pessoas que trabalham diretamente com crianças precisam superar a tendência egocêntrica tão tipicamente humana, a fim de tomar a perspectiva da criança com precisão, o que Davis (1983) identifica como um aspecto cognitivo da empatia. No exemplo apresentado na introdução, a tia Ogawa tem plena consciência de que as equações do seu aluno Hiro estão corretas. Ela poderia ter agido egocentricamente censurando os estudantes que não conseguiam enxergar algo que para ela era tão lógico. Contudo, ela opta por suspender sua convicção temporariamente a fim de dar a oportunidade aos estudantes inexperientes de determinarem, por si só, a validade das equações. Diante do conflito de opiniões, ela habilmente toma a perspectiva de Hiro, explicando o raciocínio dele aos demais. Em toda a situação ela exibe experiência e conhecimento metacognitivos, conforme explorados por Flavell (1992).

O conhecimento metacognitivo envolve a compreensão acumulada através de experiências pessoais *a respeito* da mente humana (conhecimento declarativo), bem como sobre o *funcionamento* da mente (conhecimento procedural) (Flavell, 1992). Por exemplo, tia Ogawa provavelmente sabe que a compreensão da lógica matemática requer situações realísticas e práticas, razão pela qual opta por apresentar um problema num contexto sociocultural relevante aos seus estudantes (por exemplo, o metrô). Sua estratégia pedagógica revela bom conhecimento declarativo sobre a mente da criança em relação à matemática. E suas escolhas de *quando* e *como* intervir no momento de pequeno conflito de opiniões entre os estudantes demonstram seu bom conhecimento procedural metacognitivo. No exercício deste, ela não somente se despoja do seu maior conhecimento declarativo matemático por um momento, mas também age como uma artista teatral, representando empaticamente o papel do outro ainda inexperiente e sem a mesma bagagem de conhecimento, como parece ser tipicamente o caso de Hiro e seus colegas (Feshbach, 1987).

Perspectiva afetiva da empatia

Já do ponto de vista afetivo, Anna Freud (1937, citada por Hoffman, 1994) é geralmente referida na literatura por sua versão mais altruísta da empatia, que segundo ela envolve a projeção de necessidades pessoais próprias a outra pessoa, e leva a uma gratificação vicária pelo esforço de atender tais necessidades. Hoffman (1994) também destaca como Aronfreed e Paskal ligaram empatia ao altruísmo em duas etapas: primeiro, o agente empático ao observar uma outra pessoa aflita ou em apuros experimenta uma agonia empática (*empathic distress*), a qual se relaciona a alguma experiência do passado do próprio agente empático. Em seguida, o agente empático pode também exibir um ato altruístico de ajuda, conforme esse ato se relacione a uma redução da agonia empática no agente. Nota-se nessas concepções teóricas uma ênfase em agonia e afeto negativo ligado ao sofrimento ou estado emocional negativo do outro, bem como a natureza autorreforçadora da empatia, que pode levá-la a se tornar um traço de personalidade mais ou menos estável. Nessa concepção, o agente empático parece enfocar mais seu próprio estado emocional e o alívio de sua agonia (excessiva) do que o estado emocional do outro (Hoffman, 2008; Losoya e Eisenberg, 2001).

Losoya e Eisenberg (2001) ampliam o sentido afetivo da empatia ao defini-la como "reações vicárias emocionais que ocorrem dentro do indivíduo como resultado da observação do estado emocional ou da situação do outro" (p. 22). A ênfase recai sobre a experiência interna, visceral e subjetiva da excitação produzida pelo sistema nervoso do agente empático ao observar e compreender o estado emocional ou a situação do outro, que pode ser positiva (por exemplo, alegria, surpresa) ou negativa (por exemplo, medo, tristeza etc.). Essa conceituação também enfatiza a convergência ou equalização de sentimentos entre o agente empático e o outro, mas segundo as autoras, pode levar à simpatia (conforme já definida) e à ação altruísta, ou à agonia excessiva no agente empático, dependendo de características do próprio agente e de situações contextuais.

No caso apresentado inicialmente, tia Ogawa novamente é um modelo de experiência empática afetiva balanceada, resultando em ação altruísta para com seu aluno Hiro e todos os demais. Ao perguntar como Hiro se sentiu quando seus colegas julgavam que suas equações estavam incorretas, ela muito provavelmente já tem ideia dos sentimentos dele e até experimenta com ele certa medida de tristeza e vergonha. Tia Ogawa um dia tinha sido estudante, e talvez até tivesse sido vista como fracassada em alguma tarefa escolar; seu passado experiencial pode ter facilitado essa convergência emocional com Hiro. Mas, em vez de permitir que tais sentimentos cresçam ao ponto de debilitá-la, ela destaca a bravura de Hiro por não mudar de opinião quanto às suas equações simplesmente porque a maioria dos seus colegas as julgavam incorretas. Esse passo assertivo e revelador de genuína simpatia da tia Ogawa é o que restaura positivamente as emoções não somente de Hiro, mas de toda a turma, trazendo de volta também um clima favorável à continuação da aprendizagem em sala de aula.

Perspectiva multidimensional da empatia

Alguns teóricos (Davis, 1983, 1994; Feschbach, 1987) acreditam que enfoques exclusivamente cognitivos ou afetivos têm gerado certa confusão conceitual e conflitos de evidência empírica envolvendo a empatia em geral, e a empatia parental em particular. Esses autores acreditam que seria muito mais produtivo um esquema conceitual multidimensional que refletisse tanto os aspectos cognitivos como os afetivos ao se pesquisar a empatia parental. Diante da evidência de que as pessoas tendem a experimentar empatia muito mais facilmente quando o outro é seu próprio parente (Hoffman, 2008), o estudo da empatia parental como meio de validação e potencialização da experiência da criança faz sentido especialmente no contexto da socialização, a qual abrange processos cognitivos e afetivos na relação pai/mãe-criança (Grusec & Davidov, 2007).

O pai ou a mãe que é empática para com sua criança precisa não apenas prestar atenção ao ponto de vista da criança, entender seus sentimentos e tomar o seu papel, mas também compartilhar seus afetos num nível que conduza a uma socialização produtiva, refletindo em controle comportamental e ajuste social da criança no contexto em que vive (Feschbach, 1987). Nesse sentido, Walker e Cheng (2007) desenvolveram recentemente uma escala multidimensional de empatia parental, análoga ao Índice de Reação Interpessoal (*Interpersonal Reactivity Index*) de Davis (1980, citada pelo mesmo autor em 1983 e 1994), incluindo apenas três das suas quatro dimensões ou subescalas: Cuidado Empático (por exemplo, "quando minha criança está tendo um dia ruim eu sinto pena dela"), Tomada de Perspectiva (por exemplo, "às vezes eu tento entender melhor minha criança ao imaginar como as coisas parecem ser do ponto de vista dela") e Agonia Pessoal (por exemplo, "às vezes eu me sinto impotente quando minha criança está chateada e chorando"). Assim como Davis

(1983, 1994) e Feshbach (1987), Walker e Cheng (2007) acreditam que para ter um papel adaptativo na relação parental com a criança, a empatia medida multidimensionalmente requer escores elevados em Tomada de Perspectiva e Cuidado Empático (correspondente à simpatia), e escores mais baixos em Agonia Pessoal.

Tal possibilidade é bastante coerente com o exame das bases neurais desses fatores no cérebro humano, conforme Hein e Singer (2008). Dados de um recente estudo (Hooker, Verosky, Germine, Knight & D'Esposito, 2010) utilizando ressonância magnética funcional e autorrelatos de empatia sugerem que as atividades neurais no córtex somatosensorial e no giro frontal inferior do cérebro se relacionam com autorrelatos de empatia cognitiva (ou seja, tomada de perspectiva). Por outro lado, o mesmo estudo relata uma relação entre as atividades neurais no giro pré-central do cérebro e os autorrelatos da empatia afetiva.

As seções seguintes tratam de como alguns pesquisadores vêm investigando os fatores pessoais e contextuais que podem influenciar a empatia parental no sentido mais pró-social. Além disso, referem como diferentes dimensões da empatia parental refletem na relação pai/mãe-criança e no próprio desenvolvimento da criança.

Fatores correlacionados com a empatia parental

As diferenças de níveis de empatia entre os gêneros masculino e feminino têm sido pesquisadas há muito tempo em sociedades ocidentais. As mulheres tendem a ser mais empáticas do que os homens desde a infância quando se usam escalas de autorrelato ou informantes, mas tais diferenças são menos claras com medidas psicofisiológicas (Davis, 1994; Hoffman, 2008), ou em observações diretas da reação ao estado emocional do outro (Eisenberg & Lennon, 1983). Contudo, pouco se sabe sobre diferenças entre pais e mães em termos de empatia para com seus filhos, pois essa linha de pesquisa é mais recente e tende a focalizar quase exclusivamente a mãe. Alguns dados sugerem que o gênero da criança pode fazer diferença. Por exemplo, numa amostra Norte-Americana de classe média, Kochanska (1997) examinou diferenças de gênero na empatia materna para com 51 meninas e 52 meninos entre 26 e 41 meses de idade, provenientes de famílias predominantemente intactas. Os dados apresentaram pequena, mas significativa, vantagem em aspectos de responsividade mútua, inclusive o compartilhar empático de emoções positivas durante disciplina entre mães e filhas, em comparação com mães e filhos. Além do gênero, o nível de instrução, fatores emocionais ou de personalidade, bem como a saúde mental do pai ou da mãe, podem também influenciar a empatia parental, e precisam ser mais pesquisados. Apesar da escassez de dados, algumas observações quanto a alguns aspectos da personalidade e da saúde emocional dos pais em relação à empatia podem ser considerados.

Num estudo com famílias intactas e predominantemente de classe média norte-americanas, Kochanska e colaboradores (2004) relataram uma relação positiva estatisticamente significativa entre empatia (ou seja, tomada de perspectiva do outro) paterna e quatro fatores da personalidade paterna: extroversão, abertura, conscienciosidade e agradabilidade. Neuroticismo paterno também foi relacionado à empatia paterna, mas negativamente. Quanto à empatia materna, as pesquisadoras encontraram apenas relações positivas significativas com abertura e agradabilidade maternas. Embora a escala de empatia utilizada não tratasse especificamente da empatia para com os próprios filhos, tais diferenças apontam para a importância da inclusão de pais e mães em amostras de estudos da empatia parental.

Correlatos emocionais da empatia parental estão começando a ser investigados, e alguns dados (Wiehe, 2003) apontam para o narcisismo parental como um fator ligado à dificuldade de reconhecer e respeitar o sentimento da criança. Ou seja, o tratamento da criança como um objeto ou como uma extensão narcisista dos pais parece bloquear o exercício da empatia parental (Moor & Silvern, 2006). Maior evidência existe para a relação negativa entre empatia parental e saúde emocional da mãe, especialmente a depressão (Coyne, Low, Miller, Seifer, & Dickstein, 2007; Dix, Gershoff, Meunier, & Miller, 2004; Gottlib & McLeod, 1997). Pais que sofrem de depressão mesmo em nível não clínico parecem ter maior dificuldade em tomar a perspectiva da criança, ou de ser sensível aos alvos e desejos da criança, provavelmente por serem dominados por seus próprios sentimentos negativos (Coye et al., 2007; Dix et al., 2004). Finalmente, Walker e Cheng (2007) relatam que as circunstâncias sociais estressantes que ameaçam a saúde dos pais (por exemplo, desemprego, insegurança, pobreza, problemas sociais graves etc.) podem ter seus efeitos sobre os filhos atenuados se as mães apresentam elevada empatia parental. Esse papel moderador da empatia parental precisa ser mais explorado por pesquisadores.

Embora implicações da empatia parental no desenvolvimento infantil em contexto escolar ou acadêmico estejam começando a ser exploradas (Spinrad & Eisenberg, 2009), relações entre empatia parental e indicadores do desenvolvimento cognitivo da criança ainda precisam ser investigadas. A seguir, apresentamos apenas alguns dados de pesquisa emergentes sobre como a empatia parental pode influenciar a relação pai/mãe-criança e o desenvolvimento socioemocional e moral infantil.

Influência da empatia parental sobre o desenvolvimento socioemocional infantil

Kochanska e colaboradores (Kochanska, 1997, 2002; Kochanska et al., 2004) relatam como a empatia facilita a "leitura" que os pais precisam fazer dos sinais indicadores das necessidades do seu bebê ou criança pequena. Portanto, para essas autoras a responsividade é uma característica da relação da criança com pais que exibem elevada empatia. A habilidade de adotar empaticamente a perspectiva do outro naturalmente permite que o agente socializador responda correta, rápida e sensivelmente aos sinais do bebê ou da criança pequena. Essas pesquisadoras também relatam que as crianças que gozam de uma relação responsiva mútua com suas mães estão mais familiarizadas com suas mães e mais dispostas a seguir a instrução materna em situações de aprendizagem. Ao mesmo tempo, as autoras reconhecem que, além da empatia parental, o temperamento da criança também exerce um papel importante na determinação da possível relação mutuamente responsiva que se forma entre mãe e criança.

A empatia parental tem sido relatada como um elemento essencial para a formação de um padrão de apego seguro (Eisenberg, Fabes, Schaller, Carlos, & Miller, 1991). Davidov e Grusec (2006) também citam dados que sugerem que quando os pais respondem rapidamente à angústia do bebê (refletindo maior reação empática), a criança tem maior chance de estabelecer um padrão de apego seguro com os pais aos 12 meses. Embora objeto de certa controvérsia, o estabelecimento de um padrão de apego seguro no início do ciclo vital tem sido empiricamente relacionado com maior reação emocional vicária (ou empatia afetiva) na própria criança (Fabes, Eisenberg, & Miller, 1990).

Além dessa contribuição indireta da empatia parental através do apego com a criança (Eisenberg et al., 1991), vários dados sugerem que pais empáticos podem também estar provendo um modelo positivo através da aceitação dos sentimentos da criança, levando-a a exercer semelhante reação empática para com outras pessoas (Davidov & Grusec, 2006; Eisenberg et al., 1991; Fabes et al., 1990; Feshbach, 1987). Contudo, Moreno, Klute e Robinson (2008) indicam haver certa controvérsia sobre a presença ou não de uma influência direta da empatia parental sobre a empatia da criança. Assim como Strayer e Roberts (2004), esses pesquisadores relatam uma relação indireta e mediada entre a empatia dos pais e a dos filhos. A escassa literatura empírica brasileira que trata diretamente da empatia no contexto familiar (Cecconello & Koller, 2000; Motta, Falcone, Clark, & Manhães, 2006) tem se restringido ao desenvolvimento da empatia infantil em função de contextos sociais e práticas educativas, mas sem considerar o papel da empatia parental.

A influência da empatia parental sobre o desenvolvimento moral dos filhos também tem sido pesquisada. Conforme aponta Hoffman (2008), pais usam métodos indutivos que se baseiam na empatia para despertar em seus filhos pequenos a compreensão das consequências dos seus atos para outras pessoas. Tal compreensão pode se basear num sentimento de culpa que requer empatia, como é o caso da mãe que aponta ao filho como seu amigo pode ter se sentido quando ele recusou lhe emprestar um brinquedo, por exemplo. Hoffman também indica que pais empáticos tentam mostrar aos filhos a situação de pessoas menos afortunadas, engajando-os em formas de ajuda altruísta (por exemplo, provisão de alimento ou roupa a crianças financeiramente menos favorecidas). Igualmente, Kochanska (2002) relata que o desenvolvimento de uma consciência forte em crianças pequenas está ligado significativamente à relação responsiva mútua mãe-criança, e esta reflete o nível de empatia parental (Kochanska et al., 2004).

Crianças não apenas variam em termos de generosidade em suas relações sociais, mas também em termos de agressividade para com seus pares ou de engajamento em conduta antissocial. Alguns dados indicam que crianças cujos pais atendem sensivelmente às suas necessidades (ou seja, forma de reação empática altruísta, ou simpatia) têm menor chance de serem agressivas para com seus pares (Georgiou, 2008) e, anos mais tarde, de exibirem conduta antissocial (Trentacosta & Shaw, 2008). Contudo, como aponta Georgiou (2008), quando a responsividade parental assume um caráter de superproteção (que estrapola uma reação empática altruísta), as crianças podem mais facilmente se tornar vítimas de pares agressivos.

Talvez a área de pesquisa mais avançada sobre o impacto da falta de empatia parental seja no campo do abuso infantil (Feshbach, 1987). Rosenstein (1995) cita o trabalho de Steele como evidência de que o elo entre abuso infantil e falta de empatia parental tem mais de meio século. Dados mais recentes parecem confirmar essa relação tanto com o abuso físico (Feshbach, 1987; Perez-Albeniz & de Paul, 2003; Wiehe, 2003) quanto com o abuso sexual (Moor & Silvern, 2006). Esses resultados não surpreendem, pois a deficiência de empatia parental está diretamente implicada na falta de tolerância ao descontrole ou às limitações próprias da criança pequena, na impaciência ou fácil irritabilidade dos pais, bem como no papel parental centralizado em si mesmo (ou seja, narcisismo), como já referido neste capítulo.

Considerações finais

Embora seja um construto muito importante no processo adaptativo, a empatia tem sido pouco estudada tomando-se os pais como agentes empáticos e os filhos como alvos. Conceitualmente, alguns teóricos enfatizam aspectos cognitivos, enquanto outros destacam aspectos afetivos, mas recentemente a tendência tem sido a combinação dessas duas dimensões através de instrumentos multidimensionais que enfocam principalmente a mãe em sua reação vicária às experiências dos filhos.

Embora aspectos semânticos entre empatia e simpatia tenham sido debatidos, muitos pesquisadores hoje acreditam que a empatia assume um papel pró-social na medida em que promove simpatia, embora a experiência de simpatia não garanta a produção de conduta altruísta. Os poucos estudos que exploram diferenças individuais em empatia parental parecem indicar que boa parte da variância se dá por conta de traços de personalidade e saúde emocional do pai ou da mãe. Porém, mais estudos precisam investigar diferenças entre pais e mães em empatia parental e fatores a ela relacionados.

O papel da empatia parental na relação pai/mãe-criança e no desenvolvimento infantil tem apenas começado a ser examinado, e apenas Walker e Cheng (2007) relatam um efeito moderador importante na proteção da criança com risco de problemas de conduta. Esperamos com este capítulo promover maior interesse no conceito de empatia parental entre pais, pesquisadores e profissionais que lidam com crianças pequenas.

Referências

Cecconello, A. M. & Koller, S. H. (2000). Competência social e empatia: um estudo sobre resiliência com crianças em situação de pobreza. *Estudos de Psicologia, 5,* 71-93.

Coyne, L. W., Low, C. M., Miller, A. L., Seifer, R. & Dickstein, S. (2007). Mothers' empathic understanding of their toddlers: associations with maternal depression and sensitivity. *Journal of Child and Family Studies, 16,* 483-497.

Davidov, M. & Grusec, J. E. (2006). Untangling the links of parental responsiveness to distress and warmth to child outcomes. *Child Development, 77,* 44-58.

Davis, M. H. (1983). Measuring individual differences in empathy: evidence for a multidimensional approach. *Journal of Personality and Social Psychology, 44,* 113-126.

Davis, M. H. (1994). *Empathy: a social psychological approach.* Boulder, CO: Westview.

Dix, T., Gershoff, E. T., Meunier, L. N. & Miller, P. C. (2004). The affective structure of supportive parenting: depressive symptoms, immediate emotions, and child-oriented motivation. *Developmental Psychology, 40,* 1212-1227.

Eisenberg, N., Fabes, R. A., Schaller, M., Carlo, G. & Miller, P. A. (1991). The relations of parental characteristics and practices to children's vicarious emotional responding. *Child Development, 62,* 1393-1408.

Eisenberg, N. & Lennon, R. (1983). Sex differences in empathy and related capacities. *Psychological Bulletin, 101,* 91-119.

Eisenberg, N. & Strayer, J. (1987). Critical issues in the study of empathy. In: N. Eisenberg & J. Strayer (Eds.). *Empathy and its development* (pp. 3-13). New York, NY: Cambridge University Press.

Fabes, R. A., Eisenberg, N. & Miller, P. A. (1990). Maternal correlates of children's vicarious emotional responsiveness. *Developmental Psychology, 26,* 639-648.

Feshbach, N. D. (1987). Parental empathy and child adjustment/maladjustment. In: N. Eisenberg e J. Strayer (Eds.). *Empathy and its development* (pp. 271-291). New York, NY: Cambridge University Press.

Flavell, J. (1985). *Cognitive development* (2ª ed.). Englewood Cliffs, NJ: Prentice-Hall.

Flavell, J. (1992). Perspectives on perspective taking. In: H. Beilin e P. Pufall (Eds.). *Piaget's theory: prospects and possibilities* (pp. 107-139). Hillsdale, NJ: Lawrence Erlbaum.

Georgiou, S. N. (2008). Parental style and child bullying and victimization experiences at school. *Social Psychology of Education, 11,* 213-227.

Goldstein, A. P. & Michaels, G. Y. (1985). *Empathy: development, training, and consequences.* Hillsdale, NJ: Erlbaum.

Gottlib, L. H. & McLeod, C. (1997). Information processing in anxiety and depression: a cognitive developmental perspective. In: J. Burack & J. Enns (Eds.). *Attention, development, and psychopathology* (pp. 350-378). New York: Guilford Press.

Grusec, J. E. & Davidov, M. (2007). Socialization in the family: the role of parents. In: J. E. Grusec & P. D. Hastings (Eds.). *Handbook of socialization: theory and research* (pp. 284-308). New York, NY: Guilford.

Hein, G. & Singer, T. (2008). I feel how you feel but not always: the empathic brain and its modulation. *Current Opinion in Neurobiology, 18,* 153-158.

Hoffman, M. L. (1994). Empathy, role taking, guilt, and development of altruistic motives. In: B. Puka (Ed.). *Moral development: a compendium (vol. 7): Reaching out: caring, altruism, and prosocial behavior* (pp. 196-215). New York, NY: Garland.

Hoffman, M. L. (2008). Empathy and prosocial behavior. In: M. Lewis, J. M. Haviland-Jones e L. F. Barrett (Eds.). *Handbook of emotions* (3. ed., pp. 440-455). New York: Guilford.

Hooker, C. I., Verosky, S. C., Germine, L. T., Knight, R. T., &D'Esposito, M. (Janeiro, 2010). Neural activity during social signal perception correlates with self-reported empathy. *Brain Research,* 1308, 100-113.

Inhelder, B. & Piaget, J. (1958). *The growth of logical thinking from childhood to adolescence.* New York, NY: Basic Books.

Kochanska, G. (1997). Mutually responsive orientation between mothers and their young children: implications for early socialization. *Child Development, 68,* 94-112.

Kochanska, G. (2002). Mutually responsive orientation between mothers and their young children: a context for the early development of conscience. *Child Development, 68,* 191-195.

Kochanska, G., Friesenborg, A. E., Lange, L. A. & Martel, M. M. (2004). Parents' personality and infants' temperament as contributors to their emerging relationship. *Journal of Personality and Social Psychology, 86,* 744-759.

Lewis, C. C. (1995). *Educating hearts and minds: reflections on japanese preschool and elementary education.* Cambridge, England: Cambridge University Press.

Losoya, S. H. & Eisenberg, N. (2001). Affective empathy. In: J. A. Hall & F. J. Bernieri (Eds.). *Interpersonal sensitivity theory and measurement* (pp. 21-43). Mahwah, NJ: Lawrence Erlbaum.

Moor, A. & Silvern, L. (2006). Identifying pathways linking child abuse to psychological outcome: the mediating role of perceived parental failure of empathy. *Journal of Emotional Abuse, 6,* 91-114.

Moreno, A. J., Klute, M. M. & Robinson, J. L. (2008). Relational and individual resources as predictors of empathy in early childhood. *Social Development, 17,* 613-637.

Motta, D. da C., Falcone, E. M. de O., Clark, C. & Manhaes, A. C. (2006). Práticas educativas positivas favorecem o desenvolvimento da empatia em crianças. Psicologia em Estudo, *11,* 523-532.

Perez-Albeniz, A. & de Paul, J. (2003). Dispositional empathy in high- and low-risk parents for child physical abuse. *Child Abuse & Neglect, 27,* 769-780.

Plutchik, R. (1987). Evolutionary bases of empathy. In: N. Eisenberg e J. Strayer (Eds.). *Empathy and its development* (pp. 38-46). New York, NY: Cambridge University Press.

Rosenstein, P. (1995). Parental levels of empathy as related to risk assessment in child protective services. *Child Abuse and Neglect, 19,* 1349-1360.

Spinrad, T. L. & Eisenberg, N. (2009). Empathy, prosocial behavior, and positive development in schools. In: R. Gilman, E. S. Huebner & M. J. Furlong (Eds.). *Handbook of positive psychology in schools* (pp. 119-129). New York, NY: Routledge/Taylor & Francis.

Strayer, J. & Roberts, W. (2004). Children's anger, emotional expressiveness, and empathy: Relations with parents' empathy, emotional expressiveness and parenting practices. *Social Development, 13*, 229-254.

Trentacosta, C. & Shaw, D. (2008). Maternal predictors of rejecting parenting and early adolescent antisocial behavior. *Journal of Abnormal Child Psychology, 36*, 247-259.

Walker, L. O. & Cheng, C. (2007). Maternal empathy, self-confidence, and stress as antecedents of preschool children's behavior problems. *Journal for Specialists in Pediatric Nursing, 12* (2), 93-103.

Wiehe, V. R. (2003). Empathy and narcissism in a sample of child abuse perpetrators and a comparison sample of foster parents. *Child Abuse & Neglect, 27*, 541-555.

SOBRE OS AUTORES

Aline Grill Gomes é Doutora pela Universidade Federal do Rio Grande do Sul (UFRGS), Psicóloga clínica de crianças, adolescentes e adultos (IEPP) e Professora do Curso de Psicologia do CESUCA. Professora do Curso de Psicologia da Universidade Luterana do Brasil (ULBRA), Canoas, Rio Grande do Sul.
E-mail: algrill7@yahoo.com.br

Aline Groff Vivian é Doutora em Psicologia pela Universidade Federal do Rio Grande do Sul, Mestre em Psicologia do Desenvolvimento (UFRGS) e Psicoterapeuta de Orientação Psicanalítica (IEPP).
E-mail: avivian@terra.com.br

Ana Rosa Costa Picanço Moreira é Doutoranda do Programa de Pós-Graduação em Educação da Universidade do Estado do Rio de Janeiro, Professora de Psicologia da Universidade Estácio de Sá e do Centro Universitário Augusto Motta (RJ).
E-mail: anarosamaio@uol.com.br

Caroline Rubin Rossato Pereira é Mestre em Psicologia do Desenvolvimento pela Universidade Federal do Rio Grande do Sul (UFRGS), Doutoranda em Psicologia (UFRGS), Especialista em Psicologia Clínica – Ênfase em Terapia Familiar e de Casal (INFAPA), Psicóloga da Pró-Reitoria de Assuntos Estudantis da Universidade Federal de Santa Maria (UFSM).
E-mail: carolinerrp@gmail.com

Caroline Venzon Thomas é Mestre em Psicologia Clínica pela Universidade do Vale do Rio dos Sinos e Psicóloga da UNIMED Porto Alegre.
E-mail: carolinevenzon@gmail.com

Cesar Augusto Piccinini é Doutor em Psicologia pela University College London (Inglaterra), Professor do Programa de Pós-Graduação em Psicologia do Desenvolvimento da Universidade Federal do Rio Grande do Sul e Pesquisador do CNPq.
E-mail: piccinini@portoweb.com.br

Cleonice Alves Bosa é Doutora pela University of London (Inglaterra), Professora do Programa de Pós-Graduação em Psicologia do Desenvolvimento da Universidade Federal do Rio Grande do Sul e Pesquisadora do CNPq.
E-mail: cleobosa@uol.com.br

Cristiane Ajnamei dos Santos Alfaya é Doutora em Psicologia do Desenvolvimento pela Universidade Federal do Rio Grande do Sul, Professora do curso de graduação em Psicologia da Universidade Federal do Recôncavo da Bahia e Pesquisadora do CNPq.
E-mail: c.alfaya@terra.com.br

Daniela Centenaro Levandowski é Doutora em Psicologia do Desenvolvimento (UFRGS), com pós-doutorado em Psicologia (PUCRS). Pesquisadora do CNPq e da FAPERGS. Professora do Departamento de Psicologia e do Programa de Pós-Graduação em Ciências da Saúde da Universidade Federal de Ciências da Saúde de Porto Alegre (UFCSPA).
E-mail: d.cl@terra.com.br

Daniela Delias de Sousa é Doutora em Psicologia do Desenvolvimento pela Universidade Federal do Rio Grande do Sul e Professora do curso de Psicologia da Universidade Federal do Rio Grande.
E-mail: daniela.delias@gmail.com

Débora Silva de Oliveira é Doutora e Mestre em Psicologia pela Universidade Federal do Rio Grande do Sul, Especialista em Terapia de Família e de Casal e em Psicologia Jurídica e Professora da Faculdade do Ministério Público.
E-mail: debora_deoli@yahoo.com.br

Denise Streit Morsch é Doutora pelo Instituto Fernandes Figueira/ FIOCRUZ e Professora Departamento de Psicologia Pontifícia Universidade Católica do Rio de Janeiro.
E-mail: denisemorsch@yahoo.com.br

Doris Helena Varnieri Haar Flores é Psicóloga formada pela Universidade do Vale do Rio dos Sinos (UNISINOS).
E-mail: dorishaar@gmail.com

Ebenézer A. de Oliveira é Doutor pela University of Delaware (EUA) e Professor Titular de psicologia na Malone University (EUA).
E-mail: edeoliveira@malone.edu

Elisa Kern de Castro é Doutora em Psicologia Clínica e da Saúde pela Universidad Autónoma de Madrid, Professora do Programa de Pós-Graduação em Psicologia da Universidade do Vale do Rio dos Sinos e Pesquisadora do CNPq.
E-mail: elisa.kerndecastro@gmail.com

Elizabeth Batista Wiese é Professora de Psicologia da Roosevelt Academy, International Honors College, Universidade de Utrecht (Holanda), e Professora aposentada do Instituto de Psicologia da Universidade de São Paulo, Departamento de Psicologia Clínica.
E-mail: e.wiese@roac.nl

Emanuel Missias Silva Palma é Psicólogo e Mestrando do Programa de Pós-Graduação em Psicologia da Universidade Federal da Bahia.
E-mail: emanuel_palma@hotmail.com

Evanisa Helena Maio de Brum é Doutora em Psicologia pela Universidade Federal do Rio Grande do Sul, Coordenadora e Professora do curso de graduação em Psicologia do Complexo de Ensino Superior de Cachoeirinha – CESUCA.
E-mail: evanisa.brum@gmail.com

Giana Bitencourt Frizzo é Psicóloga, Especialista em terapia de casal e família (Instituto da Família de Porto Alegre), Doutora em Psicologia pela Universidade Federal do Rio Grande do Sul, Professora do Departamento de Psicologia do Desenvolvimento e da Personalidade da Universidade Federal do Rio Grande do Sul.
E-mail: gifrizzo@hotmail.com

Jenna N. Ables é graduada em Psicologia pela Malone University (EUA).
E-mail: jennaables@gmail.com

Jonathan Richard Henry Tudge é Doutor em Desenvolvimento Humano pela Cornell University (EUA), Professor Titular do Departamento de Desenvolvimento Humano e Estudos da Família da University of North Carolina at Greensboro (EUA).
E-mail: jrtudge@uncg.edu

Juliana Sento-Sé Borges é Psicóloga e Especialista em Terapia de Família pelo IPUB-UFRJ.
E-mail: jborgespsi@hotmail.com

Karla da Costa Seabra é Doutora em Psicologia Social pela Universidade do Estado do Rio de Janeiro, Professora adjunta do Departamento de Estudos da Infância da Faculdade de Educação da UERJ.
E-mail: seabrakc@uol.com.br

Letícia Lovato Dellazzana é Mestre em Psicologia e Doutoranda do Programa de Pós-Graduação em Psicologia da Universidade Federal do Rio Grande do Sul.
E-mail: leticiadellazzana@gmail.com

Lia Beatriz de Lucca Freitas é Doutora em Psicologia pela Universidade de São Paulo e Professora do Programa de Pós-Graduação em Psicologia da Universidade Federal do Rio Grande do Sul.
E-mail: lblf@ufrgs.br

Lígia Braun Schermann é Doutora em Psicologia Clínica pela Pontifícia Universidade Católica de São Paulo, Pós-Doutora pela Uppsala University (Suécia) e Professora do Programa de Pós-Graduação em Saúde Coletiva da Universidade Luterana do Brasil.
E-mail: lschermann@gmail.com

Márcia Rejane Semensato é Especialista em Psicologia Clínica e Doutoranda do Programa de Pós-Graduação em Psicologia da Universidade Federal do Rio Grande do Sul.
Email: msemensato@gmail.com

Maria da Conceição Diniz Pereira de Lyra é Doutora pela Universidade de São Paulo e Professora do Programa de Pós-Graduação em Psicologia Cognitiva da Universidade Federal de Pernambuco.
E-mail: marialyra2007@gmail.com

Marissa L. Dingler é graduada em Psicologia pela Malone University (EUA).
E-mail: mlmccourt1@malone.edu

Maúcha Sifuentes é Doutoranda do Programa de Pós-Graduação em Psicologia da Universidade Federal do Rio Grande do Sul (UFRGS). Colaboradora das especializações em Transtornos do Desenvolvimento e Psicologia Escolar (UFRGS). Membro do Núcleo Integrado de Estudos e Pesquisa em Transtornos do Desenvolvirmento (NIEPED).
E-mail: mauchapsi@yahoo.com.br

Milena da Rosa Silva é Doutora em Psicologia pela Universidade Federal do Rio Grande do Sul e Professora do curso de Graduação em Psicologia da Universidade Federal do Rio Grande do Sul.
E-mail: milenarsilva@hotmail.com

Nádia Maria Ribeiro Salomão é Doutora pela University of Manchester (Inglaterra) e Professora do Programa de Pós-Graduação em Psicologia Social da Universidade Federal da Paraíba e Pesquisadora do CNPq.
E-mail: nmrs@uol.com.br

Nina de Almeida Braga é Socióloga, Pós-graduada em Antropologia Social, Psicóloga, Mestre em Ciências pela FIOCRUZ, Diretora do Instituto E, Consultora do Ministério da Saúde para o Programa de Humanização do Atendimento ao Recém-Nascido de Baixo Peso – Metodologia Canguru.
E-mail: ninabraga@terra.com.br

Patrícia Alvarenga é Doutora em Psicologia do Desenvolvimento pela Universidade Federal do Rio Grande do Sul e Professora do Programa de Pós-Graduação em Psicologia da Universidade Federal da Bahia.
E-mail: palvarenga66@gmail.com

Pompéia Villachan-Lyra é Doutora em Psicologia Cognitiva pela Universidade Federal de Pernambuco (UFPE) e Professora do Departamento de Educação da Universidade Federal Rural de Pernambuco e do Programa de Pós-Graduação em Neuropsiquiatria e Ciências do Comportamento da UFPE.
E-mail: lyrapomp@gmail.com

Rita de Cássia Sobreira Lopes é Doutora pela University College London (Inglaterra), Professora do Programa de Pós-Graduação em Psicologia do Desenvolvimento da Universidade Federal do Rio Grande do Sul e Pesquisadora do CNPq.
E-mail: sobreiralopes@portoweb.com.br

Sara Kislanov é Psicóloga, Psicanalista, Doutora em Psicanálise (UFRJ) e trabalha no Serviço de Psicologia do Hospital dos Servidores (PUCRJ).
E-mail: sarakis@puc-rio.br

Silvia Abu-Jamra Zornig é Doutora pela Pontifícia Universidade Católica do Rio de Janeiro, Professora do Programa de Pós-Graduação em Psicologia Clínica da Pontifícia Universidade Católica do Rio de Janeiro, Presidente da Associação Brasileira de Estudos sobre o Bebê, e Psicanalista.
E-mail: silvia.zornig@terra.com.br

Sílvia Cupolillo é psicóloga e Especialista em Psicologia Clínica com Crianças pela Pontifícia Universidade Católica do Rio de Janeiro.
E-mail: silvia_cupolillo@hotmail.com

Vera Maria Ramos de Vasconcellos é Doutora em Psicologia do Desenvolvimento pela University of Sussex (Inglaterra), com Pós-Doutorado na University of Chapel Hill, North Carolina (EUA). É Professora Titular do Departamento de Estudos da Infância e do Programa de Pós Graduação em Educação (PROPED) da UERJ e Pesquisadora da FAPERJ.
E-mail: vasconcellos.vera@gmail.com

Zena Winona Eisenberg é Doutora em Psicologia do Desenvolvimento Humano pela City University of New York e Especialista em Educação Infantil e Professora Assistente do Departamento de Educação da PUC/RJ, onde coordena o GP/CNPq Desenvolvimento Humano e Educação (GRUDHE).
E-mail: zwe@puc-rio.br

Edições Loyola

impressão acabamento
rua 1822 n° 341
04216-000 são paulo sp
T 55 11 3385 8500
F 55 11 2063 4275
www.loyola.com.br